神经重症患者检查

Examining Neurocritical Patients

[美] Eelco F. M. Wijdicks 著

主审 | 胡 锦
主译 | 吴 刚 叶相如 杜倬婴

上海科学技术出版社

图书在版编目（CIP）数据

神经重症患者检查 /（美）埃尔科·威吉迪克斯（Eelco F. M. Wijdicks）著；吴刚，叶相如，杜倬婴主译. -- 上海：上海科学技术出版社，2025.9. -- ISBN 978-7-5478-7325-0

Ⅰ. R741.04

中国国家版本馆CIP数据核字第2025S9M337号

First published in English under the title Examining Neurocritical Patients
by Eelco Wijdicks
Copyright © Eelco Wijdicks, 2021
This edition has been translated and published under licence from Springer Nature Switzerland AG.

上海市版权局著作权合同登记号　图字：09-2022-0853号

封面图片由译者提供。

神经重症患者检查
[美]Eelco F. M. Wijdicks 著
主审　胡　锦
主译　吴　刚　叶相如　杜倬婴

上海世纪出版（集团）有限公司
上海科学技术出版社　出版、发行
（上海市闵行区号景路159弄A座9F-10F）
邮政编码 201101　www.sstp.cn
上海盛通时代印刷有限公司印刷
开本 889×1194　1/16　印张 11.5
字数：301千字
2025年9月第1版　2025年9月第1次印刷
ISBN 978-7-5478-7325-0/R·3353
定价：198.00元

本书如有缺页、错装或坏损等严重质量问题，请向工厂联系调换

内容提要

本书由国际神经重症领域的著名专家 Eelco F. M. Wijdicks 教授撰写,共 12 章,不仅包括急性脊髓损伤的识别、神经危重症患者的血液管理、镇静与镇痛的关键点以及内分泌问题的临床表现,还深入探讨了神经心理量表评估等多个领域的知识,其特点在于从多个关键视角深入解析了神经危重症患者的评估与处理要点。本书出版有助于提高相关医疗人员的临床判断力和诊疗技能,推动神经危重症医学领域的发展,并最终为患者带来更优质的治疗效果。

本书实用性、可读性强,紧密贴合临床实践,为医师们提供了可以直接应用的指导方案,可供神经科医师、急诊科医师、重症医学科医师等专业人员参考。

译者名单

主　审　　胡　锦

主　译　　吴　刚　　叶相如　　杜倬婴

副主译　　杨　磊　　姚海军　　伍碧武

译　者　　（按姓氏笔画排序）

王　越　复旦大学附属华山医院

方　江　复旦大学附属华山医院

邓新雨　复旦大学附属华山医院

叶相如　复旦大学附属华山医院

亚生江　复旦大学附属华山医院

伍碧武　复旦大学附属华山医院

刘振洋　复旦大学附属华山医院

杜倬婴　复旦大学附属华山医院

李　瑞　复旦大学附属华山医院

杨　磊　复旦大学附属华山医院

吴　刚　复旦大学附属华山医院

余　纯　复旦大学附属华山医院

张　全　上海交通大学医学院附属第一人民医院

张　俊　上海交通大学医学院附属新华医院

陈　龙　复旦大学附属华山医院

周凤源　复旦大学附属华山医院

茹德文　复旦大学附属金山医院

姚海军　复旦大学附属华山医院

袁　聪　复旦大学附属华山医院

奚才华　复旦大学附属华山医院

郭　宇　复旦大学附属华山医院

戴　巍　上海交通大学医学院附属闵行医院

中文版序

临床基石，重症明灯

欣闻 Eelco F. M. Wijdicks 教授所著《神经重症患者检查》(*Examining Neurocritical Patients*)中文版一书即将出版，深感欣慰，并乐于为之作序推荐。

神经危重症医学是守护生命最后一道防线的重要领域，患者病情复杂、变化迅速，对临床诊疗提出了极高的挑战。在各种先进监护设备和影像技术日益普及的今天，我们有时似乎忘记了医学最本源、最核心的部分——详尽的病史采集和细致入微的体格检查。Wijdicks 教授此书，恰如一声警钟，力倡回归临床基本功，强调神经系统检查在神经重症监护中的核心地位和不可替代的价值。

Eelco F. M. Wijdicks 教授作为国际神经重症领域的领军人物，将其在梅奥诊所(Mayo Clinic)数十年的宝贵临床经验和深刻洞见倾注于本书。书中，他不仅系统阐述了适用于神经危重症患者的特殊检查方法和技巧，更难能可贵的是，他深入剖析了各种神经系统体征出现的病理生理基础和定位意义，引导读者进行批判性思考，而非简单地记录体征。他直面临床实践中的困惑与挑战，坦诚地讨论了过度自信、框架效应、技术依赖可能带来的陷阱，以及沟通在团队协作中的重要性。

本书并非一本按图索骥的操作手册，而是一部充满智慧与思辨的"临床心法"。其独特的叙事风格，将作者的亲身经历与教学思考融为一体，读来引人入胜，发人深省。书中对床边技术(如经颅多普勒、床旁超声等)的客观评价，以及对模拟教学、远程医疗在培养临床检查技能方面局限性的探讨，均体现了作者严谨求实的科学态度。

我国重症医学和神经重症监护起步较晚，但近年来由于国家医疗发展正处于快速进步阶段，临床实践水平亟待提高，相关人才培养体系亦在不断完善中。复旦大学附属华山医院神经外科是国家神经疾病医学中心之一，目前神经重症病房拥有 130 张床位，每年收治近 15 000 名神经危重症患者。然而，我们仍觉得缺乏一本详细的神经系统体格检查教学参考书。本书的引进，对于我国广大的神经内科、神经外科、重症医学科医师、护士及医学生而言，无疑是一份宝贵的财富。它不仅能帮助我们掌握规范、精细的神经重症检查技能，更能提升我们的临床思维能力、诊断水平和人文素养，使我们更好地服务于危重症患者。

本书的译者全部都是来自复旦大学神经外科的研究生和临床一线的神经外科医师、神经重症科医师。在繁忙的临床工作和科研任务之余，他们利用业余时间参与了本书的翻译工作，我向他们表示敬意。在审校过程中，我们发现了一些中文表达不够精确和英文翻译不够理想的地方，我们真诚地希望读者能够批评和指正。

"欲戴皇冠，必承其重"，守护神经重症患者的生命健康，需要我们具备扎实的临床功底和敏锐的洞察力。我相信，《神经重症患者检查》的出版，必将为我国神经重症事业的发展注入新的活力，成为广大同仁临床工作与学习的良师益友。

我们衷心希望，这本凝聚了国际顶尖专家智慧和经验的图书，能够帮助中国同道提升神经重症患者的评估水平，改善患者预后，并促进我国神经重症医学的进一步发展。

特此推荐。

胡 锦

国家神经疾病医学中心

复旦大学附属华山医院神经外科

2025 年 6 月

中文版前言

神经重症监护作为神经科学与重症医学交叉融合的重要分支，近年来在全球范围内快速发展。其核心挑战在于：如何在复杂、多变甚至危及生命的病情演变中，准确捕捉神经系统的细微变化，并据此做出迅速而有效的诊疗决策。而在这一过程中，神经系统查体依旧是不可替代的"第一现场"。

Examining Neurocritical Patients 一书由美国明尼苏达州梅奥诊所神经重症领域的权威专家 Eelco F. M. Wijdicks 教授撰写，基于他数十年的临床经验和教育实践，他以第一人称的叙述方式，深入浅出地阐述了神经查体在危重症患者管理中的不可或缺性。不同于传统神经查体教材的繁复与刻板，本书聚焦于"床旁实用性"，强调在重症监护环境中如何快速、准确、有逻辑地进行神经系统检查，捕捉诊断细节，识别潜在病灶，掌握病情动态。这不仅是一种技术，更是一种临床思维的体现。

本书内容深入浅出，语言风格亲切自然，既富有人文关怀，又不乏批判性思考。作者提醒我们，不应盲目依赖现代医学影像与量化评分，而应回归临床本质，重拾神经系统体格检查这一基础技能的价值。在强调病理生理定位思维的同时，也为临床一线工作者提供方法指导和心理共鸣，真正实现理论与实践的结合、知识与态度的并重。

本书特别适合神经重症科医师、神经科医师、重症医学医师，以及从事神经疾病护理、培训和教育的专业人士阅读，也可作为住院医师、进修医师及研究生的重要学习参考书。对我国当前尚在成长中的神经重症医学体系而言，本书的引进为实用型神经系统查体在危重症场景下的系统教学提供了有力支撑，有助于提升相关从业人员的临床判断力与诊疗水平。

谨以此书向所有坚守在病床边倾听患者心声、细致观察病情、持续思考并不断修正诊疗方案的临床医师致以崇高的敬意。也希望本书能唤起更多医者对神经系统查体的重视和兴趣，将这一经典技能不断传承与发扬。

吴　刚　叶相如　杜倬婴

2025 年 5 月

英文版前言

"是的,但是请描述一下神经系统查体结果",这是一个我常用谨慎(或不耐烦)的语气所提出的问题。不幸的是,我现在可能比以往更频繁地提出这个问题。对于那些仅依赖影像学和实验室检查而忽视关键临床指标的住院医师或神经重症医师来说,他们将面临困境。我们并不能完全依赖对患者病情的详细描述,但是,必须说——没有人可以在临床实践中忽视临床检查。

神经重症评估相对特殊。神经重症监护的神经学检查显然与门诊和病房场景中的神经学检查不同——它侧重于病情迅速恶化所引起的变化。任何有急性进展的神经系统疾病患者都需要进行重复检查,以评估其病情和风险。任何情况都不应被视为理所当然。许多疾病具有特定的神经学范式,但难以被常用的量表和评分所充分捕捉。所有的查体结果都需要进一步深入思考。神经学评估不是科学仪器,神经学不是那样的。

如果你像我一样在神经重症监护病房工作,当你见到一个急性脑损伤患者时,似乎你也只是见过一个急性脑损伤的患者。因为你很难对此进行概括,这同样适用于临床查体。看到100个患有相同疾病的患者可能会有所帮助,但只有极少数人能达到这种经验水平。此外,各种监测技术的发展正在改变我们对患者的检查方式,越来越多的人担心神经学检查正在被床边技术工具和人工智能取代。想象一下,一个由计算机提供治疗方案和预后的医疗世界(放任数字信号横行?)是怎么样的。

虽然神经重症患者的神经学检查复杂,但很少有人教学、审核或讨论。本书旨在提供大师级课程——详细评估神经重症患者的临床情况。这来源于许多"现代神经学大师"的贡献,其精确度达到前所未有的高度。这些都基于临床病理学方法,我们在评估这些患者时必须保证未被影响,并牢记在心。对我来说,急性脑损伤的神经病学结果往往令人惊讶,我希望在阅读完本书后,读者们也能分享此书。同时,请记住以下极为重要的提示:在重症监护病房,不要认为自己已对见到的一切都完全理解。至少我并没有,我试图描述床边可以看到的情况,并努力用文字描绘出画面。

在本书中,我将解释为什么会出现某些神经系统体征,并提供基本的定位原理。某些情况需要进行特定的结构化检查,如永久意识丧失和脊髓压迫患者。一些神经学发现需简要提及,并进一步进行神经放射学或电生理学检查加以鉴别。过去,检测结果和临床检查之间存在巨大差距,但现在这两者交织更加紧密。最终,这些都必须按逻辑整合。

急性神经系统疾病患者的检查有其特定要求,并且有更多警示。以下问题可以预期。第一,时间紧迫时,详细的病史优先级高于详细的检查,这可能会漏掉要点。事件发生前后情况主要由非专业人员叙述,其描述可能含糊其辞,甚至毫不相关。过度自信和框架效应会导致糟糕的开始。病史采集对于一个可靠的神经病学诊断至关重要。有很多线索等待被发现。第二,在神经重症监护病房中经常会看到一些临床观察结果,且常常可被预期。检查结果和恶化情况是疾病特异性的。第三,重症监护医师和其他专科医师通常对神经科会诊寄予厚望,但我们能做的有限。对于神经重症医师来说,某个无反应患者有时也仅仅是——无反应。神经病学家的优势在于其对所提供的信息进行思考,随后进行仔细的检查安排。

神经系统查体结果并不总是能对疾病进行分类,许多同名综合征的表现可能不完整或不典型。此外,虽然我们可能对那些慢吞吞、深思熟虑的医师感到沮丧,他们直到确诊才离开房间,但这种诊断过程不能被改变,即使在需要迅速做出决策的情况下。简化(反证法)仍是一个根深蒂固的基本概念,而且这肯定适用于复杂的、危重的、有许多严重问题摆在首位的神经疾病患者。我们需要找出要在患者身上关注的要点,而不是采取极端简短和不精确的评估。正如我们在本书中讨论的那样,匆忙、草率的方式可能会引起一系列不合理检查,进而导致更多不合理检查,最终使手头的问题无法被厘清。卓越的神经重症医师尚无定义。然而,经过良好培训、理智的从业者会在某些情况下对患者的检查感到自信,而在其他时候保持不安和怀疑。

本书中几乎不涉及治疗干预措施,这些可以在其他地方找到。相反,本书鼓励读者专注于信息收集、检查、重新检查和定位。然而,有些临床诊断事实上可能是药物反应,所以我增加了一些选项。这本书还包括一些床边技术,如经颅多普勒超声、ICU超声或瞳孔仪。它们在临床诊断中的价值低于我们的预期,并且许多新技术需要科学的审查。

我也不提供任何关于如何标记检查结果的建议——从反射"+"到"+++"再到用"↑↓"来表示脚趾反应——至少可以说,神经病学标记的历史是有趣的,而且我也不会屈服于当前无情的文件要求而创建复杂的模板。你不会在这本书中找到有关神经重症护理收费的建议,本书完全关注神经重症的神经病学要点。

床旁检查必须从全面的病史开始,然后进行检查和基于检查结果的沟通。床旁检查与奥斯勒的检查、触诊、听诊和观察方法无太大差异。我们有许多刺激物可以引发反应。力量、感觉、反射和运动(自主或非自主)仍然是关键的观察指标。本书总结了我们主要做的事情——关注瞳孔大小和识别扩大的瞳孔,解读眼球位置,使用针来测试感觉并找到感觉平面,当然还有标志性的反射锤。我们应该惊叹于这些工具的简单性和其所揭示的复杂性。

一个重要的变化是模拟教学成了传统床旁教学的辅助甚至替代方式。模拟中心将教育推进到一个新的水平,急性神经病学和神经重症监护的模拟是可行的。只要情景集中于管理疾病,而不是描述神经系统体征,就可以模拟急性神经病学。然而,这并不一定会减少检查和提高学习者的分析能力。即使在颅脑创伤、蛛网膜下腔出血、卒中、癫痫持续状态和神经肌肉呼吸衰竭等复杂情况下,也可以成功实现模拟。但是,系统化组织发现、消除不相关因素和定位病变的实践不能在模拟情境中进行,至少不能令人满意。此观点同样适用于远程医疗,特别是远程神经重症监护室。神经重症医师经常被问及患者在美国或其他国家医疗机构住院的有关问题。目前,我们最多只能通过在线咨询、电子邮件、电话交流和偶尔的存储和转发视频片段对临床问题进行评估,这通常是不够的。目前的技术允许实时同步、高质量的音频-视频病史采集、临床检查、诊断和讨论重症监护室(或急诊科)患者的管理。该项目能够在急性和紧急情况下提供大量的神经病学专业信息。我们预计将会有预想不到的益处,医师之间的密切互动比预期的好,神经重症患者的整体预后改善相当大,以及患者家属将感到满意。

本书最后一章是关于沟通的,并提供了一些指导原则。我们可能知道自己在说什么,但是每个人是否都能理解我们的意思呢?我们要对所听到的内容持怀疑态度,并进行自我验证,成为一个善意的持异者。在神经重症监护中,错误沟通的本质仍然是最少被研究的课题。当团队由于良好的沟通而变得高效时,这种感觉是很棒的,否则也会存在严重挑战,有时还会有短暂的混乱。

许多人难以理解神经系统查体。许多"如何进行"检查的图书冗长乏味,使读者感到厌烦。为了吸引读者的兴趣,我大多以第一人称写作。这就是我受教的方式,也是我喜欢的教学方式。我故意用一种快速、轻松的叙事风格来写这本书。我不认为这种方法会减少细微之处。

这本书主要面向初出茅庐的神经重症科医师、重症监护医师、神经外科医师、神经科护理人员,以及任何与重症监护相关专业的学习者。这项工作涉及我的兴趣核心——重新思考神经系统检查,但要针对神经重症疾病进行定制、改进和专科化。

传统上,神经科医师会在治疗前仔细考虑检查结果,并在检查前定位。希望这本书能够强调临床神经系统检查的美妙之处及其重要性。

Eelco F. M. Wijdicks

Saint Marys Hospital

Mayo Clinic

Rochester,MN

USA

致　　谢

本书由 Lea Dacy 编辑，她熟知我的语法怪癖和错误。她细致入微的编辑和无数的建议使我受益匪浅，我对她感激不尽。

感谢编委会主任 Richard Lansing 几年前对我提出这本书的热情支持，并在整个过程中给予指导。感谢 SPi 技术印度私人有限公司 Sylvia Johnson 和 Sreebas Dutta 的帮助。感谢 Mayo Clinic Media Support Services 的巨大帮助，他们在阐明关键结果方面非常有帮助，我特别感谢医学插画师 Paul Honermann、Joanna King、Seth Lambert 和 Timothy Seelinger 的努力，他们找到了表达神经系统检查常见结果的新方法（Eadweard Muybridge 是我们许多拼贴画的灵感来源）。再次感谢 Jim Rownd，他曾与我合作出版过许多早期图书，并受到毕加索和莫奈的启发，制作了一个完美的封面。

我喜欢写这本书，现在我更好地理解了自己在采集病史、进行检查和与那些重症患者沟通时的自身客观性和主观性。但我的问题也是你们的问题，我们都必须解决它。

在写这本书的过程中，一些材料被大幅删减后发表在 *Springer Nature* 期刊上，感谢他们允许我在当前的工作中重新使用部分内容。

我希望通过这项工作接触到许多医疗专业人员。这本书受益于我曾经合作并仍在合作的住院医师、研究员和神经重症监护室的工作人员。我向他们请教意见，他们也督促我不断讲解。因为他们，这本书浑然天成。

谨将此书献给我的家人——Coen、Kathryn、Marilou 和 Rob，以及我的孙女 Olivia，并向我的妻子 Barbara 致以最真挚的爱，是 Barbara 的善良和一如既往的鼓励，让我可以做自己喜欢做的事情。

目　录

第 1 章　病史采集 / 1

困难和技能 …………………………………… 2
偏倚和模式识别 ……………………………… 3
倾听病史：初步印象 ………………………… 3
构建临床轨迹 ………………………………… 4
更多思考 ……………………………………… 7
提示和要点 …………………………………… 8

第 2 章　量表和评分 / 10

量表和评分的一般原则 ……………………… 10
通用量表和评分 ……………………………… 11
特定疾病的量表和评分 ……………………… 17
神经影像学量表和评分 ……………………… 23
更多思考 ……………………………………… 25
提示和要点 …………………………………… 26

第 3 章　模式：重点结果解读 / 29

检查——方法与作用 ………………………… 30
神经系统检查：定位检查 …………………… 32
特定疾病和综合征 …………………………… 41
更多思考 ……………………………………… 43
提示和要点 …………………………………… 44

第 4 章　过度或过少：理解运动障碍 / 46

运动障碍的拟态疾病 ………………………… 46
主要运动障碍 ………………………………… 47
关注异常运动 ………………………………… 50
更多思考 ……………………………………… 54
提示和要点 …………………………………… 54

第 5 章　相似的、误导性的和混杂的表现 / 57

你需要了解的 ICU 药理学知识 ……………… 57
镇痛镇静的普遍应用 ………………………… 59
其他 ICU 中的药物效应 ……………………… 61
危重症与大脑的病理生理紊乱 ……………… 62
非法药物与神经系统检查 …………………… 63
误导性（错误定位）体征 ……………………… 65
更多思考 ……………………………………… 67
提示和要点 …………………………………… 67

第 6 章　检测恶化情况 / 71

认识临床恶化 ………………………………… 72
临床恶化的神经学特征 ……………………… 73
组织移位和脑干损伤的临床模式 …………… 74
特定的神经重症病情恶化 …………………… 76
创伤性脑损伤 ………………………………… 77
动脉瘤性蛛网膜下腔出血 …………………… 78
脑血肿 ………………………………………… 79
缺血性卒中 …………………………………… 79
急性中枢神经系统感染 ……………………… 80
由非神经源性原因引起的恶化 ……………… 81
更多思考 ……………………………………… 82
提示和要点 …………………………………… 82

第 7 章　厘清昏迷状态 / 84

意识改变的范畴 ······················· 85
意识混乱患者的检查 ················ 87
昏迷患者的检查 ······················· 88
不能从昏迷中苏醒 ··················· 91
更多思考 ································ 93
提示和要点 ····························· 94

第 8 章　宣布脑死亡 / 97

遵循职业规范 ·························· 97
评估脑死亡的时机 ··················· 98
必要条件 ································ 99
脑死亡的临床判定 ··················· 101
新生儿和儿童 ·························· 106
临床试验的缺失或不可靠因素 ···· 107
辅助测试的错误解读 ················ 107
更多思考 ································ 108
提示和要点 ····························· 110

第 9 章　识别急性脊髓损伤 / 112

脊髓的解剖 ····························· 113
临床脊髓综合征 ······················· 114
急性脊髓损伤的呼吸衰竭 ·········· 117
临床急症：脊髓压迫症 ············· 118
更多思考 ································ 120
提示和要点 ····························· 120

第 10 章　梳理神经肌肉疾病 / 122

急性神经肌肉疾病的谱系 ·········· 123
急性神经肌肉疾病的检查 ·········· 124
急性神经肌肉疾病 ··················· 127
急性神经肌肉性心脏和循环系统疾病 ······· 130
更多思考 ································ 132
提示和要点 ····························· 133

第 11 章　临床病程和预期结局 / 136

绝对的预后不佳 ······················· 139
是否有对抗疾病的机会 ············· 139
哪些情况可能会有良好的恢复 ···· 140
在哪些情况下医师无法预测到患者恢复较差 ··· 140
残疾的神经系统体征的恢复 ······· 140
各种神经危重症 ······················· 142
更多思考 ································ 148
提示和要点 ····························· 148

第 12 章　临床信息沟通 / 151

有效沟通的障碍 ······················· 153
沟通不畅的剖析 ······················· 153
助记口诀 ································ 154
查房和信息交流 ······················· 155
与家属沟通 ····························· 157
更多思考 ································ 159
提示和要点 ····························· 161

第 1 章 病史采集

Taking a History

方江 译，叶相如 审校

"患者发生了什么？"——这正是我们步入病房看到神经疾病患者出现神经症状时说（或想说）的话。此时，我们可能会与急诊科接诊护士一起，或快速反应呼叫复苏团队或重症监护室（intensive care unit，ICU）和转移患者的工作人员。病史采集（又称病史回顾）是神经重症患者医疗评估中必不可少的环节。但在紧急或危重情况下，这并不容易。我们很快发现其他人已经提出了同样问题。谁还会费力地讲述病史？这是一个艰巨的任务，特别是当患者意识不清、失语或处于镇静和插管的状态。医护人员往往依靠患者的陪同人员（最好是近亲属）获取病史信息。但他们并非朝夕相处，大多数情况下，家属在患者进入重症监护室或急诊室后才到达。

坦率地说，这些场景与神经科医师在门诊的问诊过程完全不同，后者的场景是：在等候室安静地接待患者，并将患者（一个警觉、意识完全清醒的个体）带到舒适的诊室进行安静、不被打断的问诊。急诊室或神经重症监护室的环境通常是嘈杂的，事件发生情况多由他人叙述。此外，发病情况和临床轨迹的描述可能具有一定情绪化，这是可以理解的。因此，我们可能会错过一些要点，这种遗漏会在某些关键时刻快速累积。

虽然这是我们专业评估的主要内容，但在医学领域（当然也包括外科学领域），它的变化很小。很少有书涉及重症患者的临床病史，我相信也没有一本书详细介绍过。我们很少有机会让患者用自己的话描述伤情。然而，数据驱动型重症医师不能依赖不完整的主诉和临床轨迹；如果信息混乱或矛盾，应该尽量从头开始。

事情是这样的：临床病史应该明确症状的发作、缺失、严重程度、感知方式和进展情况。根据教育信条，我们首先需要做的是病史采集。这只是部分正确。我们在抵达时看到患者，并获得临床第一印象，一些事件发生的片段，有时甚至是机组人员的报告。在患者病情稳定或复苏后，这些信息根本不够，我们需要向抵达的患者家属或患者本人寻求更多信息。因此，临床病史永远不能作为一项完全分割的独立任务，我们会受到所见所闻的影响。

开篇章节涉及病史的各个方面：从症状发作到就诊过程中所面临的困难、所需的能力和对临床轨迹的认识。这里展示了一些例子，不仅包括优秀的病史记录，也有一些常见的偏移、不足，以及提问过程中可能出现的偏离主题的问题。末尾章节讲述我们如何传达及优先处理这些信息。我们有理由谴责临床技能的缺乏，但即使是有经验的临床神经重症专家也必须基于完善的病史开始工作，包括主诉、现病史、既往史、家族史，以及社会和职业史。

困难和技能

获取可靠病史需要目击者（理想状态下）或亲密家庭成员的帮助。对于目击者，首次总结病史是个巨大挑战，临床医师往往低估这一点，这些目击者可能会被嘲笑为"糟糕的历史学家"。当家庭成员或患者提供的描述模糊、解释不精确（"某某医师说"）和时间线混乱时，这个标签就会被应用。此外，神经科医师应该意识到，家庭成员可能对医学词汇的理解和定义不同。他们可能使用"麻木"一词来描述无力，所谓的"癫痫"事实上可能是血管迷走性晕厥，"言语含糊"可能是失语症。与非急性场景相比，家庭的观察技能极大受损。尽管这本身足以引起重大的沟通失误，但可能会因语言、族裔及沟通风格而使得情况变得更加复杂。不幸的是，重症监护室喧嚣的环境可能会给理性的沟通解释增加额外障碍。很少有时间来认真重建时间线；重要信息可能只依靠后来的回忆。特别令人担忧的是当前电子病历中的"剪切和粘贴"环境，而这些记录和病史从未受到质疑或确认。

患者在交接班时提供的病史可能过于容易被接受，即使是在持续被打断的环境下[1,2]。此外，错误沟通相关的医疗过错已被证明与交接班过程被打断有关。中断会导致回忆偏倚和产生沟通信息重要性的分歧（有关沟通问题更全面的分析，请参见第12章）。

神经病学量表没有将患者的病史考虑在内。此外，在如何通过认真倾听来识别线索、如何实现最佳交流、如何在紧急环境中避免被打扰和如何提出开放式问题方面，几乎没有相关培训。在法律界众所周知的记录错误包括相信错误记忆、获取错误信息，以及未能解决记录中相互矛盾的陈述。紧急情况需要快速地记录病史，但在尘埃落定后应该再进行彻底的信息收集（如果需要，还有纠正措施）。我们倾向于忘记，然后转向下一个患者。

经验是病史采集最好的老师——知道该问什么，以及在需要的时候如何改变方向。它还需要辨别什么可以被忽略，以及什么是至关重要的。了解已经发生的事情非常重要，表1.1给出了一些建议。有关病史的几个要素是至关重要的，如症状的发作和进展。临床病史可以进一步被拆解，从而展示更多细节（表1.2）。应考虑诱发因素，例如，颅脑CT正常且无神经系统体征的昏迷患者必须考虑是否存在药物过量。除处方药外，神经重症医学专家必须考虑（并测试）患者可能接触到的其他药物。几乎所有重症肌无力危象的患者都有感染的诱因。吉兰-巴雷综合征（Guillain-Barré syndrome，GBS）通常首发症状类似上呼吸道感染或胃肠不适，随后出现（带血的）腹泻。神经肌肉呼吸衰竭通常在夜间恶化，因为体位变化导致膈肌无力。

表1.1 急性神经系统病史5点

#1 在没有听到至少1个版本的情况下，不要做出任何决定

#2 牢记一份病史需要第2个人核实

#3 临床病史的必要组成部分是环境、发作和早期病程

#4 重要的神经系统病史必须包括对认知、脑神经、运动系统、感觉系统和步态的初始询问

#5 考虑可能的后续轨迹：恢复、稳定缺陷、改善、恶化和间歇性

表1.2 解构临床病史

要素	细节
基础功能（及最近变化）	记忆力、生产力、活动能力、岗位职责、安全
既往住院或急诊科（ED）就诊	初步诊断
治疗感染的药物	抗生素
既往不良习惯	饮酒习惯、非法药物、非处方药
既往精神病史	企图或考虑自杀
家族易感史	动脉瘤/动静脉畸形（AVM）
被发现时的情况	现场描述、室外温度、明显创伤、CPR需求、既往糖尿病和胰岛素使用情况、卒中线索（心房颤动）

注：AVM，动静脉畸形（arteriovenous malformation）；CPR，心肺复苏（cardiopulmonary resuscitation）；ED，急诊科（emergency department）。

高压性头痛在早晨更严重，归因于夜间俯卧、呼吸抑制，从而导致轻度高碳酸血症或脑脊液吸收减少，引起颅内压（intracranial pressure，ICP）增

高。低压性头痛则会随着站立、咳嗽、打喷嚏和运动而加重。

偏倚和模式识别

在某些情况下,医疗团队查看完磁共振成像(magnetic resonance imaging,MRI)结果后得出MRI结果"阴性"的结论。临床病史可能与神经系统查体或检查结果不一致,这种情况时常发生。在采集病史时,被忽略的警示症状可能包括:未询问发热、雷鸣般头痛、静脉药物滥用、空药瓶或长期使用皮质醇(表1.3)。病史记录中必须记录患者正在服用或近期停用的药物(无论是否主动告知)。一些药物具有明显毒性,其他一些会导致严重戒断症状。因此,药物比对对于病史记录的完整性至关重要。不准确的病史会导致误诊或漏诊。

表1.3 紧急药物比对

药物	后果
抗凝(依诺肝素、NOAC)	紧急逆转
抗生素(甲硝唑、头孢吡肟)	神经毒性
戒断(巴氯芬、卡比多巴左旋多巴、阿片类药物)	治疗横纹肌溶解或癫痫发作
抗癫痫药物(左乙拉西坦、苯妥英)	戒断或中毒
抗抑郁药物(SSRI)	血清素综合征

注:NOAC,新型口服抗凝药物(new oral anticoagulants);SSRI,5-羟色胺选择性再摄取抑制剂(serotonin-selective reuptake inhibitor)。

还有一个棘手问题。尽管缺乏经验的年轻人很少被长辈傲慢的态度困扰,但我们从未赦免因自负导致严重和令人遗憾的过错。按理说,随着获取知识的增加,过错应该更少,但事实并非总是如此。即使是经验丰富、高度活跃、沟通顺畅的医师也可能会被轻微差异的症状迷惑。大部分医学实践是模式识别,了解这些模式对于避免错误至关重要。然而,临床经验并不总能降低错误率;医师可能会一次又一次地重复犯相同的错误。最常见偏倚是所谓的代表性约束。医师可能会忽略重要的迹象,或倾向于将一切都归纳为更易识别的模型。采集病史容易受到确认偏倚的影响,这反映以下倾向特征:丢弃矛盾数据、寻找支持之前观点的证据和快速得出诊断[3]。确认偏倚不允许考虑其他诊断的可能性,并且可能导致"锚定"现象,即过早地确定诊断。在获得更多信息后,那些看似急性的病情可能会变成慢性,反之亦然。尽管这通常有助于避免被不一致信息干扰,但有时观察到重要结果需要进一步解释。错误通常发生在决策中,而不仅仅是流程上[4]。

倾听病史:初步印象

当听到故事时,我们总会联想到某些东西,并在介绍性评论之后做出临时诊断。雷鸣般头痛一定是动脉瘤破裂;刺痛和上呼吸道感染后出现上行性无力一定是吉兰-巴雷综合征;头痛、发热和嗜睡一定是中枢神经系统(central nervous system,CNS)感染。我们的思维过程是"因果逻辑简单"和"平凡无奇"的[5]。自从进入医学院,我们就熟悉这句话:"当你听到蹄声时,想到的是马而不是斑马。"大多数医师在诊断时都被教导要关注最可能的可能性,而不是罕见的可能性。医学诊断过程中常常充满了误导性的线索或干扰信息。但通常简单的解释恰好完美符合,这让人感觉良好。随着时间推移和多年的经验,这种满足的感觉会消失,我们的脑海会不断地唱反调。我们变得不那么确定了。我们知道,医学指南并不是万能的。我们知道自己不喜欢被那些极具影响力的个例(即"最后记住的病例现象")引导。要做好准备,有时无论我们多么会设想,仍然永远无法得知真相。我们必须继续怀疑自己所看到的,不应视任何事为理所当然。

我们何时判断当前情况为急性神经重症,在病史中早期线索是什么?以下是我认为的10个关键线索:①任何新发的意识模糊、定向障碍或失控躁动行为;②意识从嗜睡到昏迷快速下降;③任何神经肌肉呼吸衰竭;④任何新发的急性不自主运动;⑤任何新的、急性的、持续或逐渐加重的头痛;⑥任何明显的诱发或自发运动不对称;⑦身体大片区域感觉异常;⑧任何进行性加重的运动异常;⑨任何急性起病的无法站立或行走不能;⑩任何新发的言语问题。即使这样,在我们根据已知模式和潜在红旗(表1.4)进行诊断时,我们仍可能发现整个情况是异常的。通常,疾病的异常表现需要不寻常的询问,这可能会在获得神经影像学或实验室结果后进行。原因常视具体情况而定。在一些急诊科(ED)中,昏迷通常归因于药物过量。

表 1.4 病史采集中的红旗

未能识别发热(脑膜炎、脑炎和硬膜外脊髓脓肿)

未能识别免疫抑制剂和静脉药物使用(真菌或寄生虫感染)

未能识别合并症(剂量调整失败导致的用药错误)

未询问括约肌综合征和感觉丧失(马尾综合征征象)

未意识到近期是否使用神经肌肉接头阻滞剂(近期插管昏迷患者)

未意识到酒精戒断或甲醇中毒(表现为癫痫和代谢性酸中毒的昏迷插管患者)

构建临床轨迹

在重症监护室,一切都是"急性"或"紧急"的,但常用的形容词(如急性、超急性、亚急性和快速进展)可能对不同的人有不同的理解。但是将疾病视为一系列可定义事件的方法是有用的,如发病阶段、发病至达峰阶段、达峰阶段或持续功能障碍阶段,以及恢复阶段。某些危重神经疾病的临床轨迹模式具有可预测性。在最近获得详细神经影像这一"奢侈品"之前,神经科医师是根据临床病程和体检结果来预测诊断的。许多人仍尝试事先预测诊断,神经放射科医师在解读影像和估算后验概率(posteriori probabilities,后验概率是基于获得的新信息,修正原来的先验概率后获得的更接近实际情况的概率)时也使用这些方法。

当诊断被迅速确立时,病史可以更具体。关键问题详见表 1.5。此外,优秀的病史可以展示临床轨迹,部分示例见图 1.1。大脑中动脉急性闭塞常常突然出现严重的神经功能缺陷,但并不绝对。这些患者表现为软瘫、凝视、严重的语言障碍(左半球)和半身忽视(右半球)。一个典型的临床场景是患者失踪数天,被发现时明显脱水,并因受压引起肌肉坏死而出现严重的横纹肌溶解症,而所有这些不幸都是因为患者无人帮助并且其情况无

人知晓。一些患者在侧支循环衰竭时会显著改善,但随后只会更糟[6-8]。血栓清除显著改善还是使神经功能恶化存在争议。椎-基底动脉闭塞常常导致后循环症状剧烈波动(如共济失调、吞咽困难和语言障碍)[9-11]。

表 1.5 主要神经重症的重点询问

创伤性脑损伤	从站立高度坠落或车祸
	攻击
	酒精或毒品使用
	现场心肺复苏
	现场气管插管
	逆行性和顺行性遗忘
中大脑动脉闭塞	新发偏瘫
	强制凝视
	失语
	急性忽视
	既往面部疼痛(夹层)
	既往心房颤动(栓塞)
脑出血	新发偏瘫
	新发失语
	高血压急症
	局灶性癫痫(不常见)
	急性麻木(丘脑)
	昏迷(灾难性基底节或脑桥)
	仅意识下降(尾状核)
	既往严重头痛和口服避孕药(OCP)(脑静脉血栓形成)
	急性眩晕(小脑)
动脉瘤性蛛网膜下腔出血	瞬间、极度严重、前所未有的头痛或颈痛
	呕吐
	晕厥或短暂意识丧失
	癫痫(不常见)
	急性混乱和无意义言语(ACA 或 MCA 动脉瘤)
	视力丧失(玻璃体出血)
	复视(第三脑神经麻痹)

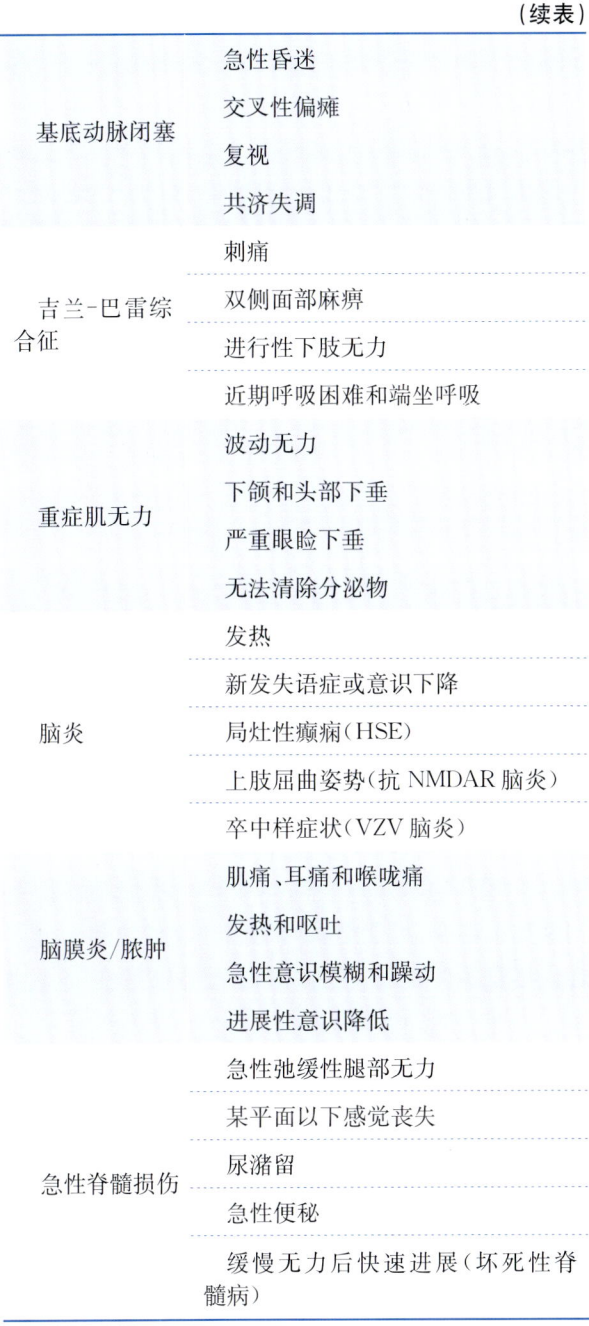

(续表)

基底动脉闭塞	急性昏迷
	交叉性偏瘫
	复视
	共济失调
吉兰-巴雷综合征	刺痛
	双侧面部麻痹
	进行性下肢无力
	近期呼吸困难和端坐呼吸
重症肌无力	波动无力
	下颌和头部下垂
	严重眼睑下垂
	无法清除分泌物
脑炎	发热
	新发失语症或意识下降
	局灶性癫痫(HSE)
	上肢屈曲姿势(抗 NMDAR 脑炎)
	卒中样症状(VZV 脑炎)
脑膜炎/脓肿	肌痛、耳痛和喉咙痛
	发热和呕吐
	急性意识模糊和躁动
	进展性意识降低
急性脊髓损伤	急性弛缓性腿部无力
	某平面以下感觉丧失
	尿潴留
	急性便秘
	缓慢无力后快速进展(坏死性脊髓病)

注：ACA，大脑前动脉(anterior cerebral artery)；MCA，大脑中动脉(middle cerebral artery)；VZV，水痘-带状疱疹病毒(varicella-zoster virus)；HSE，单纯疱疹病毒脑炎(herpes simplex encephalitis)；NMDAR，N-甲基-D-天门冬氨酸受体(N-methyl D-aspartate receptor)。

急性基底动脉闭塞患者有两类[12,13]。第一类患者病情迅速恶化，几乎所有神经功能缺陷在就诊时就已出现，通常处于昏迷状态，伴随终末呼吸和姿势。不规则抽搐运动可能会突然发生，并通常持续 5 秒。将这种表现视为癫痫发作是一个常见错误。如果脑干体征没有得到充分检查，患者可能会

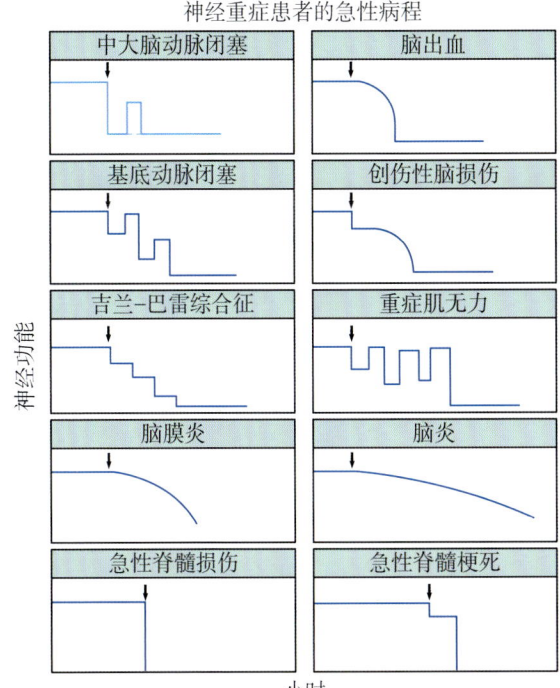

图 1.1　常见神经重症性疾病在发病几小时或几天内的临床轨迹(不包括恢复轨迹)

被误诊为癫痫状态。基底动脉栓塞也可能表现为"闭锁综合征"(患者清醒但基本无法回应检查者)。

第二类基底动脉闭塞患者通常会出现早期预警信号，通常与椎动脉血栓导致小脑卒中有关。这些患者起病表现为急性、严重的眩晕和呕吐；只有细致的神经系统检查可能解释眼震、共济失调和无法站立或行走(无肌力减退)。当病变累及远端(顶部)基底动脉时，即小脑上动脉和大脑后动脉分支，可能引起中脑、丘脑、颞叶下部和枕叶缺血，从而引起急性复视、步态不稳、意识下降或波动，警觉昏迷交替出现。这些患者发展为脑干前部梗死，这种综合征的特点是视野缺陷综合征、垂直凝视障碍、内收、偏斜和瞳孔异常(瞳孔缩小，反应迟钝)。行为异常很常见，包括幻觉性精神病。视野缺陷也被描述，包括视野中视觉持续和闪烁。许多枕叶梗死是双侧的，皮质性失明值得注意。虽然血栓可以溶解并完全消失[14-16]，但最好在残余视力存在时将其取出；临床经验告诉我们患者后续病情会恶化。临床症状的显著改善并不能使人完全放心，尽管其在急性卒中患者的血管内治疗决策方面尤为重要。

动脉瘤蛛网膜下腔出血患者通常最初看起来很稳定，"除头痛外感觉良好"，但随后神经功能状

态逐渐或急剧恶化。在动脉瘤破裂后第1天,再出血和急性脑积水可能对患者构成重大危险。通常,再出血很难被忽视,因为临床的变化十分剧烈。再出血可能发生在转运前甚至是转运过程中。看似身体状况良好的患者可能会突然昏睡或昏迷,伴随意识改变的新发严重高血压、呼吸急促(或呼吸暂停)和心动过速(或短暂停搏)。运动反应也会改变,甚至可能出现去大脑强直姿势[17-19]。脑出血的症状进展往往比缺血性卒中症状更为缓慢。小动脉出血体积逐渐增加,当扩散到血管周围空间时会损伤其他动脉,并撕裂沿途的穿通动静脉。这种多米诺骨牌效应不断加剧,直至出现红细胞和纤维蛋白包裹的血小板栓子(Fisher 纤维球体)[20](近期的一例超急性期出血 CT 扫描完全支持此概念[21])。病理生理学与临床病程明显相关。虽然出血是突然发生(并且致命)的,但神经功能缺陷通常是逐渐出现的,表现为数小时内无力和新发缺陷逐渐加重。一些患者会出现进一步意识障碍和呼吸骤变(由于早期的占位效应和脑组织移位)。与小脑出血相比,壳核和丘脑出血的病程更加缓慢,因为这些区域空间更大,对占位效应更易耐受。并非所有的出血都是动脉性的,有些是静脉性的,更多地被归为出血性梗死。大多数脑静脉窦血栓患者表现为头痛逐渐加重、局灶性功能障碍(肌无力、失语或视野缺损)、局限性癫痫,或同时出现上述所有症状。我们需要询问许多问题,包括个人或家族血栓史、避孕药使用史、近期分娩、近期感染(如中耳炎、鼻窦炎或乳突炎)、全身性炎症性疾病、恶性肿瘤(急性白血病)、近期脑外伤(通常是轻微的)或因呕吐腹泻导致的过度脱水等[22]。

大多数重型颅脑创伤(traumatic brain injury,TBI)患者表现出弥漫性轴索损伤的临床症状。根据冲击力和脑实质损伤程度,患者可能清醒并能够遵嘱指令,或者出现攻击、躁动或昏迷(伴随异常行为反应)[23,24]。病程演变由挫裂伤出血进展、大面积恶性脑水肿或轴外血肿进一步扩大所决定。硬膜下和硬膜外血液也可以决定颅脑创伤的病程。创伤后清醒期可能提示硬膜外出血,但脑挫裂伤进展比我们通常认为的更为常见。

颅脑创伤通常与酒精中毒或药物使用有关,因此其典型病程很容易被混淆和掩盖。血液酒精浓度高与血肿进展速度增加相关[25]。颅脑创伤患者可能会因为全身并发症而导致病情恶化,急性呼吸窘迫综合征(acute respiratory distress syndrome, ARDS)在早期发生风险很高。需预判穿通性枪伤可能出现的弥散性凝血功能障碍,因为这会显著改变患者的病情和病程。

神经重症监护病房中最常见的两种急性神经肌肉疾病是吉兰-巴雷综合征(GBS)和重症肌无力,但它们的临床表现截然不同。GBS逐步进展,需要数天时间才能达到病情最重状态。但是重症肌无力可能在一天内从几乎正常波动到显著肌无力。识别易疲劳的肌无力通常是鉴别诊断的关键。重症肌无力患者通常表现为眼球运动异常、口咽部肌肉无力及近端肢体无力。必须重点检查延髓功能,因为它可能决定是否需要气管插管。重症肌无力发生在咬肌时,张口通常比闭口更困难。在确诊时,30%重症肌无力患者可能已经出现膈肌进展性神经肌肉传导功能的衰竭。重症肌无力患者住院前几天内病情明显恶化原因之一是注射皮质醇。这种临床恶化通常在患者首次接触皮质醇后出现,但也可能是初始剂量较高导致。当我们第一次看到这类患者时,可能会看到他们呼吸或坐起十分困难。尽管氧需增加,但脉搏血氧仍维持在临界水平。当回答问题时,患者似乎气喘吁吁,或在最简单休息后恢复正常呼吸。重症肌无力危象还可能涉及胆碱能药物严重过量,出现多汗、流涎、腹部痉挛和呕吐等症状[医学术语为 SLUDGE,代表流涎(salivation)、流泪(lacrimation)、排尿(urination)、排便(defecation)、胃肠不适(gastrointestinal upset)、呕吐(emesis)]。

创伤性脊髓损伤是急性且完全性的,但在脊髓休克阶段结束后症状可能会缓解[26]。脊髓梗死也是急性的,但最初可能逐渐出现症状,随后在初发12小时内突然丧失运动功能[27]。

尽管急性细菌性脑膜炎进展较快,但中枢神经系统感染通常是逐渐进展的。尽管如此,最初轻度昏睡或昏迷患者可能会在几小时内陷入深度昏迷。

急性期过后,许多事件决定了急性脑损伤患者的临床进程。首先,脑脊液循环受阻会导致病情进一步恶化。例如,动脉瘤蛛网膜下腔出血、丘脑出血破入脑室、小脑血肿阻塞第四脑室,或仅仅是出血突破脑室引起脑脊液循环受阻。其次，脑水肿进展引起的颅内压增高可能威胁患者气道，最终需要插管。神经外科干预，如血肿清除或脑室造瘘术，通常可以阻止病情的恶化。后续临床病程往往取决于干预措施的激进性，而不仅仅依赖于疾病的自然进程。

这些特定的临床病程可以通过仔细的病史调查获得，这些信息对于全面描述临床病情非常重要。这些预测性信息对于神经重症监护医师非常有用，事先有所准备可以事半功倍。

更多思考

Cabot 和 Adams 在 1938 年写道："病史是诊断的关键。误诊更多是因为问诊或解释症状时缺乏敏锐度，而不是听不到杂音、没摸到肿块或未实施心电图检查。"[28] 事实上，几百年来，人们一直知道病史不仅仅是患者的故事，还必须包括医师的解读[29]。患者对既往疾病的命名可能错误，医师通常需要纠正患者提供的自我诊断。因此，患者病史不仅仅是患者的叙述，而是一种医师对真实事件的认真架构。掌握病史采集的艺术需要对疾病了解，且具有丰富经验，以引导患者和家属走向正确的方向。提供病史的人常常强调检查结果，但医师关注的是症状。体格检查不是诊断的唯一路径。采集临床病史需要时间，但时间有时并不充裕。手机或寻呼机有时不可避免会打断接诊并阻碍医师认真倾听。医师通常会在患者或家属讲述 20 秒左右后就打断并转向具体问题，缺乏耐心。导致信息收集和整合失败的部分原因是医护人员感到时间紧迫[30,31]。我们必须排除干扰，强迫自己放慢思考节奏。大多数错误都与患者-医师临床接诊过程被打断有关。误诊可能源于医师的认知错误，特别是在整合现有信息以做出正确诊断方面。虽然现代神经影像学显著提高了神经系统疾病的诊断，但诊断错误远未消失。更先进的神经影像学检查并不能取代系统的诊断推理。这也是因为正确解读脑影像十分困难，需要详细的临床信息和与放射科医师的沟通。

自满是难以克服的问题，我理解其中的原因。医师们往往在听到患者最初的症状描述后立即生成一个工作诊断，并希望寻找一个熟悉的模式，而不探索其他诊断的可能性。大多数情况下，诊断是正确的，相应检查会被安排，有效治疗便开始实施。这种模式很常见，也很难改变，且对家属而言，这反而是令人安心的。然而，例外情况总是需要被考虑的。根据 Berner 和 Graber 的说法，医师们虽然承认误诊存在，但低估了误诊实际发生的可能性[32]。Vickrey 建议采取对立思考的方法："让我们扮演反对者的角色"或"让我们重新审视病史要素。"[3]

在做出最终决策之前，有意考虑鉴别诊断对于诊断推理至关重要。最常见的难点是检查的选择和解读、病史和体格检查的执行，以及会诊的启动。虽然我们鼓励独立，但偶尔也应该向同事寻求意见。未能安排合适的检查是最常见的失误。

正确采集病史是核心。与家属进行电话沟通或直接沟通对于了解病程和紧急情况至关重要。随着更多信息的获得，表面急性的情况实际可能是慢性的，反之亦然。神经重症监护的特有临床表现包括无反应的昏迷、快速进展的肌无力、无明显心肺诱发因素的呼吸衰竭，以及伴有 CSF 和 MRI 异常的隐匿性进展性脑病。通常，事后反思会使得临床诊断变得显而易见。所有人都知道在即将到来的感染和发热前，需要实施脑脊液检查来诊断脑膜炎。如果我们在患者陷入无反应的脓毒症休克前询问有关持续背痛的情况，我们可能会为其实施 MRI 检查以诊断硬膜外脓肿。剧痛、急性复视提示急需血管方面和增强 MRI 检查以诊断不稳定动脉瘤。我们预计动脉瘤破裂后脑血管痉挛随之而来，但如果我们没有意识到头痛是再出血的迹象，痉挛可能会比预期提前到来。当病史显示进行性吞咽困难、肌肉萎缩和抽搐（运动神经元疾病）、复视、运动或重复使用后无力加重，但伴随日常变化，通常在夜间休息后会有所改善（重症肌无力）时，无法解释的呼吸衰竭显然是神经系统造成的。我曾经见到过一例基底动脉栓塞患者表现为停搏后昏迷；直到其配偶到达后，我们才得知其在发生心搏骤停前已有急性吞咽困难、眩晕和交替性无力的病史。

在手持设备和智能手机连接设备广泛应用的重症监护影像新时代，病史可能会被进一步忽视。如果我们已经可以看到影像学结果，谁还想知道真正发生了什么呢？检查和影像学结果足够了吗？虽然不应贬低这些评估手段的价值，但我们应该谨慎使用，目标是确保准确性。如果时间紧迫，最好的做法是调整检查内容并腾出更多时间了解病史。信息采集从第一次接触便已开始。不要假设任何事情，而是要核实一切。泛化是不够的，条件允许时需要深入挖掘。我们应该警告不要快速得出结论，例如，"在某个征象之后发生的事情，因此认为由其引起"。在采集病史方面的偏见普遍存在，但希望能够避免（表1.6）。

表1.6 病史采集中的偏见

锚定偏误	过早纠结患者表现出的特征，当获得其他信息时没有调整
可得性偏误	如果它们更容易出现在脑海，就倾向于判断事物更可能发生或更频繁发生
过早定论	在诊断被完全验证之前就接受
代表性约束	模式识别和无法跳出框架（非典型变体）
信息未充分展开原则	未获取所有信息来建立鉴别诊断
情境性错误	信息太多，忽略了最重要的事实

提示和要点

- 病史采集和引导谈话仍是神经重症医师的最关键技能，但不要认为这很容易掌握。重要的信息来自那些不断询问的人。
- 对紧迫性的认识不足，且必须建立这一意识。
- 即使在紧急情况下，也需要将临床问题具体分析，以做出合理决策。要注意泛化的谬误。
- 诱因可能为疑难病例提供重要线索。
- 大多数神经重症疾病的临床病程已被观察，这为预测未来发展提供帮助。

参考文献

[1] Gandhi TK. Fumbled handoffs: one dropped ball after another. Ann Intern Med. 2005;142:352-8.

[2] Riesenberg LA, Leitzsch J, Massucci JL, et al. Residents' and attending physicians' handoffs: a systematic review of the literature. Acad Med. 2009;84:1775-87.

[3] Vickrey BG, Samuels MA, Ropper AH. How neurologists think: a cognitive psychology perspective on missed diagnoses. Ann Neurol. 2010;67:425-33.

[4] Rolston JD, Bernstein M. Errors in neurosurgery. Neurosurg Clin N Am. 2015;26:149-55. vii.

[5] Montgomery K. How doctors think: clinical judgment and the practice of medicine. Illustrated ed. New York: Oxford University Press; 2005.

[6] Antunes Dias F, Castro-Afonso LH, Zanon Zotin MC, et al. Collateral scores and outcomes after endovascular treatment for basilar artery occlusion. Cerebrovasc Dis. 2019;47:285-90.

[7] Hernandez-Perez M, Perez de la Ossa N, Aleu A, et al. Natural history of acute stroke due to occlusion of the middle cerebral artery and intracranial internal carotid artery. J Neuroimaging. 2014;24:354-8.

[8] Huttner HB, Schwab S. Malignant middle cerebral artery infarction: clinical characteristics, treatment strategies, and future perspectives. Lancet Neurol. 2009;8:949-58.

[9] Conforto AB, de Freitas GR, Schonewille WJ, Kappelle LJ, Algra A, Group BS. Prodromal transient ischemic attack or minor stroke and outcome in basilar artery occlusion. J Stroke Cerebrovasc Dis. 2015;24:2117-21.

[10] Greving JP, Schonewille WJ, Wijman CA, et al. Predicting outcome after acute basilar artery occlusion based on admission characteristics. Neurology. 2012;78:1058-63.

[11] Schonewille WJ, Wijman CA, Michel P, et al. Treatment and outcomes of acute basilar artery occlusion in the Basilar Artery International Cooperation Study (BASICS): a prospective registry study. Lancet Neurol. 2009;8:724-30.

[12] Kubik CS, Adams RD. Occlusion of the basilar artery; a clinical and pathological study. Brain. 1946;69:73-121.

[13] Mattle HP, Arnold M, Lindsberg PJ, Schonewille WJ, Schroth G. Basilar artery occlusion. Lancet Neurol. 2011;10:1002-14.

[14] Cornelius JR, Zubkov AY, Wijdicks EFM. Following the clot in spectacular shrinking deficit. Rev Neurol Dis. 2008;5:92-4.

[15] Lee VH, John S, Mohammad Y, Prabhakaran S. Computed tomography perfusion imaging in spectacular shrinking deficit. J Stroke Cerebrovasc Dis. 2012;21:94-101.

[16] Minematsu K, Yamaguchi T, Omae T. 'Spectacular shrinking deficit': rapid recovery from a major hemispheric syndrome by

migration of an embolus. Neurology. 1992;42:157-62.
[17] Kumar R, Friedman JA. Subarachnoid hemorrhage: the first 24 hours. A surgeon's perspective. Neurocrit Care. 2011;14:287-90.
[18] Macdonald RL. Delayed neurological deterioration after subarachnoid haemorrhage. Nat Rev Neurol. 2014;10:44-58.
[19] Rabinstein AA, Lanzino G, Wijdicks EFM. Multidisciplinary management and emerging therapeutic strategies in aneurysmal subarachnoid haemorrhage. Lancet Neurol. 2010;9:504-19.
[20] Fisher CM. Pathological observations in hypertensive cerebral hemorrhage. J Neuropathol Exp Neurol. 1971;30:536-50.
[21] Gunda B, Böjti P, Kozák LR. Hyperacute spontaneous intracerebral hemorrhage during computed tomography scanning. JAMA Neurol 2021;78:365-6.
[22] Bousser MG, Ferro JM. Cerebral venous thrombosis: an update. Lancet Neurol. 2007;6:162-70.
[23] Carney N, Totten AM, O'Reilly C, et al. Guidelines for the management of severe traumatic brain injury. J Neurosurg. 2017;80:6-15.
[24] Stocchetti N, Carbonara M, Citerio G, et al. Severe traumatic brain injury: targeted management in the intensive care unit. Lancet Neurol. 2017;16:452-64.
[25] Carnevale JA, Segar DJ, Powers AY, et al. Blossoming contusions: identifying factors contributing to the expansion of traumatic intracerebral hemorrhage. J Neurosurg. 2018;129:1305-16.
[26] Zalewski NL, Rabinstein AA, Krecke KN, et al. Characteristics of spontaneous spinal cord infarction and proposed diagnostic criteria. JAMA Neurol. 2019;76:56-63.
[27] Atkinson PP, Atkinson JL. Spinal shock. Mayo Clin Proc. 1996;71:384-9.
[28] Cabot R, Adams F. Physical diagnosis. London: Bailliere, Tindall & Cox; 1938.
[29] Gillis J. The history of the patient history since 1850. Bull Hist Med. 2006;80:490-512.
[30] Beckman HB, Frankel RM. The effect of physician behavior on the collection of data. Ann Intern Med. 1984;101:692-6.
[31] Marvel MK, Epstein RM, Flowers K, Beckman HB. Soliciting the patient's agenda: have we improved? JAMA. 1999;281:283-7.
[32] Berner ES, Graber ML. Overconfidence as a cause of diagnostic error in medicine. Am J Med. 2008;121:S2-23.

第 2 章 量表和评分

Scales and Scores

邓新雨 译，叶相如 审校

从本质上讲，医师倾向于对疾病分类，所以我们发现医学充斥着量表和评分，包括临床评分、影像学评分和预测预后或并症发生可能性的评分。许多评分将临床表现与放射学表现相结合，有些评分则着眼于干预的结果[1,2]。有些量表是为特定疾病设计的，或者是为了制定某种疾病的诊断标准而设计的（如 El Escorial 世界神经病学联合会肌萎缩侧索硬化诊断标准[3]），有些量表则反映了诊断的分级标准[4]。不仅在普通医学和重症监护领域，在卒中、血管内卒中干预和神经重症监护领域，评分和量表的数量也在不断增加，可以预见这会变得越来越冗杂。虽然评分和量表的数量很多，但只有少数得以保留使用。实用的简单量表更有可能留存下来，但这往往意味着它们可能过于简单，无法提供有关临床的详细信息，并且在临床应用中的适用性有限。此外，数学模型的应用对不同的医疗专业人员可能意味着不同的结果。

神经急症和神经重症监护也有各自的量表。它们在实际应用中的使用情况尚不清楚，但其中一些在卒中中心已成为强制性要求。许多评分和量表尚未经过重复验证，通常只有一项（内部）验证研究。因此，这些量表和评分的有效性可能很有限，有时一个量表在使用多年后被发现其内容有效性很低。重症监护专业人员需要在学习量表和评分后对它们进行评估，不是计算其质量或数量，而是在临床实践中体会。虽然评分和量表在决策中可能有用，但应谨慎使用。然而，量表和评分确实有助于临床医师更仔细地检查某些临床（或神经影像学）特征。同一量表的不同部分可能对一项评估施加一种系统的方法，也可能带来更大的收益。在本章中，将描述如果构建得当，量表如何包含临床检查的要点。许多评分和量表都是从较早的量表衍生而来的，只有在使用时才会被提及。本章主要涉及临床量表，但也包括在临床实践中可以左右决策的神经影像学量表。

本章末尾列出了参考文献。

量表和评分的一般原则

1982 年，Alvan R. Feinstein 引入了"临床计量学"（clinimetrics）这一术语，创立了一门专门研究评分用于测量临床症状和体征的学科。其基本目标是创建实用的量表，具体性质因量表而异。有些量表是评估工具，有些则用于预测甚至诊疗决策。例如，美国国立卫生研究院卒中量表/评分（National Institutes of Health Stroke Scale/Score，NIHSS）用于评估神经功能障碍，Alberta 卒中项目早期 CT 评分（Alberta Stroke Program Early CT Scan，ASPECTS）评分用于决定是否进行血管内介入等治疗，脑出血（intracerebral hemorrhage，ICH）评分用于预测患者的预后。

衡量急性神经疾病严重程度的评分可在不同群体之间比较。评分系统也被开发用于协助重症监护病房（ICU）的出院和入院决策，但实用性有限，除非能够被广泛接受应用于各种疾病诊断和患者群体。

评分和量表应经过严格评估。根据 Feinstein 的观点[5,6]，评分和量表必须满足以下五个临床计量学原则：

1. 明确的目的：评分的功能、合理性和适用性是什么？
2. 可理解性：使用者是否理解其所询问的内容？评分是否提供足够清晰的使用指导？评分是否合适？
3. 表面效度：是否准确地锁定所要测试的患者人群？
4. 内容效度：是否包含所有必要的变量？
5. 使用便捷性：获得和整理量表的内容所需的时间和精力有多少？

有几个术语与临床计量学相关。首先，术语"一致性"，在同一观察者（临床医师）或不同观察者对量表进行评分的情况下，反映了观察者内或观察者间差异性。"观察者内一致性"是指同一观察者对同一患者或患者组在不同场合所做的观察结果之间的一致性，"观察者间一致性"是指两个或更多的观察者对同一患者或患者组的观察结果之间的一致性。

临床计量学还关注临床测量的质量。对于分类变量，观察者间一致性通常使用卡帕系数（K）来表示，该系数表示校正偶然性的一致性。大多数量表评估假设受试者从测试人群中随机抽样，以及两个观察者对每个受试者的评分是独立的（即每个观察者对另一个观察者给出的评分是盲的），使用 K 统计进行分析。观察者变异性的问题在医学的任何领域都很普遍。当解释 K 和一致性的强度时，以下值可供参考：K＜0.00，差；K 在 0.21～0.40，一般；K 在 0.61～0.80，可靠；K 在 0.81～1.00，几乎完美。

通用量表和评分

如果量表或评分可适用于更多的 ICU 内患者，它们被接受的可能性会大大增加。这部分量表主要量化意识水平异常、急性意识混乱状态或谵妄。将这些量表不加选择地应用于不同的人群中也会降低其特异性。

昏迷量表

英国格拉斯哥的神经外科医师认识到需要改善对因嗜睡或昏睡转诊的患者的特性描述。他们时常对颅脑创伤患者到诊时的状况感到惊讶，并将这种差异归因于评估不足，致使对患者反应程度下降和沟通不准确。令人钦佩的是，他们构建了一个量表，该量表涵盖了多种反应，而不需要详细的神经内科或神经外科知识。格拉斯哥昏迷量表（Glasgow coma scale，GCS）评估睁眼、言语（主要是定向能力）和运动反应（图 2.1）。最低评分是 1 分，总分 3 分表示患者基本上什么都做不了（有传言说，之所以没有选择数字"0"，是因为在早期的计算机编程实践中，从 1 开始计数）。GCS 很容易得到更广泛的应用，包括已经入院的患者。护理人员从前会将意识逐渐恶化的患者描述为"愈加昏睡"（sleepier），此后可应用 GCS 图表，能够更好地评估恶化情况。GCS 已经很好地经受住了时间的考验，在世界各地的急诊科和创伤实践中被广泛使用，在院外也有一定价值（有些人说它可能在该领域具有最大的价值）。但在因创伤性面部肿胀而插管的患者中，睁眼和言语成分都变得不可靠，GCS 立即失去了评估的价值。GCS 不能详细评估眼球运动、脑干反射、神经呼吸模式或语言细节等。

GCS 在临床结局研究中非常实用。但 GCS 评分低并不意味着预后不良，GCS 评分高也不能排除恶化的可能性。在临床实践中，GCS 的问题在于其使用总分的方式。在美国，很少有急诊医师在沟通中详述各部分的分数。在经过严格测试时，医师在 GCS 知识方面的得分较低，常出现错误。GCS 的创始人曾警告不要仅使用总分，但遗憾的是这种情况确实发生了。

GCS 的合理应用存在问题，尤其是在评估插管患者时，这些患者占所有 ICU 住院患者的 30%～40%。镇静可能会影响神经系统评估，进而影响 GCS。虽然"言语"从名称上看提示 GCS 反映的是言语或语言障碍，但事实上衡量的是定向力，

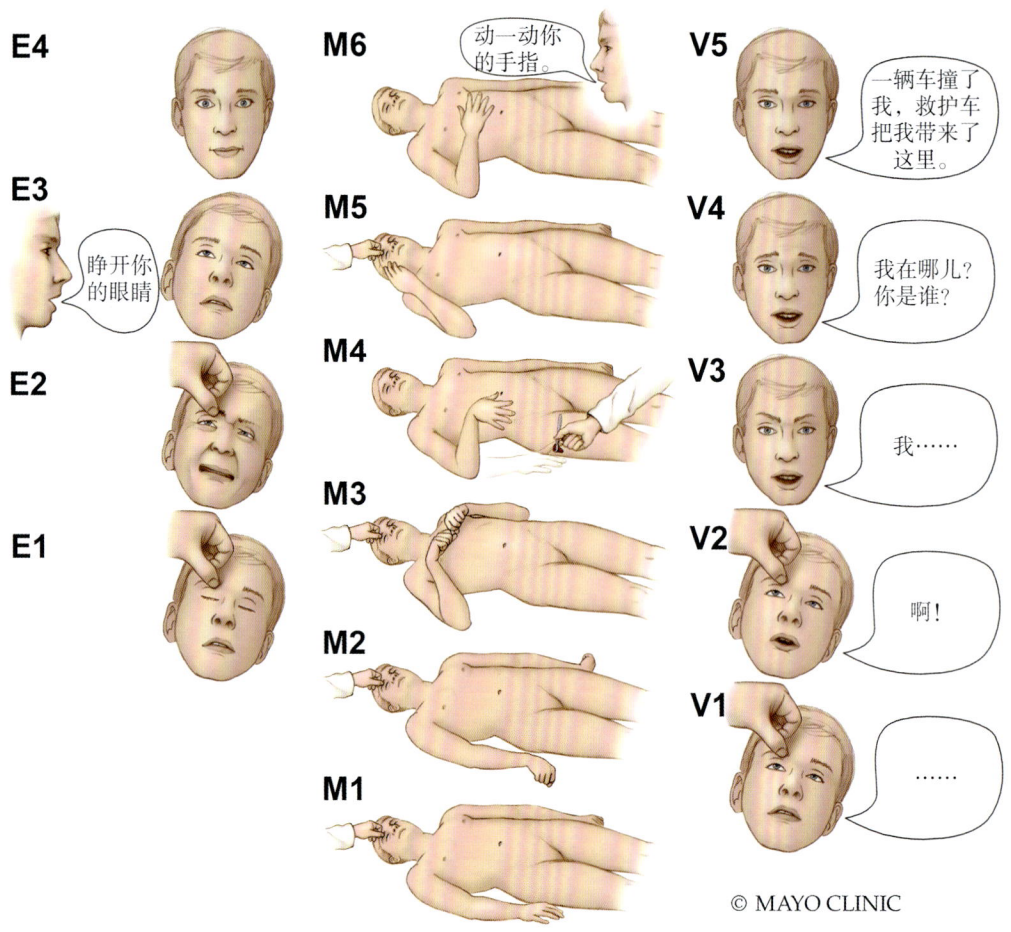

图 2.1 格拉斯哥昏迷量表(引自 Teasdale G, Jennett B. Assessment of coma and impaired consciousness. A practical scale. Lancet 1974;2:81-84)

睁眼(eye opening, E)	言语(verbal response, V)	运动(motor response, M)
4=自发睁眼	5=正确对答	6=遵嘱活动
3=对声音有反应	4=语言错乱	5=可定位疼痛
2=对疼痛有反应	3=仅能说字词	4=疼痛时肢体回缩
1=无反应	2=无意义的声音	3=疼痛时肢体异常屈曲
	1=无反应	2=疼痛时肢体伸直
		1=无反应

而运动反应衡量了语言理解能力,当患者处于镇静状态时,语言理解能力会受到阻碍。

为了解决 GCS 存在的主要不足,全面无反应性(full outline of unresponsiveness, FOUR)评分被提出。评分由 4 个组成部分,每部分最高得分为 4 分,这使得它更容易被记住,缩写也可以辅助记忆。这四个组成部分是:眼球反应,即睁眼和眼球运动(水平和垂直跟踪);运动反应,即遵循复杂指令(抓握可能是反射性的)和对疼痛刺激的反应(多个皮质区域定位和涉及红核脊髓束和前庭脊髓束的原始脑干反应,导致屈或伸);脑干反射,如瞳孔、角膜和咳嗽反射;呼吸,包括自主呼吸节律或呼吸机上的呼吸驱动(图 2.2)。虽然涉及多个领域,但 FOUR 评分可以在几分钟内完成。由于 FOUR 评

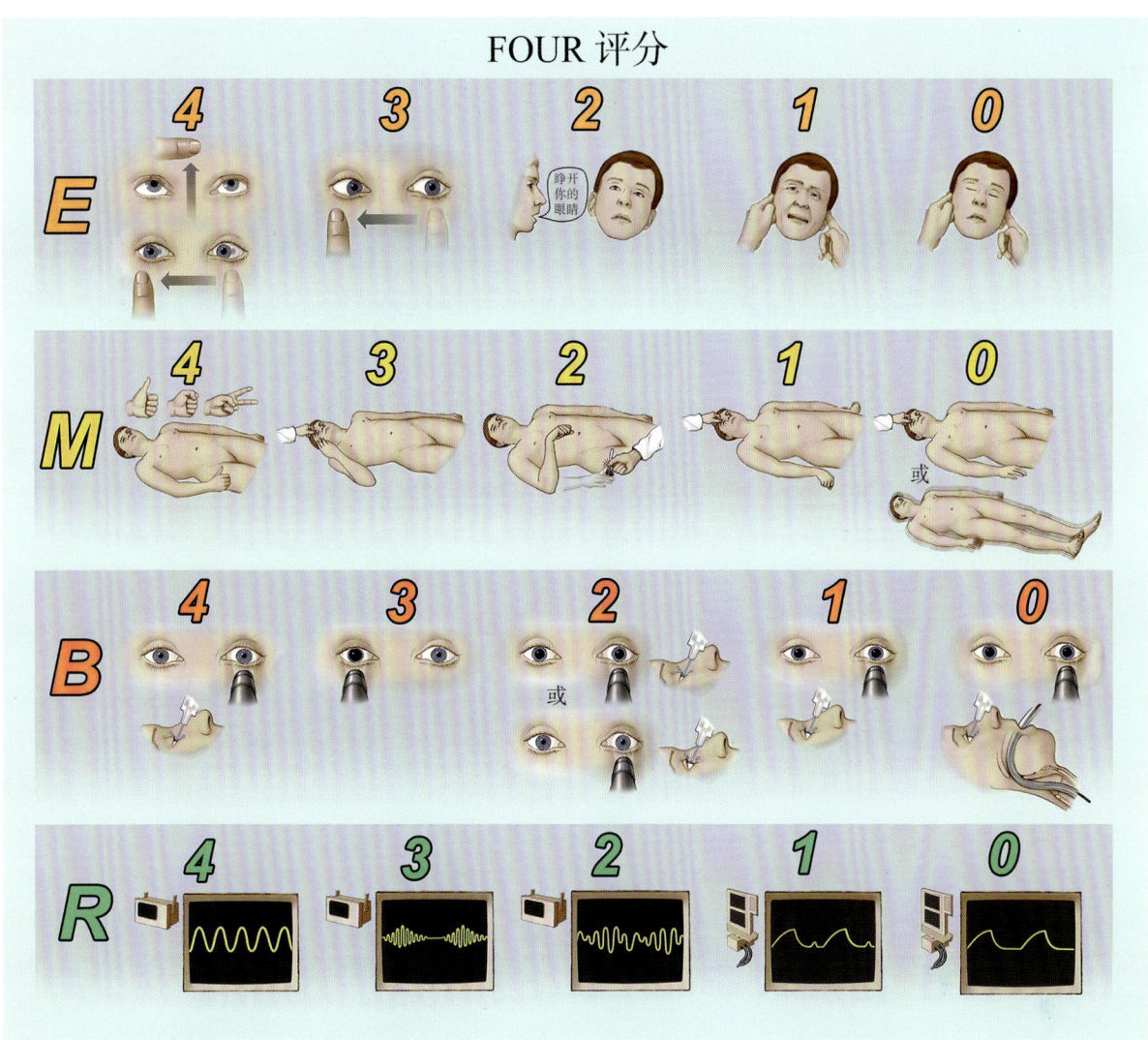

眼球反应(E)	脑干反射(B)
4＝睁眼,能根据指令追踪或眨眼	4＝瞳孔反射和角膜反射存在
3＝睁眼,但不能追踪	3＝一侧瞳孔散大并固定
2＝闭眼,强声音刺激睁眼	2＝瞳孔反射或角膜反射不存在
1＝闭眼,疼痛刺激睁眼	1＝瞳孔反射和角膜反射不存在
0＝闭眼,疼痛刺激不睁眼	0＝瞳孔、角膜、咳嗽反射均不存在
运动反应(M)	呼吸(R)
4＝可竖拇指、握拳、V字手势等	4＝无气管插管,正常呼吸节律
3＝可定位疼痛	3＝无气管插管,潮式呼吸
2＝疼痛时肢体屈曲	2＝无气管插管,呼吸节律不规则
1＝疼痛时肢体伸直	1＝呼吸频率大于机械通气设置频率
0＝对疼痛无反应或肌阵挛	0＝呼吸机控制呼吸或无呼吸

图 2.2　FOUR 评分(引自 Wijdicks EFM, Bamlet WR, Maramattom BV, et al. Validation of a new coma scale: The FOUR score. Ann Neurol. 2005;58:585–593)

分不包含语言成分,因此可以在插管和未插管的ICU患者同样准确地进行评估。FOUR评分中的三项重要瞳孔评估不受任何程度的镇静影响。一项研究表明,将其与瞳孔计结合使用可提高精度[7]。

除了测量睁眼情况,FOUR评分还评估患者自主的水平和垂直眼球运动。因此,它可以在GCS评分为最低3分的患者中检测出闭锁综合征。当患者眼睛自发睁开,但无法追踪检查者的手指时,它可以检测植物状态的存在。运动类型包括癫痫性肌阵挛持续状态(持续性多节段、无节奏、抽动样运动),这是心脏复苏后的重要预后指标。运动成分结合了去皮质反应和撤退反应,因为两者的差异往往难以辨别。手位测试(竖拇指、握拳和V字手势)进一步评估了清醒程度,并被证明有效。三种脑干反射用于测试中脑、脑桥和延髓功能,可以以不同的组合出现。呼吸方式也纳入了评分。无论是否进行气管切开术,呼吸部分均测量其节律[2-4]和驱动力(1-0)。潮式呼吸和不规则呼吸可代表双侧半球或下位脑干呼吸控制功能障碍。在插管患者中,超过机械通气的呼吸或自主呼吸模式支持下的呼吸代表了有功能的呼吸中枢。由于缺乏言语反应测试,因此FOUR评分在有大量插管患者的重症监护实践中,以及儿童中更为实用。一些人认为,运动部分的手位测试已经与GCS言语部分测试有相似的功能。在我们的验证研究中,FOUR评分评估在许多患者人群(如急诊科、专科和非专科ICU)中达到了良好至优秀的水平,并且能够准确预测预后。每部分的评估对于医师来说可以轻松掌握,并且可以使护士充分理解。

根据目前的情况,距离FOUR评分发表已经过去15年,它已经比其他神经病学或神经外科领域的评分或量表经过了更多的验证。它也在急诊科得到了成功的验证,这表明它可以被任何培训水平的急诊科医师和护理人员使用。FOUR评分的有效性也在世界上不同国家、不同科室的医师和护士,以及多种急性神经系统疾病中得到了验证[8-16]。最近一项纳入近2000例危重患者的前瞻性研究确定,FOUR评分作为预后工具优于GCS评分,这很可能是由于FOUR评分纳入了脑干反射和呼吸。此外,大型多中心前瞻性研究发现FOUR评分作为预后工具优于GCS评分,配对临床医师之间表现出了极好的评分一致性[17,18]。FOUR评分的有效性和可靠性已经在多个医院、远程医疗[12]、不同专业的医师和护士、世界上多个国家,以及特定的神经系统疾病中进行了验证。

最近的两项范围综述证实了FOUR评分的有效性高[13,19]。FOUR评分要求检查者描述这些重要的(即使不是必要的)临床特征。FOUR评分更加详细,几乎可以囊括昏迷检查的核心要点。每个小点的0分提醒检查者考虑进行脑死亡检查。FOUR评分尚未在急性意识障碍之外的领域进行检验,但对于处于极低意识状态或持续植物状态的慢性患者可能也有用,尽管还有其他有效的昏迷恢复量表可用。由于FOUR评分涵盖了更多的神经病学细节和更好的预后指标,在预测ICU患者的预后方面比GCS更有帮助。尽管GCS存在缺陷,但它仍然广泛应用于临床评估。在医学界,舍弃旧系统采用更新、更好的系统是一个缓慢的过程。

诚然,昏迷量表在初步评估中十分实用,但绝不应取代对昏迷患者的完整神经系统评估。因此,初步的神经系统评估应包括运动和运动反应的评估。它应该包括肌张力(肌张力增高、降低或处于中间状态)、自发性眼球运动(眼球震颤、眼球浮动和斜视)或诱发性眼球运动(头眼试验和眼前庭试验),以及昏迷时可见的许多其他特征。脑干反射具有定位价值,瞳孔不等大、瞳孔对光反射异常和反射性运动反应的存在可提示昏迷的器质性原因(参见第7章)。

预后量表

针对颅脑创伤或心肺复苏后意识障碍患者的量表已经存在。一般情况下,格拉斯哥结局量表(Glasgow outcome scale,GOS)是最早的预后评估工具之一。这是一项"整体"评估,并未深入涉及慢性脑损伤的细枝末节。相比GCS,GOS的接受度较低,已经被许多其他量表取而代之。尽管如此,GOS仍有相当大的贡献。它将残疾分为依赖型(需要他人帮助)和独立型(能够自理),还将持续性植物状态作为一种单独的状态。这些区别在与家属进行讨论时非常重要,通常是在讨论患者预后时所关心的内容。一段时间后,一个扩展的表格被提出,提供了更多的细节(表2.1)。Teasdale(和更早的Jennett)认识到"独立"这个词可以有多种解释,而"回家"并不是一个有效的结局标准,"回到工作岗位"也不是一个有效的结局标准,一些患者可能无法长时间工作,将被分配到不那么具有挑战性的岗位,或者可能需要更密切的监护。经济环境等其他因素也可能起着更大的作用[20]。

表2.1 格拉斯哥结局量表(原版及修订版)

1=死亡(死亡ª)

2=植物状态(植物状态)

3=严重残疾(3=严重残疾,日常生活需要全面帮助;4=严重残疾,日常生活需要部分帮助)

4=中度残疾(5=中度残疾,自理但无法恢复工作;6=中度残疾,部分恢复工作)

5=恢复良好(7=轻微生理或认知缺陷;8=完全恢复或轻微的不影响日常生活的症状)

注:ª 修订版格拉斯哥结局量表(GOSE)在括号中表示,序号有调整。

表2.2 脑功能表现分级(CPC)

CPC 1分	良好的脑功能表现(正常生活但可能存在非致残性缺陷)
CPC 2分	中等的脑功能表现(残疾但自理)
CPC 3分	严重的脑功能缺陷(意识清醒,需要他人帮助)
CPC 4分	昏迷
CPC 5分	死亡(脑死亡或传统标准的死亡)

脑功能表现分级(cerebral performance categories,CPC)在后来被更频繁地使用,尽管这基本上是在GOS基础上的微改良。功能预后通常被二分为良好(CPC 1~2分,表明轻至中度残疾)或不良(CPC 3~5分,表明严重残疾、昏迷或死亡)。CPC在1986年的心搏骤停后硫喷妥钠脑保护研究中被引入,此后一直用于心搏骤停研究[21]。作为研究中最常用的工具,CPC与GOS评分方式相反。CPC评分为1分或2分被定义为良好结局,CPC评分为3分、4分或5分(严重神经功能障碍、持续植物人状态或死亡)被定义为不良结局。该量表尚未经过观察者内和观察者间的一致性评估,且CPC 2分和3分具有重叠特征(这在严格的验证研究中会出现问题)。死亡包括"脑死亡和传统标准的死亡",并未对两者进行区分(表2.2)[22]。

对重度颅脑创伤患者意识障碍改善程度的评估不仅可以更有效地衡量患者的行为范围,而且可以辅助判断患者的预后。与临床经验相比,概率模型提高了预测的准确性,但关于最有意义和易理解的评分仍然没有定论[23-25]。目前在实践和研究中使用的量表有残疾评定量表(disability rating scale)、GOS、CPC、扩展版格拉斯哥结局量表(Glasgow outcome scale-extended,GOSE)、修订版神经行为评定量表(neurobehavior rating scale-revised),以及较新的颅脑创伤神经结局量表(neurologic outcome scale for traumatic brain injury)[26]。康复过程中的结局评估通常包括国际功能、残疾和健康分类(the International Classification of Functioning, Disability and Health)、功能障碍领域(检查结果与正常情况的差异)、活动限制[即日常生活活动(activities of daily living,ADL)和工具性日常生活活动(instrumental activities of daily living,IADL)],以及参与限制(如个人、家庭、职业和社区角色)。这些指标的实例如NIH工具箱、患者报告的结局测量信息系统(patient-reported outcomes measurement information system,PROMIS)、急性期后治疗活动测量(activity measure for post acute care,AM-PAC)和颅脑创伤生活质量(traumatic brain injury-quality of life,TBIQOL)指标。多种功能量表已被提出用于衡量不同水平改善程度的表现(如SMART)[27]。

JFK昏迷恢复量表(coma recovery scale,CRS)(表2.3)经过了验证,该量表更多关注运动反应。JFK昏迷恢复量表修订版(coma recovery scale-revised,CRS-R)中总分≥10分可以对意识清醒提供有力证据,但根据CRS-R诊断标准评定意识清醒患者中,有22%出现假阴性诊断错误。8分作为临界值在灵敏度和特异度之间达到了最佳平衡,可对93%的病例进行准确分类。

表2.3 JFK昏迷恢复量表

患者：		诊断						病因：							
发作日期		入院日期													
日期															
星期	ADM	2	3	4	5	6	7	8	9	10	11	12	13	14	15	16
听觉功能量表																
4-对指令有稳定反应[a]																
3-可重复执行指令[a]																
2-可定位声源																
1-听觉惊吓反应																
0-无反应																
视觉功能量表																
5-识别物体																
4-定位物体：够向物体[a]																
3-视觉追踪[a]																
2-视觉对象定位[a]																
1-视觉惊吓反应																
0-无反应																
运动功能量表																
6-会使用物体[b]																
5-自主性运动反应[a]																
4-能摆弄物体																
3-可定位有害刺激[a]																
2-回避屈曲																
1-异常姿势																
0-无反应，弛缓																
口部运动/言语功能量表																
3-可被理解的表达[a]																
2-发声/口部动作																
1-反射性口部运动																
0-无反应																
沟通量表																
2-功能性：准确的[b]																
1-非功能性：意向性的																
0-无																
唤醒量表																
3-能注意																
2-无刺激可睁眼																
1-刺激可睁眼																
0-无唤醒																
总分																

注：[a] 表示最小意识状态（minimally conscious state，MCS）；[b] 表示脱离MCS。

功能独立性量表（function independent measure，FIM）（表2.4）已经过验证，能充分评估自理、行动能力、括约肌控制和社会认知等方面的能力。评分者不需要经过严格的临床培训，甚至家属也可以用它来评估患者。该量表会评估患者所需的护理负担或协助程度，是一种直接衡量活动限制的指标。不出所料，FIM与社会经济地位存在相关性[28]。

虽然FIM广为人知，但残疾评定量表在研究中也被使用，它包括8个条目，总分范围为0~30分（其中≥22分为植物状态）。前三项是GCS（此处的最低评分是0分，而不是1分），其他评分项目包括自理活动和功能水平（身体、心理、情感和社交）。观察者间一致性良好，家属和康复专业人员评分之间的比较也是如此。

更好的（更详细的）结局量表是否有用仍有待观察研究，因为独立自理对许多患者和家属来说已是最重要的结局。此外，在临床试验中，将"对他人的依赖"作为结局指标应该有更好的解释和详细说明。这一概念比仅仅获取一些外部帮助或依赖亲密家庭关系要复杂得多。

特定疾病的量表和评分

在重症监护病房中最常见的急性神经系统疾病，都已经历了对其临床表现的分析，评估了具有统计学意义的特征，并进行数值分配（较高的数字表示较高的意义水平），最终形成一个评分系统。如今，患者进入病房时，其入院记录会包含多个评分。此外，医院和培训认证机构可能要求进行此类记录，以使评估标准化。下面介绍几个常用的评估量表和评分系统。

颅脑创伤量表

大型数据库，如严重脑损伤后皮质类固醇随机化数据库（corticosteroid randomization after significant head injury，CRASH）和国际颅脑创伤预后和临床试验分析数据库（international mission for prognostic and analysis of clinical trials in traumatic brain injury，IMPACT）提供了死亡率和不良结局的估计值。颅脑创伤（traumatic brain injury，TBI）有多种预测模型。TBI最大的数据库IMPACT使用入院特征来计算预后估计值，变量包括年龄、运动反应、瞳孔反应、低氧和低血压、CT

表2.4 功能独立性量表

(FIM™)评分	
自理能力	1~7
A. 进食	
B. 梳洗	
C. 洗澡	
D. 穿上装	
E. 穿下装	
F. 如厕	
括约肌控制	1~7
G. 膀胱管理	
H. 直肠管理	
转移	
I. 床、座椅、轮椅之间	
J. 如厕	
K. 盆浴、淋浴	
移动	
L. 行走/轮椅	
M. 楼梯	
运动评分总分	
沟通	1~7
N. 理解	
O. 表达	
社会认知	
P. 社会交往	
Q. 解决问题	
R. 记忆	
认知评分总分	
FIM评分总分	

注：评分范围为1~7分（1分最差，7分最好）。7分，完全独立（及时、安全）；6分，有条件独立（辅助设备）；5分，需监护（自主程度100%）；4分，少量帮助（自主程度75%）；3分，中等帮助（自主程度50%）；2分，大量帮助（自主程度25%）；1分，完全帮助（自主程度少于25%）。粗略估计，FIM评分低于40分的患者出院后最常到专业护理机构。

对病变严重程度和占位的分级、创伤性蛛网膜下腔出血和硬膜外占位的有无；扩展模型添加了血清葡萄糖和血红蛋白水平。第二大数据库 CRASH 考虑到发展中国家的资源不平衡[29]，将严重颅外损伤和患者所在国家纳入计算（计算工具可以在线上免费获得）。IMPACT 的数据估计往往过于乐观。在临床上仅仅依赖这些量表是一个严重的错误（详见第 11 章）。

显然，影响颅脑创伤结局最重要的变量是患者的年龄和损伤的严重程度，这可以通过瞳孔与运动反应、CT 表现和相关的系统性损伤来证明[29,30]。

穿透性 TBI 也已经进行了预后预测的研究。美国一项双中心大型队列研究调查了与穿透性 TBI 后生存相关的重要临床和放射学预测因素，即社交恐惧症量表（social phobia inventory，SPIN）评分。然而，该评分是基于少量患者和大量情况进行推导的，独立因素数量众多，可能导致模型过拟合。量表涵盖了 GCS 运动评分（motor GCS，mGCS）、瞳孔反应、是否自伤、是否转诊、性别、损伤严重度评分、国际标准化比值（international normalized ratio，INR）。到目前为止，入院时较高的 mGCS 和瞳孔反应是最强的独立预测因素，而所有其他独立预测因素对模型的影响很小。SPIN 评分尚未经过验证，且不包含影像学因素。因此，对于穿透性 TBI 患者，目前它还只是一个非常初级的工具，不能为医师和家庭提供决策指导[31]。

卒中量表和评分

卒中量表的历史较短，大多数目前仍在发展中。一些量表的临床表现非常好，如加拿大神经病学量表（Canadian neurological scale）和大脑中动脉神经评分（middle cerebral artery neurological score）。最终，一个量表得到了广泛认可[32]，即 NIHSS（表 2.5），使卒中的评估变得更加规范[22]。该评分的范围为 0~43 分，官方描述如下：

NIHSS 是一个有 15 项神经系统检查的卒中量表，用于评估急性脑梗死对意识水平、语言、忽视、视野丧失、眼外肌运动、肌力、共济失调、构音障碍和感觉丧失的影响。由经过培训的观察者对患者回答问题和执行活动的能力进行评估。每个项目的评分分为 3~5 个等级，0 分为正常，允许存在不可测试的项目。单个患者的评估仅需要不到 10 分钟。卒中严重程度的评估取决于观察者准确和一致地评估患者的能力[33]。

表 2.5 改良 NIHSS 量表

项目	评分
意识水平提问	0＝两问均正确对答 1＝一问可正确对答 2＝均不可正确对答
意识水平指令	0＝两项均正确完成 1＝一项可正确完成 2＝均不可正确完成
凝视	0＝正常 1＝部分凝视麻痹 2＝完全凝视麻痹
视野	0＝无视野缺失 1＝部分偏盲 2＝完全偏盲
左上肢	0＝无偏移 1＝10 秒内偏移 2＝10 秒内坠落 3＝不能抵抗重力 4＝不能移动
右上肢	0＝无偏移 1＝10 秒内偏移 2＝10 秒内坠落 3＝不能抵抗重力 4＝不能移动
左下肢	0＝无偏移 1＝5 秒内偏移 2＝5 秒内坠落 3＝不能抵抗重力 4＝不能移动
右下肢	0＝无偏移 1＝5 秒内偏移 2＝5 秒内坠落 3＝不能抵抗重力 4＝不能移动
感觉	0＝正常 1＝异常
语言	0＝正常 1＝轻度失语 2＝重度失语 3＝不能说话或完全失语
忽视	0＝正常 1＝轻度 2＝重度

注：来自 Lyden 等[22]。经美国心脏协会许可。

NIHSS 在观察者之间的可靠性已经进行了评估[34]。单独评估共济失调、面部运动功能、眼外肌运动和构音障碍时,观察者间一致性最低。NIHSS 未详细检查站立和行走,因此在得分低的患者中,致残性腿部无力(可抗重力但不能抗阻力)很容易被忽视。然而,该评分未评估由中央前回手结区(hand knob)卒中导致的远端致残性手和手指无力。此外,后循环的体征被忽略:在后循环卒中中可记录到高 NHISS 评分,如意识丧失伴四肢瘫,总计可达 20 分起;然而,低 NIHSS 评分也有可能存在显著的脑干损伤。这两点不足都强调了全面神经系统检查的重要,特别是对脑神经、眼位和运动的检查,从而进一步评估临床不确定患者的后循环情况[22,34,35]。大血管闭塞的预测通常由卒中的严重程度和是否有显著失语或失认等皮质表现决定。RACE 量表包括 5 个项目(面部、手臂、腿、凝视-眼球偏斜、失语-失认症),评分≥5 分表示大血管闭塞的概率≥40%。RACE 的性能仅略优于 NIHSS[36]。

目前有许多评估溶栓后风险的评分,包括卒中溶栓预测工具(stroke thrombolysis predictive instrument,Stroke-TPI)、iSCORE、DRAGON、卒中预后评定指数(stroke prognostic using age and NIH stroke scale-100,SPAN-100)、洛桑急性卒中登记分析(acute stroke registry and analysis of lausanne,ASTRAL)、溶栓后风险评分(postthrombolysis risk score,PRS)、溶栓后出血(hemorrhage after thrombolysis,HAT)、SEDAN 和卒中症状性脑出血治疗的安全实施(safe implementation of treatment in stroke symptomatic intracerebral hemorrhage,SITSICH);其中大多数都很复杂。TURN 被认为更容易使用,但仅包括卒中前 MRs 评分和基线 NIHSS 评分(后来取消了血小板计数[37])。

对于脑出血,已经有许多评分投入实践,通常用于评估基线情况,最近也用于预测血肿增大[38]。Hemphill 团队设计的 ICH 评分(表 2.6)[39]纳入了多种临床和影像学特征,是临床医师的常用评估工具,可估计出血后 30 天的死亡风险。目前还有几项评分(表 2.7)用于预测 24 小时内血肿扩大的风险,分别是出血评估工具(bleeding assessment tool,BAT)评分[40]、使用增强 CT 预测脑出血血肿扩大和结局(predicting hematoma growth and outcome in intracerebral hemorrhage using contrast bolus computed tomography,PREDICT)评分[41]和九分评分,以及无法方便获取 CT 血管造影(CT angiography,CTA)时采用的 BRAIN 评分[42]。这些量表最近已得到验证,在预测上相当可靠[42]。另外,还有 Yao 设计的 HIT 专家概率(HIT expert probability,HEP)评分[43],该评分已通过外部验证。

表 2.6 脑出血(ICH)评分

内容	ICH 评分
GCS 分数	
3～4	2
5～12	1
13～15	0
ICH 体积(mL)	
≥30	1
<30	0
脑室内出血(intraventricular hemorrhage, IVH)	
是	1
否	0
幕下起源的 ICH	
是	1
否	0
年龄(岁)	
≥80	1
<80	0
ICH 评分总分	0—6

注:GCS,初始或复苏后的 GCS 分数。ICH 体积,根据首次 CT 扫描以 ABC 12 法计算。IVH,首次 CT 扫描见脑室内出血。

表 2.7 ICH 扩展评分

BAT 评分(范围 0~5 分)	分数
混合征	
存在	1
不存在	0
任何低密度影	
存在	2
不存在	0

(续表)

BAT 评分(范围 0~5 分)	分数
头部平扫 CT 距起病的时间	
<2.5 小时	2
≥2.5 小时或未知	0
BRAIN 评分(范围 0~24 分)	分数
基线 ICH 体积	
≤10 mL	0
10~20 mL	5
>20 mL	7
复发性 ICH	
否	0
是	4
起病时使用华法林抗凝	
否	0
是	6
破入脑室	
否	0
是	2
首次 CT 距起病的小时数	
>1	5
1~2	4
2~3	3
3~4	2
4~5	1
>5	0
HEP 评分(范围 0~18 分)	分数
首次 CT 距起病<3 小时	
否	0
是	3
诊断为痴呆	
否	0
是	4
吸烟	
否	0
是	3

(续表)

HEP 评分(范围 0~18 分)	分数
使用抗血小板药	
否	0
是	3
当下的 GCS 评分	
3~5	3
6~8	2
9~11	1
12~15	0
首次 CT 时存在 SAH	
否	0
是	2

脑出血结局项目(intracerebral hemorrhage outcomes project，ICHOP)评分考虑了其他脑出血评分系统使用的因素(用于 3 个月结局，包括 GCS、NIHSS 和血肿体积)，同时也纳入了新的因素，如发病前急性生理与慢性健康评估Ⅱ(acute physiology and chronic health evaluation Ⅱ，APACHE Ⅱ)评分，以开发一个更广泛的预测功能结局的模型[44]。所有这些 ICH 量表均用于自发性脑出血。

最近对动静脉畸形(arteriovenous malformation，AVM)破裂的预后分级评分也在开发中。动静脉畸形相关脑出血(arteriovenous malformation-related intracerebral hemorrhage，AVICH)评分(表 2.8)是一种用于预测 AVM 相关 ICH 患者临床预后的分级系统，其预测 AVM 破裂合并 ICH 患者转归的表现优于 ICH 评分、Spetzler-Martin 分级系统或补充 Spetzler-Martin 分级系统[45,46]。

表 2.8 AVICH 评分

参数	定界	分数
动静脉畸形大小(cm)	<3	1
	3~6	2
	>6	3
深部引流[a]	否	0
	是	1

(续表)

参数	定界	分数
功能区[a]	否	0
	是	1
年龄	<20岁	1
	20～40岁	2
	>40岁	3
结构弥散[b]	否	0
	是	1
GCS评分[c]	13～15	0
	5～12	1
	3～4	2
出血体积[c]	<30 cm³	0
	≥30 cm³	1
脑室内出血[c]	否	0
	是	1

注：[a] 源自Spetzler-Martin分级系统；[b] 源自Lawton-Young分级系统；[c] 源自ICH评分系统。最高13分，最低2分。

动脉瘤性蛛网膜下腔出血可以使用世界神经外科医师联盟（World Federation of Neurological Surgeons，WFNS）提出的系统或Hunt & Hess系统进行分级，但两者都远远不能充分概括患者的病情（表2.9）[47]。Hunt & Hess评分在观察者间一致性最差[48]。在WFNS中，意识水平是主要判断因素，但除了存在"局灶性体征"，几乎没有其他鉴别方法。大多数研究将WFNS分级Ⅰ～Ⅲ级与WFNS分级Ⅳ级或Ⅴ级的SAH进行了区分，但这是假设低临床分级仅由初始影响引起的。我们发现评分的时机很重要，因为相当多的患者在初始神经重症监护治疗后改善[49]。WFNS评分在描述动脉瘤性蛛网膜下腔出血方面作用很小。

表2.9 WFNS提出的蛛网膜下腔出血分级系统

WFNS分级	GCS评分	运动障碍
Ⅰ	15	无
Ⅱ	14～13	无
Ⅲ	14～13	有
Ⅳ	12～7	有或无
Ⅴ	6～3	有或无

神经肌肉疾病和量表

评估肌力的一种经过检验的基本方法是医学研究委员会（medical research council，MRC）分级（表2.10）[47]。它定义了肌力的程度，分级从5到0。该分级已在观察者间和观察者内的研究中得到验证，但也存在局限性。首先，量表未考虑3级和4级的临床相关变化，而这在恢复期尤为重要。其次，在3级和4级范围内，MRC分级不包括运动的活动度（如10°或60°），而这对于评估由单一周围神经支配的肌肉是很重要的。

表2.10 MRC肌力量表

0级	无肌肉收缩
1级	肌肉收缩，但不能运动
2级	可以运动，但不能抗重力
3级	可以抗重力，但不能抗阻力
4级	可以抗阻力，但不完全
5级	正常肌力，可以完全抗阻力

对于重症医师来说，常见的三种疾病是吉兰-巴雷综合征（GBS）、重症肌无力（myasthenia gravis，MG）和肌萎缩侧索硬化。临床上有对肌无力和残疾程度进行分级的量表，但没有一种量表能说明恶化的急性程度。有许多评分是针对远期功能的，有些是针对神经病变（如GBS残疾量表和化疗诱发的神经病变）[50]。

对于MG，有许多评分系统可供选择。其中许多评分系统耗时较长，但提供了仔细观察单个重点肌肉的机会。MG中的肌力通常用定量重症肌无力（quantitative myasthenia gravis，QMG）评分来评估。QMG具有13项内容（3项眼部、2项舌喉部、1项呼吸、1项颈部和6项肢体），用于测量肌力和耐力[51]。徒手肌力测试（manual muscle testing，MMT）测量18个肌群（3项眼部、3项舌喉部、2项颈部、10项肢体，双侧评分）的肌力或功能[51-53]。MG-ADL是一个评估常见MG症状和功能障碍的含8个项目（2项眼部、3项球部、1项呼吸和2项肢体）的量表。这三个工具均经过验证。复合MG（MG composite）评分包含3项眼部、

3 项舌喉部、1 项呼吸、1 项颈部和 2 项肢体项目（表 2.11）[54]。它不同于 QMG 和 MMT，后者在上肢和下肢力量项目的表示上更多一些[55]。眼球面部呼吸（oculobulbar facial respiratory，OBFR）评分可客观评价重症肌无力患者的舌咽功能[56]。OBFR 评分包括面部 5 块肌肉的肌力评估、腭收缩力评估、舌体外观评估、100 mL 饮水吞咽时间评估和肺活量（forced vital capacity，FVC）评估（一项简易床旁呼吸肌功能评估）。面部肌肉评分（facial muscle score，FMS）包括 5 块面部肌肉的评估，包括眼轮匝肌（闭合眼睑的肌肉）、额肌（挑起眉毛的肌肉）、皱眉肌（皱眉的肌肉）、口轮匝肌（闭口和噘嘴的肌肉）和颊肌（鼓吹脸颊的肌肉）。腭收缩力测试特别关注是否存在不对称。100 mL 水（室温最佳）吞咽时间评估包括正常吞咽时间，以及轻度、中度或重度吞咽时间延长的范围。舌的外观，尤其是外侧边缘和中央部分，可以评估舌的肌肉体积。FVC 值与基于个体性别、年龄和身高的预测值进行比较，根据 QMG 评分系统确定 FVC 轻度、中度和重度降低的界值范围。

表 2.11 复合 MG 评分

上睑下垂（向上凝视）	
>60 秒	0
11～60 秒	1
1～10 秒	2
立即	3
复视（向外侧凝视）	
>60 秒	0
11～60 秒	1
1～10 秒	3
立即	4
闭目	
正常	0
轻度无力	0
中度无力	1
重度无力	2
言语交谈	
正常	0
断续发音不清或鼻音	2
持续发音不清或鼻音，但可理解	4
对话难以理解	6
咀嚼	
正常	0
咀嚼固体食物疲劳	2
咀嚼软质食物疲劳	4
留置胃管	6
吞咽	
正常	0
极少出现呛咳或吞咽困难	2
频繁出现吞咽困难，迫使改变饮食习惯	5
留置胃管	6
呼吸	
正常	0
劳累后呼吸急促	2
呼吸急促	
休息时	4
依赖呼吸机	9
颈部屈曲	
正常	0
轻度无力	1
中度无力	3
重度无力	4
肩关节外展	
正常	0
轻度无力	2
中度无力	4
重度无力	5
髋关节屈曲	
正常	0
轻度无力	2
中度无力	4
重度无力	5
总分	0～50

与 MG 相比，GBS 中有用的量表和评分数量要少得多。多年来，人们一直使用 Hughes 严重程度量表，特别是在决定血浆置换或静脉注射丙种球蛋白时（表 2.12）。除 Erasmus GBS 呼吸功能不全评分（Erasmus GBS respiratory failure score, EGRIS）（表 2.13）[57]外，尚未制订其他 GBS 严重程度量表。该评分未采用肺活量和电生理测定，也未对呼吸功能（呼吸努力）进行其他评估。然而，该评分强调了口咽部受累导致肌无力的速度和程度，增加了呼吸机支持的概率——这是一个众所周知的临床观察结果，不需要纳入评分系统。

表 2.12　GBS 的 Hughes 功能分级量表

评分	描述
0	健康
1	轻微症状或体征，可奔跑
2	可独立步行 5 m
3	能够在助行器或支撑下步行 5 m
4	躺在床上或椅子上
5	需要辅助通气
6	死亡

表 2.13　EGRIS

标准	分类	分数
从肌无力起病至入院之间的天数	>7 天	0
	4~7 天	1
	≤3 天	2
入院时面部或舌喉肌无力	无	0
	有	1
入院时 MRC 肌力总分	60~51	0
	50~41	1
	40~31	2
	30~21	3
	≤20	4
EGRIS		0~7

神经影像学量表和评分

许多 CT 扫描分级系统已经投入使用，几乎所有系统都是在半定量评估的基础上运行的。最早进行研究的是动脉瘤性蛛网膜下腔出血，其 CT 扫描已经过多年仔细研究，设计出了 Fisher 分级系统及此后的一系列分级系统。Fisher 分级[58]虽然已经深入融入神经病学实践，但仍然是对蛛网膜下腔出血量的粗略估计，并且存在显著的观察者间差异性。后来对其做出了改良，纳入了脑室出血（表 2.14）。一些量表用于早期识别迟发性脑缺血（delayed cerebral ischemia, DCI）风险的患者[59-62]。一项研究要求 4 名临床医师独立评估 5 种基于 CT 扫描的分级系统——Fisher、改良 Fisher、Claassen、Hijdra 和 Barrow 神经学研究所（Barrow neurological institute, BNI）量表[63]。Hijdra 评分系统（图 2.3）具有最好的观察者间一致性，并且对于 6 个月临床结局，较其他评分有着更好的独立早期预测效果。Hijdra 评分≥22 分与不良结局相关[63]。其他对比研究表明，对每个脑池的分布血量的总和比估计血液量的"厚度"更有预测价值[64-66]。

表 2.14　改良 Fisher 量表

分级	表现
1	少量或薄层 SAH，不伴脑室内出血
2	少量或薄层 SAH，伴脑室内出血
3	蛛网膜下腔出血量大，不伴脑室内出血
4	蛛网膜下腔出血量大，伴脑室内出血

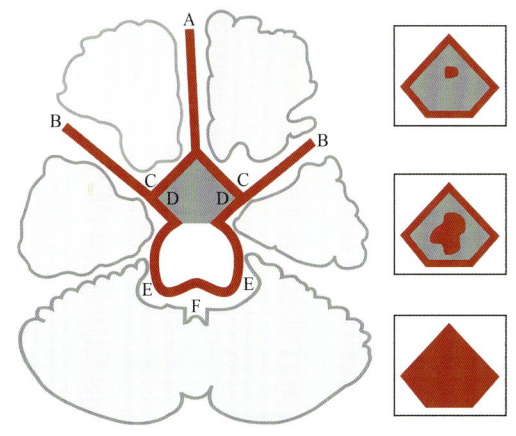

图 2.3　Hijdra 评分：一种通过 10 个脑池和裂隙评估蛛网膜下腔出血的方法：(A)前间脑裂；(B)侧脑沟，外侧部分；(C)侧脑沟，基底部分；(D)上鞍池；(E)环周池；(F)四叠体池。每个脑池和裂隙中的血液量被分为以下等级：0，无血液；1，少量血液；2，中度充满血液；3，完全充满血液（参见插图）。评分范围是 0~30 分

由于以静脉溶栓治疗为先导的缺血性卒中治疗取得了革命性的突破,以及特定患者血管内取栓后取得了重大改善,因此需要额外的量表和评分来指导决策和评估干预成功与否。ASPECTS 评分(图 2.4)被广泛应用,用于确定血管内治疗的适用性。ASPECTS 评分从 10 分开始,每出现一个低密度区域或灰白质分界不清则减 1 分。ASPECTS 评分为<7 分对应的是>70~100 mL 的缺血核心区,因此,可能是不良预后的截点。然而,使用此截点的 ASPECTS 评分的评估者间可靠性较差(加权 K 为 0.53),而小的尾状核、豆状核和岛叶梗死可能已经使 ASPECTS 评分接近 7 分。并非每个参与卒中治疗的人使用 CT 评定量表进行关键治疗决策时都对它有信心。此外,神经放射学的参与可以提高 CT 阅读的可靠性。仅基于此评分选择血管内干预方法存在问题,但 ASPECTS 评分确实迫使医师更仔细地行 CT 阅片。在一项研究中,两名经验丰富的神经放射科医师评估了 375 例急性缺血性卒中患者 CT 图像各区域 ASPECTS 的一致性:尾状核、豆状核和 M5 区域的一致性最高,而 M3 和内囊区域评估时观察者间一致性最低。这个限制对于基于 ASPECTS 的干预治疗决策具有

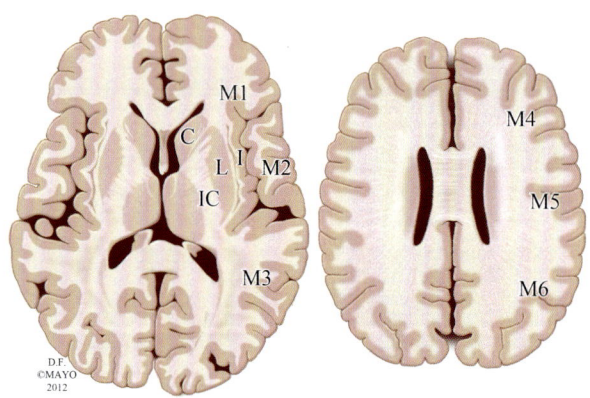

图 2.4 ASPECT 评分。在 ASPECTS 中,大脑中动脉(middle cerebral artery, MCA)的区域被分配 10 分。对于每个特定区域,如果出现早期缺血性改变,如局部肿胀或脑实质低密度,就会减去 1 分。正常 CT 扫描的 ASPECTS 值为 10 分。0 分表示大脑中动脉供血区的弥漫性缺血。A,前循环;P,后循环;C,尾状核;L,豆状核;IC,内囊;I,岛叶;MCA,大脑中动脉;M1,MCA 前皮质;M2,岛叶外侧的 MCA 皮质;M3,MCA 后皮质;M4、M5 和 M6,在 M1、M2 和 M3 之上、基底节层面的 MCA 前、外和后区域。皮质下结构分为 3 部分:C、L、IC;皮质分为 7 部分:岛叶、M1~M6

重要意义[67]。

随着血管内治疗深度的广泛应用,评分将越来越多地记录再通治疗的成功率。脑梗死溶栓(thrombolysis in cerebral infarction, TICI)评分(表 2.15)评估卒中血管内治疗前后的脑灌注情况。通过观察机械取栓治疗的有效性和安全性,可以认为 TICI 2b 级和 TICI 3 级反映了血管内治疗的技术成功。TICI 3 级再灌注患者的临床结局和出血转化程度较 TICI 2b 级患者更好[68]。其他研究者持不同意见,发现 TICI 2c 级与 2b 级有所区别,因为 2c 级在临床上相当于 3 级,且结局优于 2b 级。因此,与达到 2b 级相比,达到 2c 级或 3 级可能更接近急性缺血性卒中血管内取栓术的成功目标[69]。然而,最近的一项荟萃分析呼吁将成功再灌注定义为 TICI 3 级,并将完全血运重建作为目标。这也与 TICI 3 级患者的 ICH 发病率较低相关,从而消除了完全再灌注可能增加再灌注性出血风险的担忧[70]。

表 2.15 TICI 再灌注量表

级别	描述
0 级	无灌注
1 级	灌注通过初始阻塞处,但远端灌注较少或缓慢,分支灌注有限
2a 级	部分灌注,仅有少于阻塞动脉血管分布的一半
2b 级	部分灌注,多于阻塞动脉血管分布的一半
3 级	完全灌注,包括所有远端分支

TBI 必须对 CT 扫描结果进行仔细评估,这不仅有助于沟通交流,而且可以用于研究。TBI 量表已经过验证[71],用于评估三种头部 CT 分类系统[如 Marshall CT 分类(表 2.16)、Rotterdam CT 评分(表 2.17)和 Helsinki CT 评分(表 2.18)]分别独立预测、与已知 TBI 结局预测因子一起预测 6 个月死亡率和 6 个月功能结局。这些 CT 分类系统在预测 6 个月不良结局方面表现出同样准确的预测能力,各 CT 评分之间无显著差异。只有在预测 6 个月死亡率方面,Helsinki CT 评分的准确性略高于其他 CT 评分。尽管现有的头部 CT 分类系统在结局预测方面表现出良好至优秀的统计性能,但它们并没有显著高于基于年龄、运动反应和瞳孔反应

的简单模型的预测能力。

表 2.16 Marshall CT 分类

Marshall CT 分类	定义
弥漫性损伤 Ⅰ 级	CT 未见颅内明显病变
弥漫性损伤 Ⅱ 级	脑池出现中线移位 0～5 mm 和（或）病灶密度；无 >25 cm³ 的高密度或混合密度病灶；可能包括骨碎片和异物
弥漫性损伤 Ⅲ 级	脑池受压或消失，中线偏移 0～5 mm；无 >25 cm³ 的高密度或混合密度病灶
弥漫性损伤 Ⅳ 级	中线偏移 >5 mm；无 >25 cm³ 的高密度或混合密度病灶
已疏散的病灶	任何已经外科疏散的病灶
未疏散的病灶	未进行外科疏散的 >25 cm³ 的高密度或混合密度病灶

表 2.17 Rotterdam CT 评分

Rotterdam CT 评分	评分
基底池	
正常	0
受压	1
消失	2
中线移位	
无或 ≤5 mm	0
>5 mm	1
硬膜外血肿	
有	0
无	1
脑室出血或创伤性蛛网膜下腔出血	
无	0
有	1
总分	+1

表 2.18 Helsinki CT 评分表

项目	评分
病灶类型	
硬膜下血肿	2
脑内血肿	2
硬膜外血肿	−3
病灶体积 >25 cm³	2
脑室内出血	3
鞍上池	
正常	0
受压	1
消失	5
总分	−3～14

更多思考

评分和量表是一个复杂（过于庞大）的范畴。如果在临床实践中使用，可能会充斥着缩略词和未解释的组成评级。对于不熟悉的人来说，阅读这些内容肯定会感到不知所措：

57，M，NIHSS 20，ASPECT 4，TICI 3，mRANKIN 3；60，F，SAH，GCS 4，FOUR E3M2B4R1，WFNS 3，mFISHER 3。

在涉及异质性人群的大型临床试验中，评分和量表的实用性已经被证明；它们提供了一个度量方式。然而，随着量表变得越来越复杂，它们可能会很快被遗忘。对于评分和量表的设计者来说，挑战在于找到必要的适当变量，并避免无关的变量。评分和量表必须在治疗和干预过程中保持有效，并且如果患者接受重症护理干预，评分和量表的任何组成部分都不能丢失（例如，气管插管使 GCS 中的语言评分失效）。神经影像学已成为决策过程中不可或缺的一部分，对这些影像的评估有助于对比研究。令人惊讶的是，主要的卒中量表（NIHSS 和 ASPECT）均未评估后循环疾病，如果完全依赖这两种量表，可能会忽略这一点。TICI 评分是评估缺血性卒中患者血运重建程度的有用指标。遗憾的是，许多量表和评分已成为医疗中心认证所需的文件，这种要求可能提高依从性和彻底性，但不一定能提高准确性。这种做法很容易就会变成"随意堆砌数字"。治疗性干预的任意数值的临界值可能成为常态。数字的变化未必意味着改善或恶化。通常,医师在传达数字时可能很难记住数字的来源且无法重复相同的评分结果。然而,如前所述,量表和评分只是神经学或影像学评估的近似值,临床医师必须接受这一主要局限性。尽管许多评分和量表已经存在(而且几乎是神圣的),但如果能剔除掉许多未经验证的评分和量表,临床实践将会更好,因为它们永远不可能是对患者病情的最合适描述。我们应该做得更好。在处理结局时,总分较低可能提示病情不可逆,可能不鼓励神经外科或其他干预,而事实上这些干预可能改善评分。

提示和要点

- 量表和评分必须被理解透彻。
- 量表和评分必须谨慎使用。
- 量表和评分有助于实现更系统的评估。
- 量表和评分不能取代重点神经学检查。
- 量表和评分的特异性和敏感性可能存在很大的差异。
- 量表和评分通常不足以准确确定残疾程度。

参考文献

[1] Sembill JA, Gerner ST, Volbers B, et al. Severity assessment in maximally treated ICH patients — the max-ICH score. J Neurol Sci. 2017;381:68-9.

[2] Ziai WC, Siddiqui AA, Ullman N, et al. Early therapy intensity level (TIL) predicts mortality in spontaneous intracerebral hemorrhage. Neurocrit Care. 2015;23:188-97.

[3] Brooks BR. El Escorial World Federation of Neurology criteria for the diagnosis of amyotrophic lateral sclerosis. Subcommittee on Motor Neuron Diseases/Amyotrophic Lateral Sclerosis of the World Federation of Neurology Research Group on Neuromuscular Diseases and the El Escorial "Clinical limits of amyotrophic lateral sclerosis" workshop contributors. J Neurol Sci. 1994;124:96-107.

[4] Fokke C, van den Berg B, Drenthen J, Walgaard C, van Doorn PA, Jacobs BC. Diagnosis of Guillain-Barre syndrome and validation of Brighton criteria. Brain. 2014;137:33-43.

[5] Feinstein AR. An additional basic science for clinical medicine: IV. The development of clinimetrics. Ann Intern Med. 1983;99:843-8.

[6] Feinstein AR. The intellectual crisis in clinical science: medaled models and muddled mettle. Perspect Biol Med. 1987;30:215-30.

[7] Olsen MH, Jensen HR, Ebdrup SR, et al. Automated pupillometry and the FOUR score — what is the diagnostic benefit in neurointensive care? Acta Neurochir. 2020;162:1639-45.

[8] Bruno MA, Ledoux D, Lambermont B, et al. Comparison of the Full Outline of UnResponsiveness and Glasgow Liege Scale/Glasgow Coma Scale in an intensive care unit population. Neurocrit Care. 2011;15:447-53.

[9] Fischer M, Ruegg S, Czaplinski A, et al. Inter-rater reliability of the Full Outline of UnResponsiveness score and the Glasgow Coma Scale in critically ill patients: a prospective observational study. Crit Care. 2010;14:R64.

[10] Idrovo L, Fuentes B, Medina J, et al. Validation of the FOUR Score (Spanish Version) in acute stroke: an interobserver variability study. Eur Neurol. 2010;63:364-9.

[11] Marcati E, Ricci S, Casalena A, Toni D, Carolei A, Sacco S. Validation of the Italian version of a new coma scale: the FOUR score. Intern Emerg Med. 2012;7:145-52.

[12] Adcock AK, Kosiorek H, Parich P, Chauncey A, Wu Q, Demaerschalk BM. Reliability of robotic telemedicine for assessing critically ill patients with the Full Outline of UnResponsiveness Score and Glasgow Coma Scale. Telemed E-Health. 2017;23:555-60.

[13] Almojuela A, Hasen M, Zeiler FA. The Full Outline of UnResponsiveness (FOUR) score and its use in outcome prediction: a scoping review of the pediatric literature. J Child Neurol. 2019;883073818822359.

[14] Weiss N, Venot M, Verdonk F, et al. Daily FOUR score assessment provides accurate prognosis of long-term outcome in out-of-hospital cardiac arrest. Rev Neurol-France. 2015;171:437-44.

[15] van Ettekoven CN, Brouwer MC, Bijlsma MW, Wijdicks EFM, van de Beek D. The FOUR score as predictor of outcome in adults with bacterial meningitis. Neurology. 2019;92:E2522-6.

[16] Zeiler FA, Lo BWY, Akoth E, et al. Predicting outcome in subarachnoid hemorrhage (SAH) utilizing the Full Outline of UnResponsiveness (FOUR) Score. Neurocrit Care. 2017;27:381-91.

[17] Kramer AA, Wijdicks EFM, Snavely VL, et al. A multicenter prospective study of interobserver agreement using the Full Outline of Unresponsiveness score coma scale in the intensive care unit. Crit Care Med. 2012;40:2671-6.

[18] Wijdicks EFM, Kramer AA, Rohs T Jr, et al. Comparison of the Full Outline of UnResponsiveness score and the Glasgow Coma Scale in predicting mortality in critically ill patients. Crit Care Med. 2015;43:439-44.

[19] Almojuela A, Hasen M, Zeiler FA. The Full Outline of UnResponsiveness (FOUR) Score and its use in outcome prediction: a

scoping systematic review of the adult literature. Neurocrit Care. 2019;31:162-75.
[20] Jennett B, Teasdale G. Management of Head Injuries, vol.20. Philadelphia: F. A. Davis Company; 1981.
[21] Brain Resuscitation Clinical Trial ISG. Randomized clinical study of thiopental loading in comatose survivors of cardiac arrest. N Engl J Med. 1986;314:397-403.
[22] Lyden PD, Lu M, Levine SR, Brott TG, Broderick J, Group NrSS. A modified National Institutes of Health Stroke Scale for use in stroke clinical trials: preliminary reliability and validity. Stroke. 2001;32:1310-7.
[23] Seel RT, Dijkers MP, Johnston MV. Developing and using evidence to improve rehabilitation practice. Arch Phys Med Rehabil. 2012;93:S97-100.
[24] Seel RT, Macciocchi S, Velozo CA, et al. The safety assessment measure for persons with traumatic brain injury: item pool development and content validity. NeuroRehabilitation. 2016;39:371-87.
[25] Seel RT, Steyerberg EW, Malec JF, Sherer M, Macciocchi SN. Developing and evaluating prediction models in rehabilitation populations. Arch Phys Med Rehabil. 2012;93:S138-53.
[26] McCauley SR, Wilde EA, Moretti P, et al. Neurological outcome scale for traumatic brain injury: III. Criterion-related validity and sensitivity to change in the NABIS hypothermia-II clinical trial. J Neurotrauma. 2013;30:1506-11.
[27] American Congress of Rehabilitation Medicine BI-ISIGDoCTF, Seel RT, Sherer M, et al. Assessment scales for disorders of consciousness: evidence-based recommendations for clinical practice and research. Arch Phys Med Rehabil. 2010;91:1795-813.
[28] Garcia-Rudolph A, Cegarra B, Opisso E, Tormos JM, Bernabeu M, Sauri J. Predicting length of stay in patients admitted to stroke rehabilitation with severe and moderate levels of functional impairments. Medicine (Baltimore). 2020;99:e22423.
[29] Collaborators MCT, Perel P, Arango M, et al. Predicting outcome after traumatic brain injury: practical prognostic models based on large cohort of international patients. BMJ. 2008;336:425-9.
[30] Maas AI, Marmarou A, Murray GD, Teasdale SG, Steyerberg EW. Prognosis and clinical trial design in traumatic brain injury: the IMPACT study. J Neurotrauma. 2007;24:232-8.
[31] Mikati AG, Flahive J, Khan MW, et al. Multicenter validation of the survival after acute civilian penetrating brain injuries (SPIN) score. Neurosurgery. 2019;85:E872-9.
[32] Muir KW, Weir CJ, Murray GD, Povey C, Lees KR. Comparison of neurological scales and scoring systems for acute stroke prognosis. Stroke. 1996;27:1817-20.
[33] NIH Stroke Scale International Home. http://www.nihstrokescale.org/2017/index.html. Accessed 15 Sept 2020.
[34] Lyden PD, Lau GT. A critical appraisal of stroke evaluation and rating scales. Stroke. 1991;22:1345-52.
[35] Goldstein LB, Bertels C, Davis JN. Interrater reliability of the NIH stroke scale. Arch Neurol. 1989;46:660-2.
[36] Duvekot MHC, Venema E, Rozeman AD, et al. Comparison of eight prehospital stroke scales to detect intracranial large-vessel occlusion in suspected stroke (PRESTO): a prospective observational study. Lancet Neurol. 2021;20:213-21.
[37] Asuzu D, Nystrom K, Schindler J, et al. TURN score predicts 90-day outcome in acute ischemic stroke patients after IV thrombolysis. Neurocrit Care. 2015;23:172-8.
[38] Gregorio T, Pipa S, Cavaleiro P, et al. Assessment and comparison of the four most extensively validated prognostic scales for intracerebral hemorrhage: systematic review with meta-analysis. Neurocrit Care. 2019;30:449-66.
[39] Hemphill JC 3rd, Bonovich DC, Besmertis L, Manley GT, Johnston SC. The ICH score: a simple, reliable grading scale for intracerebral hemorrhage. Stroke. 2001;32:891-7.
[40] Morotti A, Dowlatshahi D, Boulouis G, et al. Predicting intracerebral hemorrhage expansion with noncontrast computed tomography the BAT score. Stroke. 2018;49:1163-9.
[41] Huynh TJ, Aviv RI, Dowlatshahi D, et al. Validation of the 9-point and 24-point hematoma expansion prediction scores and derivation of the PREDICT A/B scores. Stroke. 2015;46:3105-10.
[42] Wang X, Arima H, Al-Shahi Salman R, et al. Clinical prediction algorithm (BRAIN) to determine risk of hematoma growth in acute intracerebral hemorrhage. Stroke. 2015;46:376-81.
[43] Yao X, Xu Y, Siwila-Sackman E, Wu B, Selim M. The HEP score: a nomogram-derived hematoma expansion prediction scale. Neurocrit Care. 2015;23:179-87.
[44] Gupta R, Arora VK. Performance evaluation of APACHE II score for an Indian patient with respiratory problems. Indian J Med Res. 2004;119:273-82.
[45] Neidert MC, Lawton MT, Kim LJ, et al. International multicentre validation of the arteriovenous malformation-related intracerebral haemorrhage (AVICH) score. J Neurol Neurosurg Psychiatry. 2018;89:1163-6.
[46] Neidert MC, Lawton MT, Mader M, et al. The AVICH score: a novel grading system to predict clinical outcome in arteriovenous malformation-related intracerebral hemorrhage. World Neurosurg. 2016;92:292-7.
[47] Aids to examination of the peripheral nervous system. Vol Memorandum no. 45. London: Her Majesty's Stationery Office; 1976.
[48] Degen LAR, Mees SMD, Algra A, Rinkel GJE. Interobserver variability of grading scales for aneurysmal subarachnoid hemorrhage. Stroke. 2011;42:1546-9.
[49] Giraldo EA, Mandrekar JN, Rubin MN, et al. Timing of clinical grade assessment and poor outcome in patients with aneurysmal subarachnoid hemorrhage clinical article. J Neurosurg. 2012;117:15-9.

[50] Curcio KR. Instruments for assessing chemotherapy-induced peripheral neuropathy: a review of the literature. Clin J Oncol Nurs. 2016;20:144-51.

[51] Sanders DB, Tucker-Lipscomb B, Massey JM. A simple manual muscle test for myasthenia gravis: validation and comparison with the QMG score. Ann N Y Acad Sci. 2003;998:440-4.

[52] Barnett C, Herbelin L, Dimachkie MM, Barohn RJ. Measuring clinical treatment response in myasthenia gravis. Neurol Clin. 2018;36:339-53.

[53] Barohn RJ, McIntire D, Herbelin L, Wolfe GI, Nations S, Bryan WW. Reliability testing of the quantitative myasthenia gravis score. Ann N Y Acad Sci. 1998;841:769-72.

[54] Hughes RA, Newsom-Davis JM, Perkin GD, Pierce JM. Controlled trial prednisolone in acute polyneuropathy. Lancet. 1978;2:750-3.

[55] Burns TM, Conaway MR, Cutter GR, Sanders DB, Muscle SG. Less is more, or almost as much: a 15-item quality-of-life instrument for myasthenia gravis. Muscle Nerve. 2008;38:957-63.

[56] Farrugia ME, Harle HD, Carmichael C, Burns TM. The oculobulbar facial respiratory score is a tool to assess bulbar function in myasthenia gravis patients. Muscle Nerve. 2011;43:329-34.

[57] Walgaard C, Lingsma HF, Ruts L, et al. Prediction of respiratory insufficiency in Guillain-Barre syndrome. Ann Neurol. 2010;67:781-7.

[58] Fisher CM, Roberson GH, Ojemann RG. Cerebral vasospasm after ruptured aneurysm-clinico-radiologic correlation. Stroke. 1977;8:11-11.

[59] Claassen J, Bernardini GL, Kreiter K, et al. Effect of cisternal and ventricular blood on risk of delayed cerebral ischemia after subarachnoid hemorrhage: the Fisher scale revisited. Stroke. 2001;32:2012-20.

[60] Dengler NF, Sommerfeld J, Diesing D, Vajkoczy P, Wolf S. Prediction of cerebral infarction and patient outcome in aneurysmal subarachnoid hemorrhage: comparison of new and established radiographic, clinical and combined scores. Eur J Neurol. 2018;25:111-9.

[61] Hijdra A, Brouwers PJ, Vermeulen M, van Gijn J. Grading the amount of blood on computed tomograms after subarachnoid hemorrhage. Stroke. 1990;21:1156-61.

[62] van der Jagt M, Hasan D, Bijvoet HW, Pieterman H, Koudstaal PJ, Avezaat CJ. Interobserver variability of cisternal blood on CT after aneurysmal subarachnoid hemorrhage. Neurology. 2000;54:2156-8.

[63] Woo PYM, Tse TPK, Chan RSK, et al. Computed tomography interobserver agreement in the assessment of aneurysmal subarachnoid hemorrhage and predictors for clinical outcome. J Neurointerv Surg. 2017;9:1118-24.

[64] Dupont SA, Wijdicks EFM, Manno EM, Lanzino G, Brown RD Jr, Rabinstein AA. Timing of computed tomography and prediction of vasospasm after aneurysmal subarachnoid hemorrhage. Neurocrit Care. 2009;11:71-5.

[65] Dupont SA, Wijdicks EFM, Manno EM, Lanzino G, Rabinstein AA. Prediction of angiographic vasospasm after aneurysmal subarachnoid hemorrhage: value of the Hijdra sum scoring system. Neurocrit Care. 2009;11:172-6.

[66] van Norden AG, van Dijk GW, van Huizen MD, Algra A, Rinkel GJ. Interobserver agreement and predictive value for outcome of two rating scales for the amount of extravasated blood after aneurysmal subarachnoid haemorrhage. J Neurol. 2006;253:1217-20.

[67] Nicholson P, Hilditch CA, Neuhaus A, et al. Perregion interobserver agreement of Alberta Stroke Program Early CT Scores (ASPECTS). J Neurointerv Surg. 2020;12:1069-1071.

[68] Dargazanli C, Consoli A, Barral M, et al. Impact of modified TICI 3 versus modified TICI 2b reperfusion score to predict good outcome following endovascular therapy. AJNR Am J Neuroradiol. 2017;38:90-6.

[69] Jang KM, Nam TK, Ko MJ, et al. Thrombolysis in cerebral infarction grade 2C or 3 represents a better outcome than 2B for endovascular thrombectomy in acute ischemic stroke: a network meta-analysis. World Neurosurg. 2020;136:e419-39.

[70] Rizvi A, Seyedsaadat SM, Murad MH, et al. Redefining 'success': a systematic review and meta-analysis comparing outcomes between incomplete and complete revascularization. J Neurointerv Surg. 2019;11:9-13.

[71] Lindfors M, Vehvilainen J, Siironen J, Kivisaari R, Skrifvars MB, Raj R. Temporal changes in outcome following intensive care unit treatment after traumatic brain injury: a 17-year experience in a large academic neurosurgical centre. Acta Neurochir. 2018;160:2107-15.

第3章 模式：重点结果解读

Patterns: Interpreting Focal Findings

周凤源 译，叶相如 审校

神经病学本质上是一门要求精确空间定位的医学领域。因此，面对特定的临床症状时，我们的首要任务是准确界定病变所在的区域，这包括区分病变是位于大脑半球、脑干、小脑、脊柱还是运动单位等宏观结构。随后，需进一步细化定位至更具体的部位，比如皮质、丘脑、脑桥或小脑蚓部等，乃至精确到特定的神经传导束，如后束、锥体束等细微结构。若无法明确具体的病变位置，往往暗示着大脑遭受了广泛性的损害，这种情况多发生在生命体征恢复后或伴随其他生理异常时。此外，值得注意的是，并非所有脑部区域都易于评估，比如有时严重的脑部损伤可能仅显现出轻微的临床表征，而轻微的损伤却可能引起显著的症状。

当医师在重症监护床旁，着手进行神经系统检查时[1]，应秉持以下几项核心原则。首要的是，实施细致入微的观察。神经系统检查的核心旨在发掘并详述阳性体征，故而，明确检查的具体部位与内容至关重要。此类检查往往仅凭最基本的手持工具便能完成。其次，应力求表述简洁明了。鉴于患者的诸多"神经系统表现"并非必然与疾病直接相关，因此需进行审慎的筛选与甄别。最后，确保检查的可重复性不容忽视。诚如俗语所言，"神经系统检查的重复性乃诊断之金钥匙"。

读者需留意，针对重症患者，神经系统检查需有所侧重并分门别类。若面对急性脑部病变，应重点观察患者的警觉状态（或其缺失）、意识层次、眼球活动、对有害刺激的运动反馈、脑干反射、显著或微妙的不对称性，以及任何异常运动。而遭遇脊髓急性损伤时，则需通过评估患者的瘫痪类型、感觉缺失模式及膀胱功能是否健全等症状，来精确判断脊髓损伤的具体部位。对于周围神经系统或肌肉的急性损害，则需密切关注肌力减退的进展、呼吸力学变化、食管分泌物处理能力、吞咽功能、语调变化及言语中断等情况。此外，需指出的是，在初始阶段，我们对慢性神经系统疾病表征的关注相对较少。

回归本章的核心议题，我们应如何妥善应对患者所展现的症状呢？在前一章中，我们已认识到，神经系统检查的量表本质上存在局限性：它们仅能提供一种近似评估，鲜有量表能直接捕捉到紧急决策时所需的关键特征。因此，尽管量表构成神经系统检查的基础部分，却远非其全部内容。这就意味着，即便量表评分未达严重级别，我们仍需保持高度警觉。

此刻，我们需聚焦一个核心议题：不对称性。与全面功能衰退相比，不对称性体现在某些身体部分功能正常，而其他部分则出现异常。其局部症状可能极为显著（如偏瘫），也可能较为隐蔽（如偏侧忽略症或命名性失语）。正如 Laureno 所言，"神经病科医师日常工作中时常遇见不对称性"[2]，"功能性不对称与解剖学不对称之间的关联性较弱,且不同功能性不对称之间亦缺乏相互关联"。在实际操作中,我们并不完全依赖于对称性判断。面对看似正常的不对称表现,我们倾向于接纳。毕竟,神经系统检查如同在谷物与杂质间甄别,关键在于明确哪些至关重要、哪些需密切关注、哪些又可忽略不计。我们的任务是缩小诊断范围,同时警惕事后归因的谬误,避免在没有确凿因果关系的情况下将一症状归咎于另一症状,或因固守某一情况而忽视可能对诊断造成不利影响,甚至相互矛盾的症状。

在现代重症监护环境中,镇静麻醉的常规应用为评估工作增添了额外的复杂性。例如,无反应的患者因呼吸困难被紧急送入急诊科,随后在麻醉状态下进行气管插管的情况并不少见。然而,麻醉会干扰神经系统检查的准确性,此时,患者的病史便成为指导治疗的关键依据。主治医师可能会要求进行一系列神经影像学检查,但事后发现这些检查并非必需。镇静剂的使用使得医师难以对患者做出精确评估。此外,对于有静脉输液史和器官功能障碍史的患者,他们代谢镇静药物的时间可能更长,而医师在考虑这些影响因素时往往不够周全(具体讨论参见第5章)。

这种神经病学基本技能欠缺的情况部分是因为"神经科学恐惧症"[3],这一现象致使神经系统检查工作几乎全由神经科医师承担。近期,我调研的远程脑卒中诊疗项目亦揭露了一些令人忧虑的问题:例如,患者展现出面部不对称或伸舌偏向一侧等往往预示轻微脑卒中的迹象,而参与项目的医师却致力于评估视野缺损范围、眼球运动及肌力减退程度,可能忽视了诸如失认症等关键症状的检查、忘记使用双重刺激方法等。

尽管众多教科书详尽阐述了神经系统检查方法[4-18],但在针对急性神经系统疾病患者进行定位检查方面,仍存在明显不足。要理解体格检查结果所蕴含的意义,通常需要基于大量患者的诊疗实践,持续追踪患者的临床进展,并熟悉病情恶化的征兆。这些都需要在神经重症监护领域积累多年的实践与经验,仅仅偶尔参与几次服务是远远不够的。

本章旨在实现以下目标:①对受损的解剖结构及相应的检查技术进行详细解释与阐述;②介绍如何系统地整理和分析神经系统检查结果;③探讨如何对神经系统急性病患者的病变进行精确定位。对于神经重症患者而言,神经系统检查结果往往直接关乎治疗方式的选择,包括药物治疗、手术干预等。有时,甚至无须影像学检查,仅凭检查结果即可决定采取必要的干预措施。

检查——方法与作用

由于大多数急症患者无法配合检查,而且疾病产生的临床症状在行动不便的患者身上也难以显现出来,所以对急症患者的神经系统检查会受到诸多限制。因此,虽然神经系统查体与临床检查存在相似之处,但它们并不完全一样。首先,脑干反射异常往往会迅速出现,因此它具有非常重要的意义。其次,检查结果可以预测某种临床过程和未来是否会恶化。此外,病情恶化的患者往往存在一些可识别的神经系统综合征。最后,神经病学和其他专业领域一样,既使用一些特有的工具,也会使用其他专业的工具。比如别针、反射锤、音叉(用于耳鼻喉科)和眼底镜(用于眼科)等[19,20]。对于中枢神经系统和周围神经系统的急性损伤,应采取相应的检查方法以避免遗漏重要症状。每个部分,如大脑半球、脑干、脊髓、周围神经和肌肉都有特定的检查方式,可以概括为"由上至下"的神经系统检查。其中包括评估语言、执行功能、脑干反射、音调、力量、协调、感觉和反射(肌腱反射、划皮反射、抓握反射、足底反射和协调的伤害性运动反应)。

任何检查都是从视诊开始的,但视诊往往做得不够充分或敷衍了事。要注意观察患者的整体表现。当我们走近床边时,可能会发现一些不寻常的迹象:患者似乎在试图与不存在的对象接触,缺乏互动,自言自语,身体的某些部分无法动弹,某些部分则有过多的动作,面部表情僵硬。需要注意的是,并不是所有没有反应的患者都处于昏迷状态,他们可能对外界刺激有着更为微妙的反应。视诊结果描述往往具有主观性。例如,医师可能会使用"虚弱""比生理年龄更老"等术语来描述患者的状况。同样地,在解读方面,诸如"奄奄一息"等术语对于不同的观察者来说可能具有不同的含义。在实施检查时,我们应注意患者的身体卫生状况,以及是否有异味。虽然有些气味是特定疾病的表现（如尿毒症患者的尿液味道或高氨血症患者的臭鸡蛋味道），但并非所有疾病都会有明显的气味。例如，伏特加酒中毒的患者身上并不会散发出酒精味。瘀伤、割伤、纹身和针眼这些伤痕可能隐含着一些意义。例如，针眼可能表明有吸毒行为。在充分了解受伤原因后，我们应该有目的地寻找这些伤痕。至于乳突的瘀伤（瘀斑），这表明可能发生了颞骨岩部骨折，并可能伴有脑脊液漏。此外，指尖视诊可以起到诊断作用，例如，夹甲下线状出血或 Osler 结节都可能指向心内膜炎。虽然咬伤检查不是常规检查，但我们在临床上会进行检查，因为咬伤检查是有临床意义的，甚至比脑电图更能证明癫痫发作。另外，压疮或褥疮可能表明患者久卧，但当我们发现这些情况时，需要警惕横纹肌溶解。图 3.1 显示了急性脑损伤患者的一些相应的视诊结果。皮肌炎会产生极具诊断价值的皮疹，这是急性神经肌肉系统疾病需要注意的体格检查重点之一（图 3.2）。

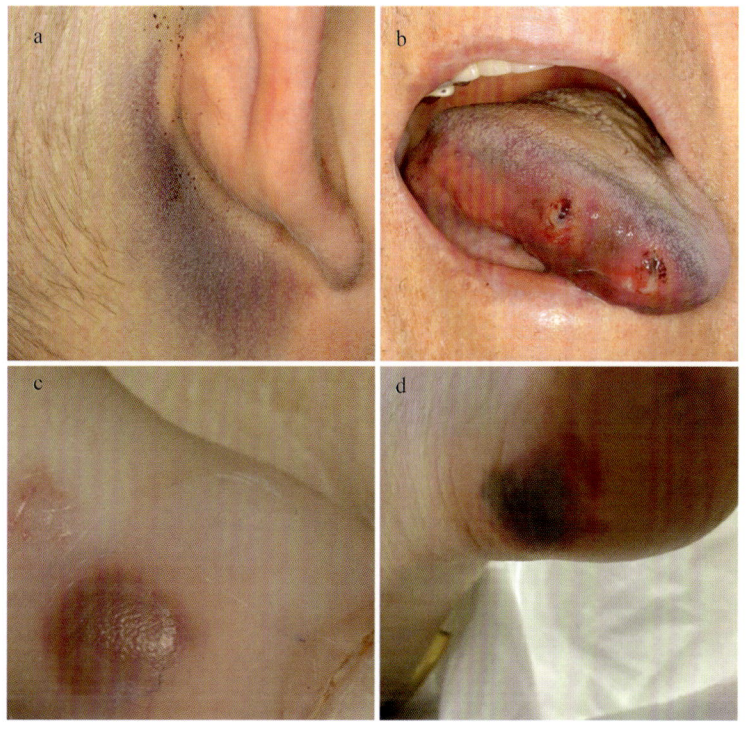

图 3.1　视诊结果（a. Mastoid 瘀斑或 Battle 征；b. 癫痫发作时的舌咬伤；c. 手指上的 Osler 结节；d. 脚跟压迫性溃疡）

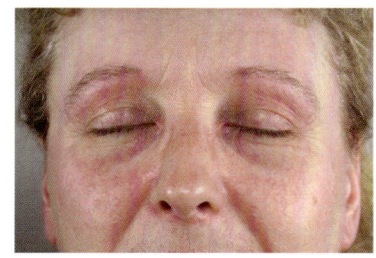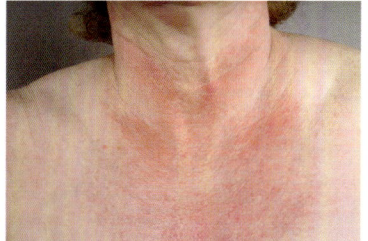

图 3.2　皮肌炎皮疹

接下来需要注意生命体征的警报信号，如阵发性心动过缓、呼吸频率降低、呼吸暂停、发热或体温过低等。在进行神经系统检查之前，确实应该尽量确保各项生命体征都在正常范围内。异常的生命体征会在多大程度上影响神经检查，目前尚无相关研究。许多人能忍受收缩压升高，却却无法耐受低血压，如收缩压降至 60 mmHg 时会出现意识反应能力下降。

经过检查(和抢救/纠正异常生命体征),神经系统检查有 5 个层次。

(1) 列出主要的异常发现。

(2) 正常体征与新出现的临床情况不符合,则要提及。

(3) 找到受影响的结构(即定位)。

(4) 影像学检查确认受影响的结构。

(5) 预测损伤的性质。

标准化检查需按照上述顺序进行。神经学评估的核心是从一般临床症状逐步过渡到更具体的表现。一旦发现损伤,我们必须探究其成因。Bradford Hill 标准[21]为寻找因果关联提供了指导,具体包括以下几点:①关联的力度、一致性和连贯性;②关联的特殊性;③时间关系;④生物学上的合理性;⑤剂量-效应关系。

最后,需要做出治疗决策(有时还包括分诊)。在实施干预后,我们需重复神经系统查体以确保效率和准确性,从而提升整个检查过程的质量。总的来说,接下来我们将开始阐述神经系统查体定位问题,也就是大脑中哪个部位主要功能受损进而产生了这些体征。

神经系统检查:定位检查

我们可以详尽地检查并记录急症患者的神经系统状况。具体做法是什么呢? 在检查阶段,关键是要明确大脑中那些最可能存在异常的区域。采用"按系统进行检查"的方式,可以确保检查过程的完整性和系统性,就如同内科医师按照器官系统进行检查一样。一旦诊断明确,我们就可以跳过一些环节,更加专注地关注那些对制订治疗方案具有重要意义的方面。

宏观定位

宏观上,我们通常将大脑分为具有独立脑叶的左右两个半球、脑干和小脑。每一种病变或损伤都会导致特定的综合征,这些症状如图 3.3 所示。由于脑干区域结构复杂,即使出现较小的病变也可能产生严重的功能异常。就大脑半球而言,较大的病变未必会导致明显的临床表现,特别是在右额叶(尤其是前额叶),只有在病变扩大或与其他结构受累的情况下才可能出现明显的症状。大脑半球病变通常表现为多任务处理和转换障碍、逻辑推理能力下降、感知异常、记忆障碍及肌无力,严重者最终可导致意识障碍。此外,伴有偏瘫的视野缺损往往提示病变发生在大脑半球。脑干病变的主要特征是颅神经功能异常,可伴有或不伴有偏瘫。

由于脑卒中在重症监护室中很常见,利用脑循环系统进行定位有助于解释神经系统急症的表现。大脑的循环系统可分为颈内动脉系统和椎基底动脉系统(图 3.4)。理论上,在缺血性脑卒中中,每个急性脑结构功能障碍都与某个动脉区域相对应。然而,由于存在动脉旁路,实际情况更加复杂;并且 Willis 环的变化很大且存在不对称性。这些解剖因素可能决定了当血管发生栓塞时,一个人是否会立即面临大面积的脑卒中,以及清除血块是否有意义。前交通动脉的半球间血流和大脑前动脉近端的反向血流为 Willis 环的前部提供了侧支。后交通动脉可以为大脑前后循环之间的任何方向提供侧支血流。小脑大动脉的远端分支也可为后循环的椎基底节段提供侧支循环[22-24]。此外,脊髓前动脉和后动脉与供应延髓和脑桥的颅内动脉近端的

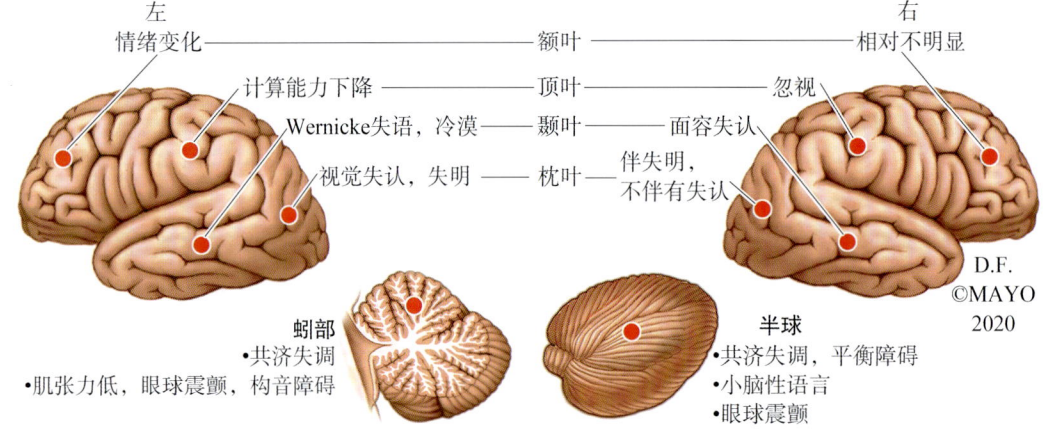

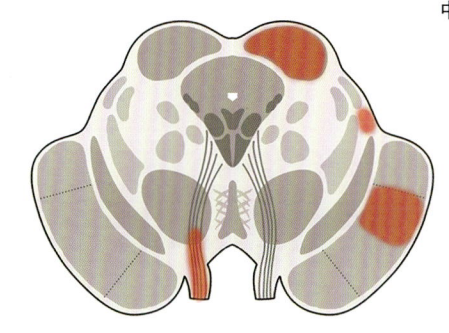
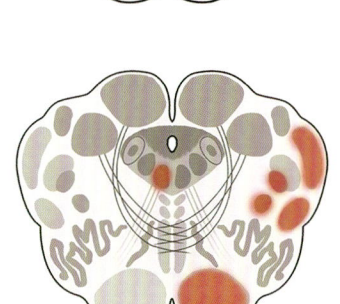

中脑
背侧
- 无法向上凝视（上丘）
- 瞳孔散大（支配瞳孔的分支）
- 眼睑上提（后交叉上提肌纤维）

腹侧
- 意识异常或躁动性谵妄（ARAS）
- 垂直凝视麻痹（中脑脚）
- 瞳孔缩小（交感神经）

单侧腹侧
同侧第Ⅲ对脑神经麻痹（第Ⅲ对脑神经的穿出束）
对侧偏瘫（皮质脊髓束）

脑桥
基底（单侧）
- 同侧第Ⅵ对脑神经和第Ⅶ对脑神经麻痹
- 对侧偏瘫（皮质脊髓束）
- 共济失调性偏瘫（皮质脑桥小脑束）

背侧
- 小脑运动失语和红核共济失调（小脑连接处）
- 震颤（红核）
- 感觉丧失（脊髓丘脑束）

腹侧
- 闭锁综合征（小脑连接）

外侧
- 同侧共济失调（小脑连接）
- 对侧偏瘫（皮质脊髓束）
- 对侧感觉减退（脊髓丘脑束）

延髓
外侧
- 对侧身体疼痛和体温丧失（脊髓丘脑束）
- 同侧面部疼痛和体温丧失（三叉神经核）
- 同侧共济失调（小脑脚）
- 同侧咽麻痹（疑核）

内侧
- 同侧第Ⅻ对脑神经麻痹
- 对侧偏瘫（皮质脊髓束）

图 3.3 定位表现

分支相通。因此，即便是最大的脑动脉急性闭塞，仍可在灌注完全代偿时没有任何表现（约 30% 的病例），而脑干的单一穿动脉闭塞却足以引起脑桥中上部缺血症状。

请注意，经典的综合征很少如书本所述的那样出现，它们通常只表现出其中几条，而并非全部。图中展示了常受影响的血管区域及主要表现。请注意，大动脉从主干到分支被划分编号（如 M1 主干和 M2 第一分支）。这些信息对于对大血管闭塞的患者进行血管内取栓术非常有帮助，通过分析分支的开通状态，我们可以预测手术后哪些临床症状仍然存在。

前循环综合征的患者，如颈动脉综合征或大脑中动脉综合征，会出现病变对侧的运动功能受损（包括面部、手臂和腿部），同时伴有身体感觉的异常及双眼向病灶侧凝视，头部也会偏向病变的一侧。当出现优势半球梗死时，会出现 Broca 失语症；而当梗死范围扩大时，可能出现更全面的语言功能障碍。如果对非优势半球的梗死进行仔细观察，可能会发现患者出现注意力不集中、忽视、否认、失语或发音困难等症状。

后循环综合征的情况要复杂得多。它通常由基底动脉的闭塞引起，由于这条动脉为脑干提供血液，因此脑干的神经核和神经束也常常受到影响。这会导致急性眼底病变，通常会涉及第Ⅲ对或第Ⅵ对脑神经，也可能导致急性眼球麻痹和瞳孔异常。如果病变仅局限于大脑后动脉，那么可能会出现急性偏盲。当累及双侧枕叶时，患者可能会否认或不

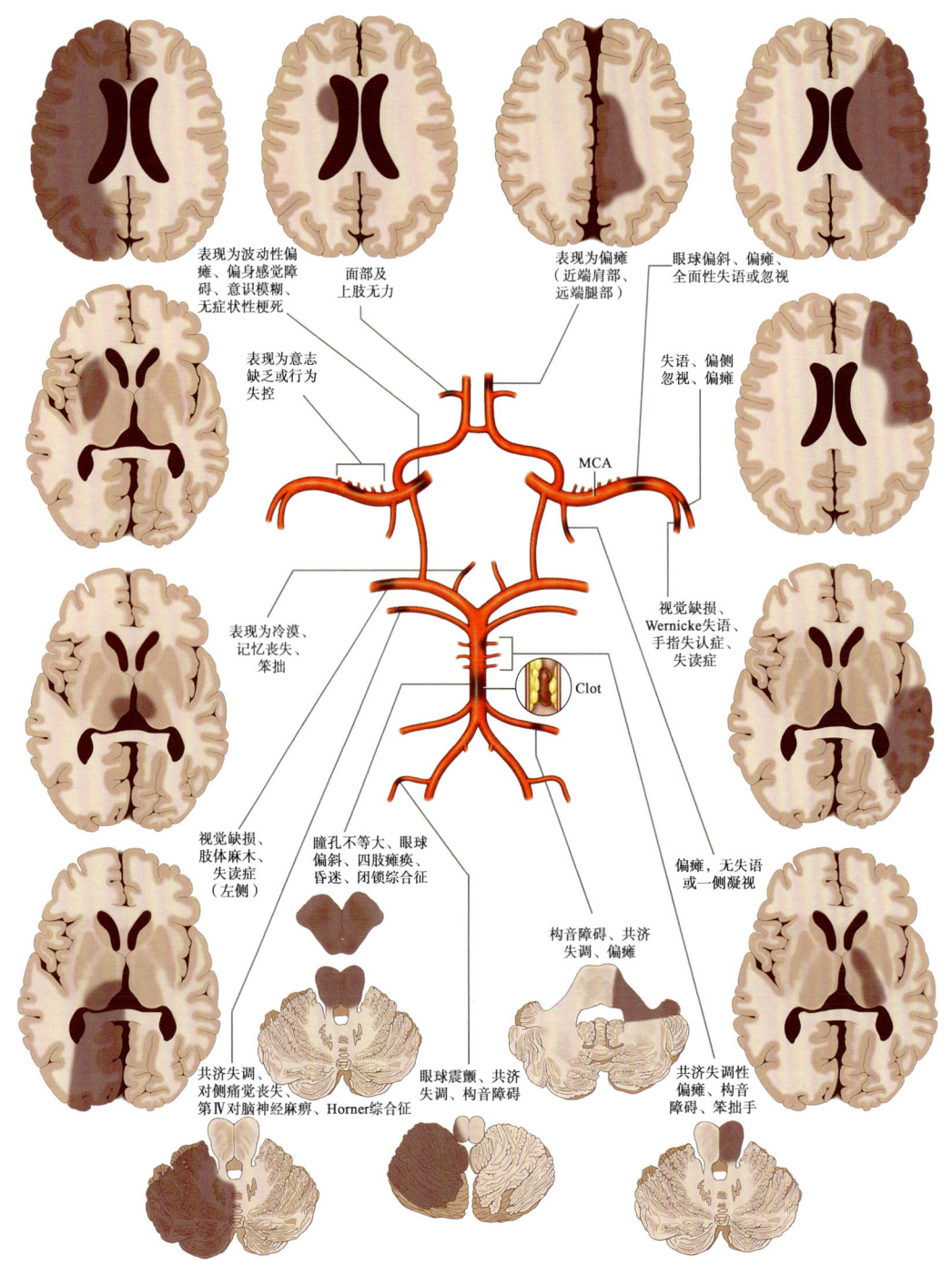

图 3.4 血管分布（更多细节参见正文）

知道自己失明。双侧枕叶或枕叶旁的梗死可能伴有视力共济失调（无法将物体组合在一起）、视觉注意障碍，以及同时性失认（即 Balint 综合征，患者不能同时看到两个物体，如笔和眼镜）。

丘脑穿支受累导致的丘脑梗死，源自基底动脉和后交通动脉最远段，是难以识别的问题。这些梗死可能涉及丘脑的不同区域，大多数患者表现出意识水平异常、垂直凝视异常、睡眠异常和命名性失语。

实践能力和行为表现

神经病学门诊进行的精神能力检查，在危重症患者中要更具挑战性。许多患者存在感觉和注意方面的困扰，记忆力不足，且难以进行回忆测试。然而，当器官衰竭得到恢复，或镇静药物和阿片类药物代谢排出后，患者的认知障碍可能会得到改善。对于那些"人格改变的""处于混乱中的"患者，进行一些精神测试仍然是可能的。一种简单的注意力测试（FOUR 评分的前身）能让患者在听到含有字母 A 的词语时举手示意（例如，"让患者在听到含有文字的词语时举手示意"），并做出握拳或竖起大拇指的动作[25]。知觉可以通过让患者命名一个物体（如钥匙）来测试。定向能力可以通过询问时间和地点来测试。只有在晚期（慢性）痴呆症、功能障碍或（急性）精神病的情况下才会出现无法辨认自己的情况。远期记忆可以通过让患者回忆他们结婚的日期来测试。推理能力的测试可以通过让患者描述冰和水的区别或者解释谚语来完成。

虽然妄想症状并不常见，但患者有时会表现出这种症状。妄想是一种错误的观念，通常以一种想法为中心。幻觉通常不是听觉的，而是视觉的。

额叶综合征有多种表现，包括失去活力、思维迟缓，并可能出现古怪行为、性骚扰、试图用不恰当言论来幽默，或强烈的易怒。执行功能受到影响，但可能被兴奋、陈词滥调或类似"机器人"的行为所掩盖。许多患者表现出保守的社交方式。颞叶肿块也可能导致行为和优势脑地位的变化（例如，以前使用右手的人现在使用左手）。

颞叶肿块可能导致正常的性格变为抑郁和（或）冷漠。优势半球颞上回后部受累可引起感觉性失语。这种典型的失语症以持续的"空洞"言语为特征，常在句末出现难以理解的音节、单词或短语（任何字典中都找不到的单词，也被称为语词新作）。非优势颞叶受损仅可能表现为上半视野盲（如果发现的话）和非语言性听觉失认（不能识别日常熟悉的声音，如拍手或撕纸的声音）。

顶叶占位根据其位置产生不同的影响。非优势右侧顶叶病变通常会导致对右侧肢体的忽视，甚至完全不知道右侧肢体的存在，也会引起明显的怠惰和冷漠。优势侧顶叶损害可导致失算、手指失认和左右失认。也可能出现非流利性失语。

枕叶占位导致半盲现象。当下枕叶皮质受累时，患者可能出现色觉障碍（偏盲区失去色觉）或颜色命名异常（例如，无法正确回答"天空、苹果和西红柿是什么颜色"）。如果水肿扩展到皮质下，左侧优势脑的患者可能出现无书写障碍的失读症。对于警觉性较好的患者（或仅有轻微嗜睡的患者），我们可以检查更高级的脑功能（表 3.1）。

表 3.1 以 A 开头的神经学名词

诊断	检测
失语（Aphasia）	语法错误 错用词语 命名障碍 书写障碍 韵律异常 过度使用连词（如果，而且，但是） 语词新作
运动失调（Apraxia）	没有肌力减退，但没有运动表现 无法重现动作或模仿
意识缺失（Abulia）	抓握反射 鼻迎反射 肌张力增高
失认（Agnosia）	忽视左侧 皮质性失明 面孔失认

评估构音和语言

关于失语症的简单分类，请参见图 3.5。尽管语言评估是检查的重要部分，但在神经重症监护室中，它很可能被忽略。主要原因有以下三点：①患者气管插管，难以说话；②患者情绪激动，思维混乱，影响对语言流畅性和清晰度的评估；③镇静剂可能导致语言缓慢和模糊不清；是否存在其他原因仍在研究中。急性构音障碍和失语症具有临床意义，不应轻视。当询问患者的感觉时，如果患者仅回答一个音节（如"很好"或"OK"），医师不应草率地继续检查，而应该进一步提问，以发现表达或重复话语的困难。有时，明显的构音障碍被误认为是未戴义齿或口干引起的，因此被忽略。小脑性构音障碍见于小脑后下动脉急性梗死的患者，在诊断中容易被忽略。一些重要线索指向小脑性构音障碍，如言语障碍伴随站立和行走不稳（躺在床上的患者更容易遗漏）。

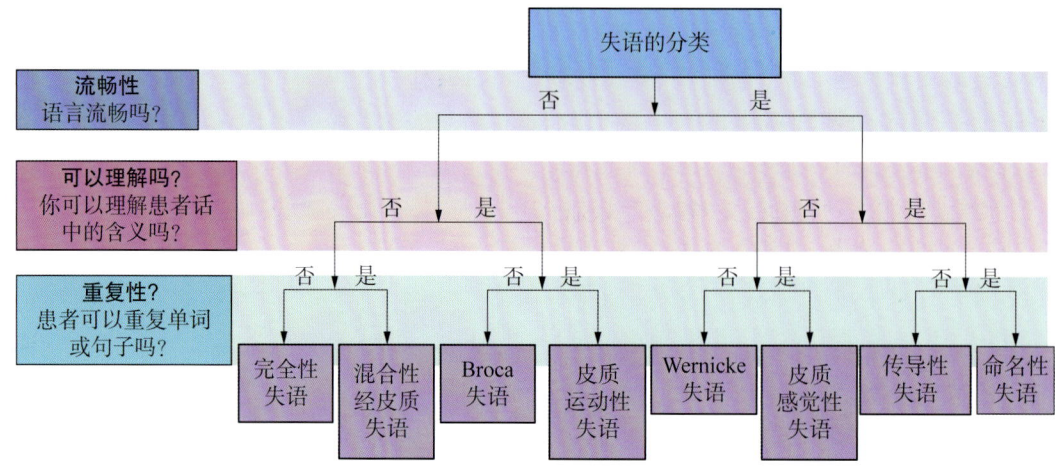

图 3.5 失语的分类

总的来说,构音障碍表现为语言表达不协调。传统上,失语症可分为三类异常:句法(语法结构)、词汇(词义)和流畅性(词的流动)障碍[26,27]。因此,异常表现可能包括不符合语法的语言、难以理解的语言,以及说话缓慢且费力。流利性失语症患者常创造新词(如将钥匙说成片名)和替换词语(如将电饭锅说成电锅饭)。完全性失语症患者的语句数量减少(最常使用表达性词语),但这种状况很少是永久性的,通常会转变为表达性失语症。失语症症状在理解能力和重复方面存在差异,因此可以细分为多种经典形式,这些形式分别与左侧大脑(左侧优势脑)的某些区域有关。在神经科学重症监护室的入院患者中,还有一种不常见的丘脑性失语症,其特点为急性注意力和记忆力缺陷,表达流畅,但内容往往是虚构的(与乳状体有关),单词重复能力正常[28]。

检查眼位

静息眼位在损伤定位中具有重要意义。水平共轭偏移暗示存在半球病变,眼球会朝向病灶凝视。如果出现额叶病变,由于另一个眼区未受影响,眼球会向病变侧凝视(图3.6)。动眼神经核位于中脑和脑桥之间,因此位于脑桥水平以下的病变(神经纤维已发生交叉)可能导致眼球朝向健侧的强直性凝视。持续的水平注视暗示大脑半球存在实质性病变。中脑被盖处的病变会导致眼球无法进行垂直运动,并可能使眼球被迫向下运动。导致眼球向下偏移的病变位于丘脑或中脑背侧,通常由丘脑大量出血引起,出血可能延伸至间脑。另外,导致眼球向上偏斜的病变位置在解剖学上不太精确,但暗示双侧半球受损,如心脏复苏或窒息后引发的广泛缺氧缺血性损伤。偏斜眼位为眼睛的垂直错位,在昏迷患者中,可诊断为基底动脉栓塞,这种情况通常伴随着瞳孔大小不等或垂直眼球震颤。

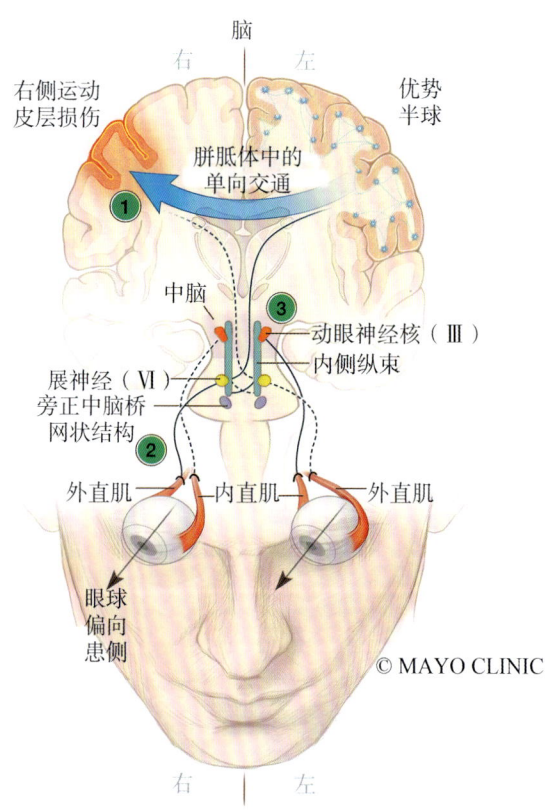

图 3.6 前额眼区与右侧皮质损伤导致的眼球偏斜

检查脑干反射

我们可以用许多测试和方法来检查昏迷患者。我们经常对他们大声说话,然后测试其眨眼反射。眨眼反射弧非常复杂,与刺激类型有关(图 3.7a、b)。如果用声音作为刺激,听神经为传入神经;如果用快速接近眼睛的物体作为刺激,视神经为传入神经。传出部分为眼轮匝肌,由面神经支配。通过声音刺激引起的眨眼反射弧,刺激通过脑干完成,不需要皮质参与。视觉刺激引起的眨眼反射需要完整的视觉系统,包括视觉皮质。这对于大脑半球损伤严重但脑干功能完好的患者(如持续植物人状态)很有用。视觉跟踪(图 3.7c)需要初级视觉皮质和额叶眼区皮质输入。水平视觉跟踪需要外侧注视中枢或脑桥中央网状结构参与协调。它激活了中脑的动眼神经核和脑桥的展神经核。从外侧注

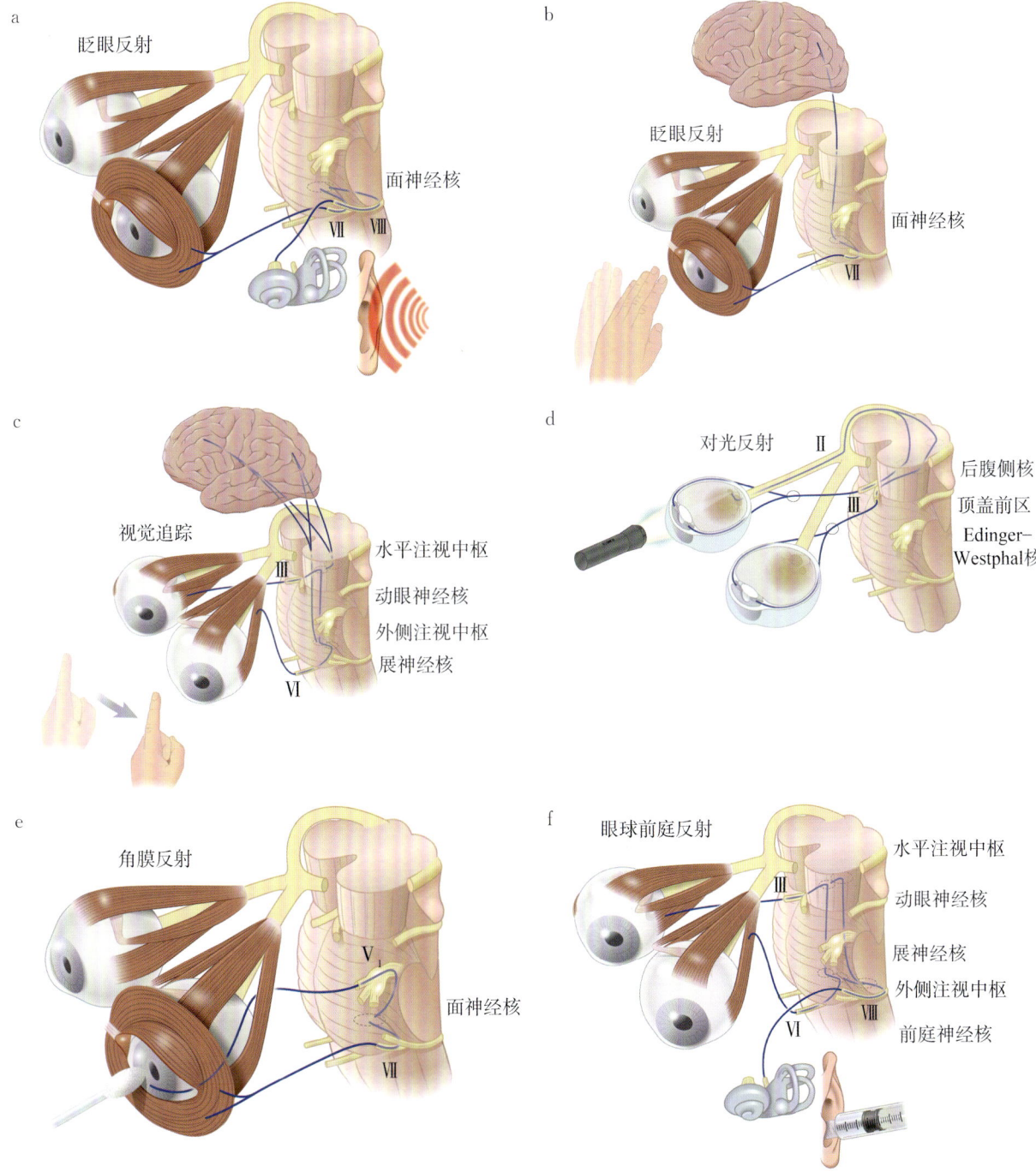

图 3.7 对声音和视觉刺激的眨眼反射(a、b)、视觉追踪(c)、瞳孔对光反射(d)、角膜反射(e)、眼球前庭反射(f)

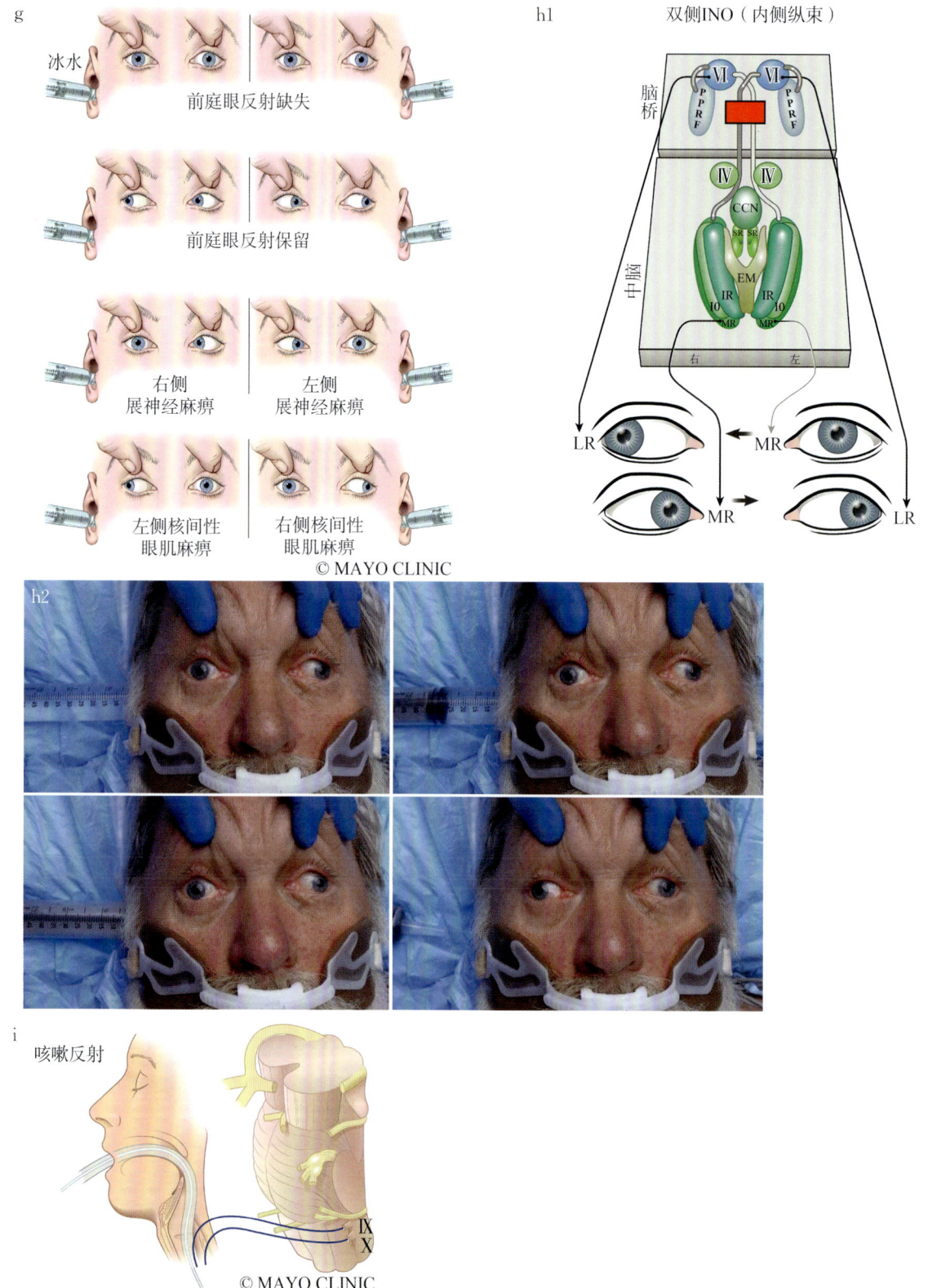

图 3.7（续） 核间性眼肌麻痹（解剖与眼球运动）(g)、反射回路(h1)及患者示例(h2)、咳嗽反射(i)

视中枢到动眼神经核的上行通路被称为内侧纵束。垂直视觉追踪由存在于中脑导水管周围灰质的垂直凝视中枢来协调，它投射到动眼神经核和滑车神经核。

在进一步检查脑干反射前，检查视网膜和视盘很重要，虽然瞳孔散大时检查会受限。我们可以用眼底镜的屈光度来衡量视盘肿胀，方法是找到清晰的视盘和视网膜所用的最大倍数镜片,并比较二者。要注意观察视盘的模糊情况。动脉瘤性蛛网膜下腔出血的患者会出现视网膜出血和玻璃体出血。之后再检查脑干反射。

非神经病学医师利用脑干反射诊断不足,这很不幸。脑干反射异常可以比 CT 更早反映出急性脑干损伤。理想情况下,它们甚至可以指导进行 CT 血管造影检查,以找到近端基底动脉闭塞。

如果患者未主动报告自己有无嗅觉丧失(失去嗅觉和味觉),我们通常会在最后测试第Ⅰ对脑神经和嗅神经。可以用市面上的试纸来完成这个测试。第Ⅱ对脑神经是视神经,需要检测两个方面。异常视野常由视交叉以外或视交叉处的病变(如垂体瘤)引起,涉及较多视觉传导通路。瞳孔光反射检测视束功能,信号在前被盖区进入中脑,与 Edinger-Westphal 核形成突触连接,进而与动眼神经的纤维连接,最后控制瞳孔括约肌(图 3.7d)。如果中脑被盖或被盖前的病变累及后联合,当用光线在瞳孔前晃动时,瞳孔会呈中间散大。拉伸或压迫动眼神经或压迫中脑动眼神经核复合体会导致瞳孔散大,因为交感神经通路完好。如果下行交感神经束受损,瞳孔对光反射就会异常。相反,如果脑桥病变损伤下行交感神经纤维,会出现针尖瞳孔,但对光反射正常。一些神经重症监护室使用瞳孔仪[4,29-31]。它是一种客观的测量仪器,即使观察者没有发现,也能检测出瞳孔收缩(极少情况下相反)。它还可能显示"瞳孔对光反射迟钝",这是一种定义不明确的术语,通常是护理人员对反应感到不确定时使用。但更常见的是,没有经验的护理人员会把明确的瞳孔固定于中间位置误认为反应迟钝。使用数学方法检测的瞳孔反应迟钝可能没有临床意义,但一些研究显示它与颅内压增高有关。总体来说,瞳孔仪可以明确临床检查结果,对经验不足的护理人员很有用。但它们不能描述瞳孔的构造,目前还不清楚瞳孔仪是否比放大镜差或更好。

瞳孔大小通常分级记录为:针尖样(1~2 mm)、中等(3~6 mm)或散大(6~8 mm)。瞳孔形态可为圆形、梨形或椭圆形,瞳孔不等大可能超过 2~3 mm。使用放大镜评估极具价值。需注意,缓慢或微弱反应可能提示酒精或大剂量麻醉剂中毒。针尖样瞳孔无法可靠评估对光反射,此时传入性瞳孔障碍(Marcus-Gunn 瞳孔)传统上采用摆动闪光试验检测:嘱患者注视远处目标以消除调节性瞳孔缩小,将强光在双眼间交替照射。反应可从轻微不对称到光照患眼时瞳孔无收缩/甚至散大。最典型表现为光照患眼时瞳孔立即散大。该征象常见于视神经病变,但视网膜损伤或严重玻璃体出血(Terson 综合征)亦可出现类似表现。需特别指出:临床上最常检查(也最容易被忽视)的脑干反射是瞳孔反射,但瞳孔不等大多无临床意义,光反射异常亦常被忽视。然而,有五大经典瞳孔改变具有重大临床价值:①双侧大小瞳孔(急性基底动脉闭塞);②单侧散大固定(急性脑移位);③中等固定(高位脑干损伤);④中毒性瞳孔(可卡因致散大/海洛因致缩小)。这些特殊瞳孔改变需引起临床高度重视。

触碰角膜能激发角膜反射。此反射的传入路径为三叉神经的眼神经分支,而传出路径则依赖于面神经的运动分支,促使眼轮匝肌发生收缩[32](图 3.7e)。

在昏迷患者中,可诱发眼前庭反射进行观察(图 3.7f)。通过将冷水(或冰水)注入耳道,半规管内的感受器会探测到冷刺激,并经由第Ⅷ对脑神经——听神经向前庭核传递信号,随后信号通过注视中枢投射至第Ⅲ、Ⅳ、Ⅵ对脑神经核团,导致眼球缓慢向冷刺激侧转动,该反应展示于图 3.7g。核间性眼肌麻痹与上桥脑内侧纵束的病变相关联,可通过冷热刺激试验进行记录。此现象的存在提示可能有桥脑病变。受损的神经束如图 3.7h1 所示;患者实例见图 3.7h2。评估口咽功能时,需关注舌下神经的功能状态(舌伸出时偏向受累侧),并以两门齿之间的连线作为中线参考(注意:舌的偏斜有时会被错误地诊断为面瘫)。至于咳嗽反射(图 3.7i),最佳诱发方式为气管吸引,其反射弧由喉部的感觉神经与迷走神经的传出纤维共同构成[33]。

运动反应

运动反应对神经急症患者很重要,因为它通常先发生改变。检查包括六项评估:①肌紧张和位置;②自发运动;③诱发运动;④力量;⑤对称性;⑥运动反应。运动反应是对一个简单的请求(如"指向天花板")或一个更复杂的请求(如"用右手摸左耳,然后闭上眼睛")的回应。对于不能执行更复杂的请求,注意力缺失比起执行能力下降(失用症)

更重要。我们可以通过简单的计算或小测验来测试操作能力,例如,让患者用拇指和示指扣在一起。

在清醒的患者中,可以对单一肌肉进行肌力测试(参见第10章),包括比较近端和远端肌无力(肌病与神经病),寻找锥体分布(即伸肌比屈肌受累更多的现象)。

在急性脑损伤导致昏迷的患者中,有害刺激引起的运动反应分级从可以定位到无反应。手臂处于病理性屈曲或伸展状态可能表明去皮质强直(肘、腕和手指抓握的刻板慢性屈曲)或去大脑强直(肩内收内旋,手臂伸展,腕旋前和拳头形成)。还可能出现难以分类的手臂运动,表现为病理性屈曲和伸展的交替形式(图3.8)。

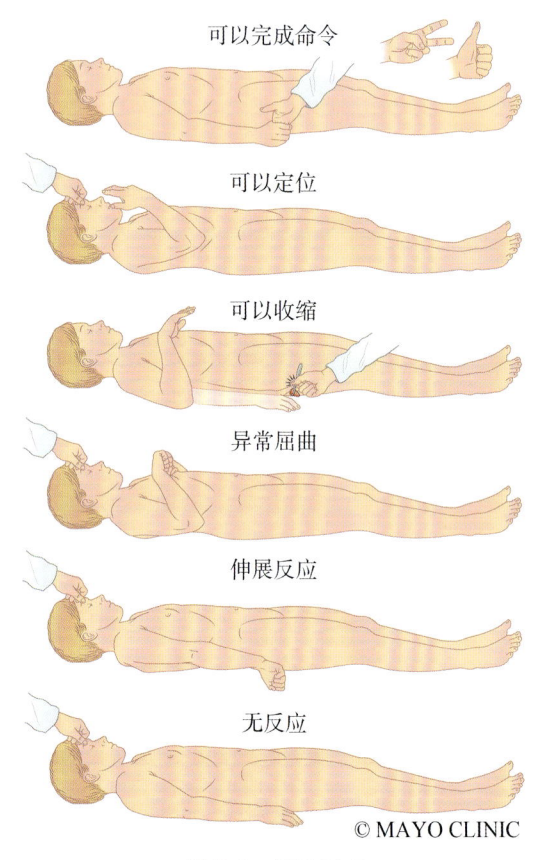

图 3.8 运动反应

全身性肌阵挛可见于心肺复苏、锂中毒、青霉素类抗生素中毒、农药中毒后出现的缺氧缺血性损伤,表现为四肢、面部或眼睑的短暂快速抽动,可相当剧烈,累及腹肌,导致患者与呼吸机同步困难。发抖常见于麻醉苏醒期,但在急诊就诊的患者也可能提示低体温或早期败血症。轻微发抖也可见于上脑干损伤,可能难以与自发性肌阵挛区分;无出汗或毛发竖立的发抖可能因网状脊髓损伤所致。其他运动异常将在第4章详述。

共济能力

小脑功能测试包括经典的指鼻试验,用于检查运动分解。共济失调不仅表现为运动的流畅性降低,还可能导致运动过度。检查共济能力的方法有很多,如跟-膝试验。失节律性运动也称为轮替动作不能,表现为动作分散,可以让患者进行快速手部动作(如"模拟拧灯泡")。在站立姿势下检查时,让患者闭眼向后弯曲头部和躯干,通常会引发平衡障碍。

感觉

这是检查的困难部分,需要集中注意力。浅表感觉最好用纸或棉花来测试。疼痛感可以用针刺来检查,因为必须有些不舒服才能与浅表感觉区分。温觉可以用冷金属或热水来检测。两点辨别觉则需要用两种不同的刺激来检查。然后进行关节位置觉和振动觉测试。用调叉放在骨突(踝骨、指骨)上检查振动觉,因为振动觉的机械感受器既向脊髓后索传导信号,也向皮质脊髓束传导。皮质感觉障碍意味着无法识别简单物体,如硬币或钥匙。视空间功能障碍表现为"忽略",是皮质受损的重要标志,也是非常严重的神经功能缺损,但常被低估;它也可能在没有明显左侧肢体无力的情况下单独存在。感觉水平的细节将在第9章详述。

姿势和步态

平时躺在担架或床上的患者很少被要求走路。当一个神经检查结果被评为"正常"或"轻微异常"的患者尝试走路时,可能会暴露出新的重大功能障碍。患者可能无法自行站立,急性小脑损伤的患者可能无法迈出脚步。这些患者可能会拖着一条腿,或走路时向一边倾斜。如果不让患者尝试走路,这些问题可能不太明显。

正常步行包括腿部流畅运动、脚跟先着地、踝关节靠近(毫米级),以及手臂摆动。异常步态则表现不同,可能由小脑共济失调导致(腿间距离宽且节奏不规律)、脊髓或感觉神经节疾病引发的感觉共济失调(为保持稳定而重踏脚并注视地面)、多发性神经病引起的提步步态(足下垂伴随髋关节屈曲增加)、与延髓或前庭损伤相关的倾倒步态(持续向一侧倾斜),以及痉挛(腿部僵硬和手臂屈曲)。步态异常还与运动障碍有关,如帕金森综合征(犹豫、拖步、手臂摆动减少)。癔症步态则表现为膝盖突然松弛,其病因尚不明确。

我们可以通过 Romberg 试验来检查静态姿势。70 岁以下的健康人通常可以在双脚并拢、闭眼的站立姿势下保持 30 秒。如果双手交叉放在胸前,会增加试验难度,并可引出更细微的摇晃。串联步态试验(10 步)可以在闭眼时评估前庭功能,睁眼时评估小脑功能。急性小脑蚓部或小脑半球损伤可能导致非常严重的失衡,患者可能无法坐稳或独自站立。

反射

叩诊锤是神经科医师的经典工具,尽管它常被听诊器取代[19]。肌腱伸展反射在神经危重症中的诊断价值远低于人们通常认为的。反射不对称可能表示有新发病变,前提是两侧差异明显(如一侧正常,一侧痉挛)。肌腱反射消失是吉兰-巴雷综合征的诊断标志之一。痉挛则可能提示脊髓损伤。任何肌腱伸展反射的存在,都显示患者未使用大剂量的神经肌肉阻滞剂或毒素。对腹部较小的患者,腹部反射可用于确定感觉水平,但常被忽视。巴宾斯基征在许多人看来几乎就是神经学检查的同义词,它是一种足底反射,可以通过用木棍或叩诊锤柄划过患者的足底后引出。具体做法是从足外侧开始,沿脚边缘向前至小趾,然后向内侧。这个测试的关键表现是跚趾的伸展(背屈),由趾长伸肌主动收缩产生。正常情况下,拇趾应在跖趾关节处向下屈曲;而在上运动神经元损伤时则出现伸展。巴宾斯基征通常伴有趾外展(扇形)。这一征象在临床上具有重要意义,但也可能出现在抑制前脑或其投射功能的其他情况下。因此,在急性脑损伤、全身麻醉、器官衰竭导致的昏迷、癫痫发作及其后期等情况中都可能观察到这种现象。一个有趣的现象是,当脑干向对侧小脑幕移位,从而损伤锥体束时,巴宾斯基征可能出现在病变对侧腿部(参见第 5 章)。这可能成为监测大脑中线移位的一个标志,但尚未见有系统研究。

原始反射(又称原始病理反射)在慢性及急性脑损伤中均可重现。此类反射包括:①口周反射群:轻叩上唇或口角诱发噘嘴反射、吸吮反射及觅食反射;②掌颏反射:轻划掌心引发同侧颏肌收缩;③抓握反射:在患者掌心来回滑动两指引发不自主抓握动作。这些本应被高级中枢抑制的原始反射,常出现于以下三种情况:急性额叶综合征患者、既往未确诊的神经退行性疾病(如进行性核上性麻痹)患者,以及后期因严重结构性损伤处于永久植物状态的患者(此时原始反射可呈特征性重现)。

特定疾病和综合征

某些综合征需作为临床诊疗的重要知识构成。本部分讨论与急性神经病学临床相关的症状。

复视

在了解病理生理学之前,我们需要重温一下人体的几对眼肌,它们各自的功能如图 3.9 所示。

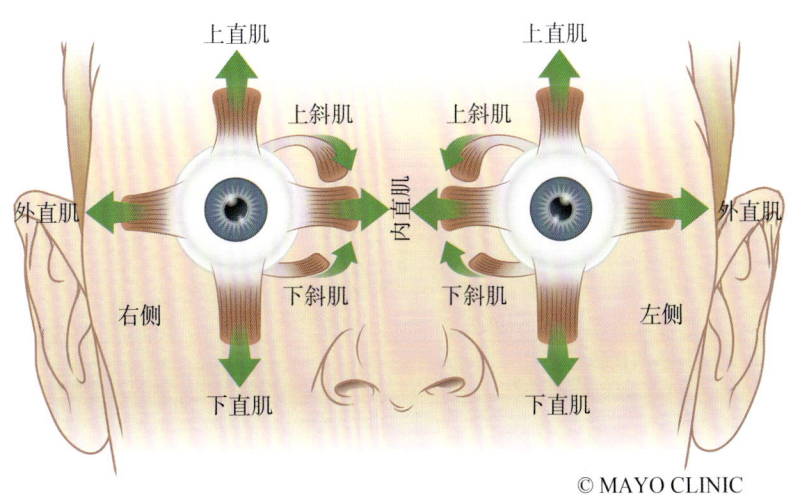

图 3.9 眼肌和功能　　　　　　　　　　　　　　© MAYO CLINIC

急性复视(单眼或双眼)的分析非常复杂,导致复视的潜在病变或功能障碍可能仍不明确。当影像学检查无法明确诊断时,要考虑重症肌无力或某种斜视失代偿的可能。导致复视的神经病变可位于以下结构:大脑皮质、脑干/皮质下结构、海绵窦及动眼神经。眼位常用的术语包括:直视(平衡或正视)、内斜视(向内)、外斜视(向外)、上斜视(向上)和下斜视(向下)。

单眼复视通常是由眼折光系统异常引起,不需要进一步的神经学检查。而对双眼复视的评估较为复杂,因为可能存在多条脑神经受损。询问患者关于急性复视的主诉,应包括发病方式、闭一只眼后是否消失、垂直或水平方向、持续存在或波动、在某种注视下是否更明显等。最常见的脑神经损伤为动眼神经麻痹,典型表现是眼球处于外下方位(图3.10),受损眼睛的水平运动向内受限,垂直运动也受限制。由于动眼神经靠近外展神经,也常出现外展神经麻痹的假定位征(参见第5章)。

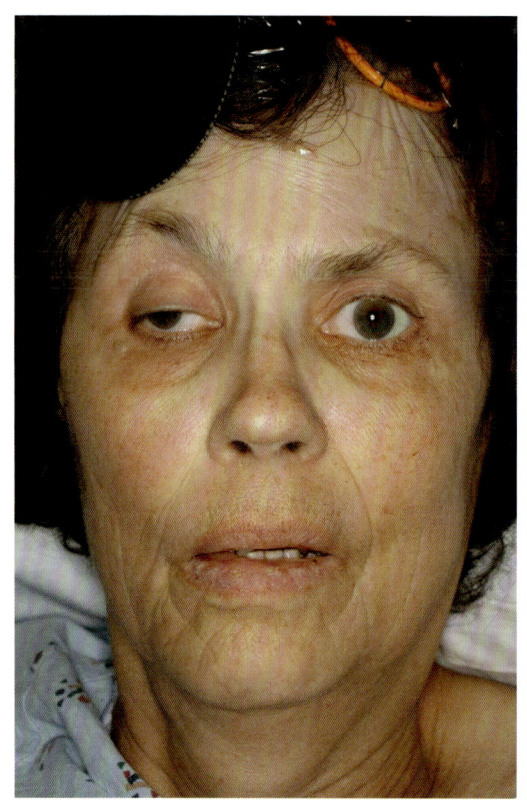

图 3.10 动眼神经麻痹主要特征:眼睑下垂和眼球向下外侧位置倾斜

斜视偏差可能与复视有关,提示核内性病变。这通常是由前庭核发出的内侧纵束上行纤维异常,其他较常见的原因包括老年患者的脑桥卒中和年轻患者的多发性硬化。急性复视的原因还可能涉及其他因素,尤其是在双侧眼睑下垂的情况下,如眶内肿瘤占位导致眼球运动受限(甲状腺毒症)[34]、急性重症肌无力及慢性进行性外眼肌麻痹。当展神经损伤伴随Horner综合征时,应考虑海绵窦病变的可能。

急性动眼神经麻痹伴随早期眶后疼痛可能预示着未破裂的后交通动脉瘤[35]。其中,2/3的动脉瘤可能小于6 mm,这可能暗示瘤体破裂的风险或表明动脉瘤生长迅速[36]。尽管不常见,但瞳孔受累可能提示破裂即将发生。瞳孔保留现象可能表明中脑近期发生缺血性卒中。此外,鉴别诊断还需考虑多发性硬化。

急性视力丧失

失明通常被定义为校正视力低于20/200或视野小于20°。排除眼科疾病后,急性双侧失明可能提示枕叶受损。鉴别诊断应考虑急性基底动脉栓塞、矢状窦血栓形成、后部可逆性脑病综合征,以及长春新碱、甲氨蝶呤、环孢素和他克莫司等药物所致的脑病变。

相比全视力丧失,单眼失明更为常见。此外,短暂性单眼视力丧失也比持续性单眼视力缺损更为多见。短暂性单眼视力丧失通常是由主动脉弓、心脏瓣膜或颈动脉病变引起脑血管栓塞所致,也可能与血液黏度增加或凝血状态异常有关。许多此类患者需要住院进一步评估发病机制。

单眼视力丧失的最常见神经病变位于视神经,表现为视力明显下降(低于20/200)、无法辨识颜色或亮度(尤其红色),除瞳孔反射异常外,神经系统检查通常无其他阳性发现。视盘变化可能需要一段时间才出现,如苍白或肿胀。90%的视神经炎患者可出现眼部或眼球运动疼痛。视神经炎的病因复杂,可分为炎症性和多发性硬化相关(5年内发病概率达30%)。

双眼视力丧失可能由视路任何部位病变引起,枕叶受损尤其常见。近年来,后部可逆性脑病综合征(posterior reversible encephalopathy syndrome, PRES)也成为双眼视力丧失的一个重要病因。

急性眩晕和眼球震颤

急性眩晕发生时，病史可以为诊断提供其他线索。自主神经症状如呕吐、恶心、面色苍白和出汗，在中枢性病变中不太明显，但这些症状出现频繁且严重程度不同，不能作为主要鉴别依据。由体位改变、咳嗽、打喷嚏、听力波动、无搏动性耳鸣和听力丧失引起的眩晕，提示外周性（前庭性）病变。

眼球震颤可分为简单型（即朝一个方向抽动，然后缓慢回到原位）和复杂型（如跳舞状、上下摆动、下沉或旋转）。观察结膜表面血管是判断眼球震颤运动的最佳方法。冷热试验通过刺激半规管淋巴液产生电信号，在清醒人中引发眼球震颤和眼球缓慢偏离冷刺激。尽管这种发现不够具体或敏感，无法用于预后判断，但在弥漫性皮质损伤后，眼睛仅受皮质下回路和脑干控制时，可能出现"跳动""滚动""锯齿状"和收缩现象[37]。当一只眼睛无法外展或内收（进行冰水试验时），即双眼协同运动分离，这表明脑干受累。

眼震视是另一个重要症状，患者感觉图像在移动或跳动。自发性眼球震颤和短暂性眩晕同时出现时，眼震视很可能是外周性原因所致。而当头部运动诱发眼震视时，则应首先考虑中枢性病变。小脑损伤常导致旋转感，但更常见的表现是严重的扫描性言语障碍、手指-鼻和跟-膝-胫测试异常，这些是小脑受损的主要临床表现。同侧听力障碍提示前下小脑动脉闭塞[38,39]。同侧面部麻木、声音低沉和 Horner 综合征则提示延髓外侧受累。

判断眼球震颤是由中枢性（脑干-小脑）还是外周性（前庭）原因引起的，对于决策至关重要。中枢性眼球震颤具有特征性的方向依赖性。当眼球震颤出现时，注视快相方向的眼球震颤的频率和幅度都会增加。当眼球转向眼震快相方向时，无论是哪一类型的眼震，其频率和幅度都会增加；而当视线转向快相相反方向时，眼震可能会减弱、消失，甚至在极度偏视时出现眼震方向的反转。垂直眼球震颤（向上或向下跳动）几乎都源于中枢性原因，但也可能是药物（尤其是阿片类药物）诱发的。药物引起的注视诱发眼球震颤在两个方向上具有相似幅度，但也有报道称在重症肌无力、多发性硬化和小脑萎缩中出现。周期性交替性眼球震颤（眼球震颤方向改变）通常被认为是颅颈交界处疾病的表现，但也可能是苯妥英或锂过量引起的。

检查应关注三个方面。第一，观察眼球震颤类型，这有助于判断病变来源（水平、旋转或垂直）。第二，注意眼球震颤方向。在前庭病变中，单向眼球震颤的快相跳动方向不变；而在中枢病变中，快相跳动方向更强烈，慢相跳动方向较弱。第三，测试前庭眼反射。反射异常出现在周围性前庭病变中。要求患者将目光固定在检查者的鼻子上（需要患者的合作和注意力，这些可能在脑干病变中受损）。在保持视线固定的情况下，快速将头部向一侧倾斜 15°~20°。在中枢病变中视线固定是可以保持的，但在周围性病变中，视线固定会暂时丧失。

外周性前庭病变和先天性眼球震颤的患者，注视时眼球震颤可明显减弱，而闭眼时眼球震颤则更为明显[40,41]。使用眼罩遮挡对侧眼睛检查眼震更为容易，因为这种操作消除了注视，眼震表现为视网膜交替漂移和纠正性抽动。

Dix-Hallpike 试验可记录位置性眼球震颤，要求患者快速改变体位，如从坐在检查台上转为将头歪在检查台侧面。位置性眼球震颤表现为头部倾斜约 10 秒后出现旋转性和垂直性眼球震颤，并伴有眩晕感，该症状会在重复试验后逐渐消退。延迟性和易疲劳性是体位性眼球震颤的特征，有助定位前庭损伤，主要原因是耳石症。若未出现延迟和易疲劳，应考虑中枢原因。

前庭脊髓反射异常（即从膜迷宫和前庭神经元到前角细胞的神经元连接）可以通过偏向试验、Romberg 试验和直线步态测试来检测。在偏向试验中，患者需伸出手臂触摸检查者的手，然后闭眼、抬高上肢并尝试再次触摸检查者的手，重复来回移动。后出现偏向，通常表现为手指偏向损伤侧。值得注意的是，传统的指鼻试验可能无法替代异常的偏向试验，因为关节和肌肉本体感觉在这种协调运动中可能会弥补脊髓反射的异常。另外，闭眼垂直书写测试可识别单侧前庭功能障碍，但无法排除其他外周和中枢原因。

更多思考

定位意味着确定能解释所有表现的解剖结构，

但在半球中定位仍具挑战性,因为我们尚不清楚哪些结构对应特定区域。例如,最近才发现枕叶后部的楔状皮质在苏醒过程中的作用才被确定为唤醒昏迷中的人。学习脑干解剖具有益处,尤其是在一个束与另一个束或核相遇的交界处。单个脑神经缺损是简单定位的一个例子,可以追踪神经至其在脑干中的核团。当单一脑神经受累且伴有其他体征时,我们寻找与其余部分相匹配的区域。例如,Wallenberg 综合征中,动眼神经和锥体束在前脑干交叉处受损。同样,延髓外侧也有许多彼此靠近的结构,如 Wallenberg 综合征[具有大量的临床的体征,但却可以定位到延髓外侧一个很小的区域,在那里聚集着大量的神经核团传导束(表 3.2)]。这些以人名命名的综合征提醒我们,这些症候群是特定结构损伤的表现,同时也纪念那些为我们厘清这些关系的神经科医师们,他们是在没有现代影像工具帮助的情况下完成这一工作的。这些症状组合(表 3.3)不仅证明了神经学家能够从临床表现直接推断出病变部位,更将复杂的检查工作简化为一次观察。

表 3.2 Wallenberg 综合征

眩晕、恶心和呕吐,以及斜视偏斜、复视和严重的步态共济失调等症状可能是由前庭核或前庭-小脑连接的病理引起的

脊髓丘脑束——对侧躯干和肢体疼痛觉和温度觉损害

三叉神经(V)——同侧面部疼痛和温度丧失

前庭神经核——同侧眼球震颤、眩晕、恶心和呕吐

疑核——同侧吞咽困难、言语困难和发声困难

交感神经——同侧 Horner 综合征

小脑——同侧共济失调

舌咽神经核(Ⅸ)——同侧缺失咽反射

(续表)

迷走神经(Ⅹ)——同侧反射性咳嗽丧失

三叉神经(Ⅴ)——由咬肌和颞肌过度收缩引起的牙关紧闭症

表 3.3 常见的疾病命名

Brown-Sequard 综合征

吉兰-巴雷(Guillain-Barré)综合征

Fisher 综合征(变异型)

Wernicke-Korsakoff 综合征

Parinaud 综合征

Wallenberg 综合征

Caplan 在其著作中指出,对于定位病变部位而言,最重要和最常被忽视的脑功能体征是高级皮质功能、警觉水平、视觉和眼球运动系统以及步态的异常,并得出结论:"这些是非神经学家最容易忽视的检查部分,但它们是解剖定位的关键线索。"(还可以加上脑干反射、眼位和自发性眼动。)可以肯定的是,神经定位不是神经学家做的一些古怪的事情,而是需要被广泛共享的专业知识。

提示和要点

- 在每个患者中,检查者应确定最接近病变的解剖位置。
- MRI 有助于定位,但不是"一锤定音"。
- 教科书上所列的综合征很少完整地出现。
- 神经系统的评估往往是为了排除不相关的体征。
- 多花一些时间检查患者,以免遗漏。
- 记录你所看到的以及你所想的原因。

参考文献

[1] Nicholl DJ, Appleton JP. Clinical neurology: why this still matters in the 21st century. J Neurol Neurosurg Psychiatry. 2015;86: 229-33.

[2] Laureno R. Foundations for clinical neurology. New York: Oxford University Press; 2017.

[3] Jozefowicz RF. Neurophobia: the fear of neurology among medical students. Arch Neurol. 1994;51:328-9.

[4] Larson MD, Muhiudeen I. Pupillometric analysis of the 'absent light reflex'. Arch Neurol. 1995;52:369-72.

[5] Monrad-Krohn GH, Refsum S. The clinical examination of the nervous system. 12th ed. London: H.K. Lewis & Co.; 1964.

[6] Donaghy M. Brain's diseases of the nervous system. 12th ed. New York: Oxford University Press; 2009.
[7] Aird RB. Foundations of modern neurology: a century of progress. New York: Lippincott Williams & Wilkins; 1994.
[8] Steinberg DA. Scientific neurology and the history of the clinical examination of selected motor cranial nerves. Semin Neurol. 2002; 22:349-56.
[9] Denny-Brown D. Handbook of neurological examination and case recording. Cambridge, MA: Harvard University Press; 1946.
[10] Campbell WW, editor. DeJong's the neurologic examination. 7th ed. Philadelphia: Lippincott Williams & Wilkins; 2012.
[11] Alpers BJ, Mancall EL. Clinical neurology. Philadelphia: F. A. Davis; 1971.
[12] Steegman AT. Examination of the nervous system: a student's guide. 3rd ed. Chicago: Year Book Medical Publishers; 1970.
[13] Mayo Clinic Sections of Neurology and Section of Physiology. Clinical examinations in neurology. Philadelphia: W. B. Saunders Company; 1956.
[14] Schwartzman RJ. Neurologic examination. 1st ed. Malden: Blackwell Publishing Inc.; 2006.
[15] Fine EJ, Ziad DM. History of the development of the neurological examination. Handb Clin Neurol. 2010;95:213-33.
[16] Biller J, Gruener G, Brazis P. DeMyer's the neurologic examination: a programmed text. 6th ed. New York: McGraw-Hill Education; 2011.
[17] Fuller G. Neurological examination made easy. 5th ed. Edinburgh: Churchill Livingstone; 2013.
[18] Lewis SL. Field guide to the neurologic examination. Philadelphia: Lippincott Williams and Wilkins; 2004.
[19] Bynum B, Bynum H. Object lessons: reflex hammer. Lancet. 2017;390:641.
[20] Pearce JM. Early days of the tuning fork. J Neurol Neurosurg Psychiatry. 1998;65:728-33.
[21] Hill AB. The environment and disease: association or causation? Proc R Soc Med. 1965;58:295-300.
[22] Bang OY, Saver JL, Kim SJ, et al. Collateral flow predicts response to endovascular therapy for acute ischemic stroke. Stroke. 2011; 42:693-9.
[23] Liebeskind DS. Collateral circulation. Stroke. 2003;34:2279-84.
[24] Liebeskind DS. Collateral perfusion: time for novel paradigms in cerebral ischemia. Int J Stroke. 2012;7:309-10.
[25] Wijdicks EF, Kokmen E, O'Brien PC. Measurement of impaired consciousness in the neurological intensive care unit: a new test. J Neurol Neurosurg Psychiatry. 1998;64:117-9.
[26] Geschwind N. Current concepts: aphasia. N Engl J Med. 1971;284:654-6.
[27] Damasio AR. Aphasia. N Engl J Med. 1992;326:531-9.
[28] Graff-Radford NR, Damasio H, Yamada T, Eslinger PJ, Damasio AR. Nonhaemorrhagic thalamic infarction. Clinical, neuropsychological and electrophysiological findings in four anatomical groups defined by computerized tomography. Brain. 1985;108 (Pt 2):485-516.
[29] Zafar SF, Suarez JI. Automated pupillometer for monitoring the critically ill patient: a critical appraisal. J Crit Care. 2014;29:599-603.
[30] Olson DM, Stutzman S, Saju C, Wilson M, Zhao W, Aiyagari V. Interrater reliability of pupillary assessments. Neurocrit Care. 2016;24:251-7.
[31] Kramer CL, Rabinstein AA, Wijdicks EF, Hocker SE. Neurologist versus machine: is the pupillometer better than the naked eye in detecting pupillary reactivity. Neurocrit Care. 2014;21:309-11.
[32] Maciel CB, Youn TS, Barden MM, et al. Corneal reflex testing in the evaluation of a comatose patient: an ode to precise semiology and examination skills. Neurocrit Care. 2020;33:399-404.
[33] Gutierrez S, Warner T, McCormack E, et al. Lower cranial nerve syndromes: a review. Neurosurg Rev. 2020. https://doi.org/10.1007/s10143-020-01344-w.
[34] Bhatti MT. Orbital syndromes. Semin Neurol. 2007;27:269-87.
[35] Chen PR, Amin-Hanjani S, Albuquerque FC, McDougall C, Zabramski JM, Spetzler RF. Outcome of oculomotor nerve palsy from posterior communicating artery aneurysms: comparison of clipping and coiling. Neurosurgery. 2006;58:1040-6.
[36] Yanaka K, Matsumaru Y, Mashiko R, Hyodo A, Sugimoto K, Nose T. Small unruptured cerebral aneurysms presenting with oculomotor nerve palsy. Neurosurgery. 2003;52:553-7. discussion 556-557.
[37] Scheitler KM, Mustafa R, Wijdicks EFM. Lid and convergence retraction nystagmus in thalamic-midbrain hematoma. Neurocrit Care. 2020. [Online ahead to print].
[38] Lee H, Sohn SI, Jung DK, et al. Sudden deafness and anterior inferior cerebellar artery infarction. Stroke. 2002;33:2807-12.
[39] Raupp SF, Jellema K, Sluzewski M, de Kort PL, Visser LH. Sudden unilateral deafness due to a right vertebral artery dissection. Neurology. 2004;62:1442.
[40] Leigh RJ, Zee DS. The neurology of eye movements. 4th ed. New York: Oxford University Press; 2006.
[41] Seemungal BM, Bronstein AM. A practical approach to acute vertigo. Pract Neurol. 2008;8:211-21.
[42] Fukuda T. Vertical writing with eyes covered; a new test of vestibulo-spinal reaction. Acta Otolaryngol. 1959;50:2636.
[43] Caplan LR. Caplan's stroke. 5th ed. New York: Saunders; 2016.

第 4 章 过度或过少：理解运动障碍

Excess or Paucity: Making Sense of Movements

张俊 译，陈林辉 审校

中枢神经系统损伤或功能异常可引起不自主的非麻痹性运动迟缓或运动过度。运动过度更容易被注意，在急诊、病房或重症监护室会诊时常会遇到。异常运动通常表现为"震颤、癫痫或痉挛"。作为神经科医师，我们被要求使用专业术语以更准确地描述这些症状（"你能来看看并弄清楚这是什么吗？"），并确保这些症状消失（"由于潮气量过大，我们无法对患者进行适当的通气"）。

在神经学领域，异常运动的诊断是相对困难的，因为医师对异常运动的诊断和分类存在分歧（例如，在众多运动障碍专家面前，播放一段视频，有些专家团队可能会将其描述为"癫痫发作"，而另一些专家则证明是其他类型的病症）。值得注意的是，并不是所有肢体抖动都是痫样发作。专业的描述通常以"阵发性"开始，随后跟着的描述为"震颤""肌阵挛""扑翼样震颤"和"舞蹈病"等。表象通常具有欺骗性。有时，我们会将其诊断为伸肌姿势（去大脑姿势）、强直、僵直或单纯的寒战。功能性（心因性）原因通常被认为是奇特或与常规情况不同的表现，在重症监护病房中，这种情况并不多见。有时，患者可能处于局灶癫痫持续状态，伴一侧肢体抽搐（持续部分癫痫）或反复口角和眼睑抽动。

经过几个世纪的术语混杂，我们的描述（症状学）得到了改进。多数运动障碍可被合理分类，并做出诊断。然而，一些运动仍无法分类，神经科医师可能只是不情愿地称呼它们为"烦躁不安"或定义不清的挑剔或不安。但我们只能在病床旁观察和诊断，多数情况下我们无法借助仪器来帮助诊断与分类。电生理检查通常可以检测出运动与脑电图（EEG）不同步判断，并显示出器官功能障碍导致的非特异性迟缓。电生理学虽然能够告诉我们运动与脑电图非同步，并且由于器官功能障碍而出现非特异性迟缓，但我们可能仍没有合理的解释，表型不确定性仍然存在。

运动障碍不仅是不适或残疾的问题。更令人担忧的是，运动障碍常会继发一系列并发症。累及胸壁、颈部和呼吸肌的张力障碍可能引起急性呼吸窘迫，而需机械通气。持续一段时间的运动过多（高动力状态）会增加肌肉分解（横纹肌溶解，可能导致急性肾功能衰竭和严重的高钾血症）风险。多动性运动障碍，特别是肌张力障碍，可能与疼痛有关。若患者出现阵发性交感神经亢进，严重的自主神经功能紊乱（心动过速和高血压）常伴不受控制的运动。因此，有必要认识到这些运动障碍，并紧急进行部分处理。本章描述了重症监护病房出现的运动障碍相关的临床症状，以帮助诊断。此外，我们还将讨论如何在危重病房中管理它们。

运动障碍的拟态疾病

首先，应该将异常运动与常见运动（如寒战）区分开来。寒战的特点是非随意的肌肉收缩和血管收缩,试图增加代谢活动和产热,是一种常见的体温调节方式,抖动频率高达 200 Hz[1,2]。围手术期低温定义为核心温度 33～35 ℃,非麻醉患者的体温调节反应阈值约为 36 ℃。寒战通常发生在低体温或使用麻醉药后。全身麻醉剂通过降低寒战阈值和阻止寒战代偿机制抑制下丘脑体温调节中枢。此外,肌松剂的使用也会抑制寒战的产生。寒战评分可用于评估其严重程度:0 分,无颤抖;1 分,面部及颈部轻微肌束震颤,在没有手臂自主活动的情况下心电图(ECG)紊乱;2 分,肉眼可见的肌群震颤;3 分,涉及全身粗大肌肉活动。寒战最常发生在瑞芬太尼给药后[3]。与多数急性运动障碍不同,这是一种不适的感觉。此外,未经治疗的寒战使耗氧量增加 6 倍,如果不加干预并持续发作,则会导致乳酸酸中毒、二氧化碳蓄积和儿茶酚胺释放,导致心输出量增大、心率加快和脉压增高。寒战的其他不良作用包括颅内压和眼压增高。一条温暖的毯子并不完全能保暖,辐射热(如 The Bair Hugger® 系统)在减少氧气消耗方面更有效。此外,一些药物具有有效的抗寒战能力,右美托咪定最有效。

接下来要考虑的是局灶性癫痫发作,即面部和四肢持续抽搐。它可以被看到与感觉到,且在一个或两个相邻的肌肉群中具有相同的振幅。然而,它可能在眼睑或下巴肌肉中很微妙,不容易"被发觉"。患者往往对环境失去警觉或完全意识丧失,若癫痫发作进展,可能会导致患者跌倒或昏迷。脑电图对诊断很有帮助,若为痫样发作往往可看到同期局部的尖波或非连续性多个尖波甚至扩散到广泛皮质区域。如果有皮质脑电癫痫波证据,诊断并不困难,这多见于急性和亚急性硬膜下血肿或胶质瘤等颅内新发占位性疾病。

另一个临床症状是体位或间歇性痉挛性发作,抽搐样、间歇性、痉挛性、阵挛性收缩可能发生在急性脑干病变[4,5]。在久远的过去,这些被称为破伤风样痉挛,各种各样的表现。它们类似于放松的姿势,但没有完整的、协调的、典型的动作。这些动作最初可能被误诊为"癫痫",并被当作癫痫治疗,直到神经科医师指出还有更多的原因,并识别出脑干卒中的临床症状。表现出这些动作的患者通常没有明显的警觉下降。在脑干卒中引起的昏迷患者中观察到的去大脑强直症状(或更准确地说是伸肌姿势),与其他疾病引起的运动障碍表现不同。检查方法也不同,并且可能涉及眼部方面的体征(参见第 3 章)。在大脑皮质病变引起的强直症状中,会观察到角弓反张、下肢过伸和上肢屈曲(前臂旋前,腕指关节屈曲)。腿部会伸展和外展,脚掌也会呈跖屈。可能会有短暂的牙关紧闭和四肢的伸展。在检查时,会观察到肌肉突然放松并伸展("折刀"现象),还可能出现强直性或亚强直性腱反射。传统观点认为皮质病变引起的强直是脑干截断的临床表现,但这种观点是错误的。这种运动反应被认为是一个严重的结构性脑损伤的强有力指标。在脑干病变和涉及双侧半球损伤的病变中,没有脑干损伤的证据,可以观察到去大脑强直表现。更具体地说,责任病灶的部位可能在皮质脊髓束或纹状体脊髓束,并且该反应可由损伤引起:①双侧前脑;②中脑-脑桥损伤;③压迫中脑和脑桥腹侧的后窝肿块。

主要运动障碍

一旦经过筛选排除了常见和不太常见的拟态疾病,或者被认为不太可能的,我们便可着手对一些难以捉摸的运动障碍进行分类。一些基于运动流畅性和节律性的简单区分特征如图 4.1 所示。我们可以更加详细地描述运动的启动、速度、幅度和停顿[6-9]。结构性损伤引起的运动障碍几乎总是发生在基底节或相应的结构中,通常与壳核(肌张力障碍)、丘脑(单侧扑翼样震颤)、丘脑下核(跛脚样舞蹈症)、尾状核(舞蹈病)有关,并且与黑质(运动减少)、大脑皮质(全身性肌阵挛)、脊髓(节段性肌阵挛)等结构密切相关[10]。由毒物驱动的运动障碍没有明确的定义,而这些障碍主要由综合征组合表现。但总的来说,这种运动主要分为两大类:运动明显减少(低动能)或运动明显增加(高动能)[11-14]。

运动不足是运动活动异常减少的信号[14]。运动不足的特点是缺乏运动而不是缺乏运动力量。典型的动作,比如指向一个物体,是缓慢的。运动障碍表现为僵硬和齿轮现象。这些运动最常见于帕金森病或神经退行性疾病[15]。具体病因见表 4.1。如果患者接受了抗精神病药物来控制躁动或达到快速镇静,则患者会出现运动减少。精神药物和多

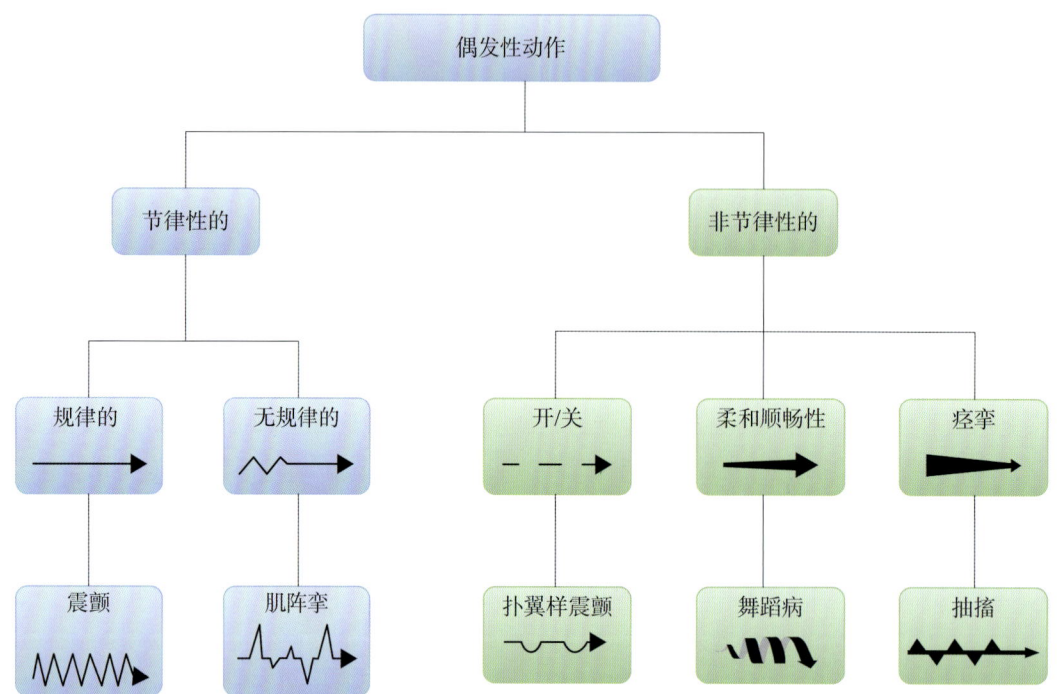

图 4.1 急性运动障碍的特征

巴胺受体拮抗剂也可引起帕金森病。然而，这些药物多数更经常引起震颤而不是经典的帕金森病特征（表 4.3）。帕金森综合征（与帕金森病不同）通常还有其他疾病相关的临床特征，包括进行性核上性麻痹、多系统萎缩、路易体痴呆、皮质基底节变性和额颞叶痴呆。面部表情和瞬目显著减少。小脑性共济失调和直立性低血压是帮助排除典型帕金森病的临床线索。

多动症状预示着一些非常不寻常的疾病，如舞蹈病、抽动症、手足徐动症、肌张力障碍、震颤和抽搐。ICU 中运动障碍的常见原因见表 4.2。舞蹈病是一种流畅、无目的的运动，幅度较大；当涉及近端肌肉，或者变得更加极端时，被归类为颤搐。患者有时将舞蹈病描述为一种四肢不受控制地移动的感觉，如木偶一样。肌阵挛是一种持续的肌肉痉挛运动，通常伴随着不规则的扭曲和持续的姿势。破伤风是罕见的，但最常见的表现是由咬肌痉挛引起的牙关紧闭。严重的僵硬和痉挛也会影响躯干肌与

表 4.1 急性帕金森病的病因

结构性
卒中
硬膜下血肿
脑积水
脑桥中央髓鞘溶解
药物诱导
抗精神病药物（包括非典型药物）
抗癫痫药物
抗抑郁药物
化疗药物
胺碘酮

表 4.2 ICU 患者运动障碍的原因分析

结构性
急性卒中
自身免疫性脑病
肿瘤并发脑病
药物及中毒性
神经阻滞剂
昂丹司琼
代谢性
电解质极度紊乱（罕见）

四肢肌。痉挛是由破伤风痉挛毒素（tetanospasmin）在脊髓内抑制了γ-氨基丁酸（GABA）和促进甘氨酸的释放所导致的。

震颤被定义为主动肌群和拮抗肌群有规律的、有节奏的、正弦活动，导致关节周围的往复振荡运动。震颤可分为静止性震颤（无肌肉活动）和运动性震颤（伴有肌肉收缩）。在ICU中，引发震颤的原因也各不相同（详见表4.3）。常见的引起震颤的因素包括酒精或阿片类药物戒断、近期使用药物（如苯妥英、丙戊酸钠、胺碘酮、多巴胺受体阻滞剂和免疫抑制药等），这些药物可显示出特征性的震颤，尤其是手部震颤（虽然头部震颤不明显）。震颤可见于药物性或血管性帕金森病合并多发性梗死的下肢痉挛性疾病。下颌震颤在危重疾病中很常见，每个神经科医师都见过这种情况（但很少有合理的解释）。在ICU中长期住院和有多器官疾病的患者经常出现手部震颤，震颤后续会消失。

表4.3　ICU患者震颤的原因

结构性
小脑病变（意向性震颤）
中脑损伤（乡村震颤）
药物及中毒性
激动剂
多巴胺能药物
丙戊酸钠
胺碘酮
环孢霉素
他克莫司
锂

肌阵挛是一种反复的、不规则的快速的肌肉运动，常涉及多个肌群，通常会使肢体产生运动。有人称其为"正性"或"负性"肌阵挛。当正性时，原因是单个肌肉拮抗肌一组肌肉的收缩。负性肌阵挛（扑翼样震颤）表现为肌肉张力的短暂中断，瞬间出现收缩的间歇，因此最易在主动维持姿势的肌肉中观察到。事实上，术语"扑翼样震颤"表示无法维持姿势。尽管它与抽搐十分相似，但术语"抽搐震颤"（偶尔由内科医师使用）本质上是不准确的——既没有手抖，也没有震颤。它也没有描述脚、脸和舌头的运动。

肌阵挛是一种短暂的、闪电般的、突然的运动，持续时间通常不到100毫秒。肌阵挛可为局灶性、全身性、多灶性或轴向性。ICU中肌阵挛的病因见表4.4[16]。肌阵挛是ICU最常见的运动障碍之一，是药物治疗或脑或器官损伤的结果（表4.1）。肌阵挛通常是间歇性的，但也可以持续存在，起源于大脑皮质、脑干或脊柱。肌阵挛可能与动作性震颤（主动性、随着震颤幅度增加而接近目标）、姿势性震颤（运动开始和结束时的震颤）或明显反跳（手或肢体保持某一特定姿势时引起的不规律运动暴发）有关。它可以在伸舌头和噘起嘴唇时看到。虽然扑翼样震颤和肌阵挛症状都很常见，但它们很少被发现。长期高碳酸血症、肾脏疾病或肝脏疾病的患者可能有这些运动，只有当肝、肾或肺功能改善时，这些运动才会消失。脊髓节段性肌阵挛起源于脊髓，阵挛影响由一个或两个相邻的脊髓节（肌组）

表4.4　ICU中肌阵挛的病因

结构性
缺氧缺血性脑病
病毒性脑炎
副肿瘤或自身免疫性脑炎
药源性
抗生素（喹诺酮类、头孢菌素类）
奥氮平
阿片类药物
毒药
5-羟色胺综合征
锂
重金属中毒
代谢性
肝衰竭
肾衰竭
低钙血症
低钠血症
低镁血症

支配的肌肉。轴向肌阵挛是颈部和躯干肌肉的肌阵挛，导致关节僵硬，也导致手臂外展和髋部僵硬。它起源于脊髓-本体感觉脊髓纤维。这种现象主要在脊髓损伤后出现，最常见的情况是在入睡过渡时发生。肌阵挛通常是刺激敏感和有节奏的（1～3 Hz），在睡眠和清醒时都可能发生。肌阵挛不能自主控制。当运动开始时出现肌阵挛，称为动作性肌阵挛，最常见于心肺复苏后缺氧性脑病[17-20]。

如果不能迅速解决，运动障碍会导致严重的潜在后果。长时间僵硬导致横纹肌溶解，引起肌酸激酶轻度升高（在几百单位），看起来接近正常，但随后数据可能升高至数千甚至上万。过高的肌酸激酶水平和脱水（可通过尿素氮/肌酐比值判断）会导致肌酐值进一步恶化，甚至引起急性肾损伤和少尿[21]。因此，监测尿量（和颜色）对低动能患者至关重要。

另一个主要问题是胸廓起伏受限，导致肺不张和低氧血症。一般来说，限制性肺部疾病始于严重僵硬和明显的运动迟缓。肺功能研究表明，左旋多巴给药后，患者潮气量会有所改善。而急性呼吸衰竭伴呼吸困难可在多巴胺激动剂停药后24小时内发生。帕金森综合征患者吞咽延迟常伴误吸事件发生。明显的吞咽困难并不是帕金森病的特征，而是更典型地出现在伴有帕金森综合征的神经退行性疾病中。吞咽困难，分泌物清除困难，导致急性黏液堵塞和直接误吸，迅速引发肺炎或急性呼吸窘迫综合征。正是这些并发症使治疗这些疾病变得至关重要。由于恢复迟缓，长期卧床很容易导致压疮、深静脉血栓和肺栓塞。因此，只有充分对症支持并迅速逆转危险因素，才能获得良好预后[22]。

一旦运动障碍变得明显，必须重新考虑一些因素。突发运动障碍（如肌张力障碍、舞蹈病或手足徐动症）可能是由继发因素引起的。药物过量中毒是常见原因之一。所有药物引起的运动障碍都具有自限性，几乎所有抗精神病药物都能引起帕金森病，氯氮平和喹硫平是唯二没有这些潜在副作用的药物。大剂量止吐剂（如甲氧氯普胺、普鲁氯嗪和异丙嗪）等多巴胺阻滞类药物，也会引起帕金森综合征表现。

关注异常运动

一些综合征性运动障碍多见于脑损伤。而其他一些运动障碍则明显与药物相关，与药物用量过大、过少或在短时间内快速调整有关。

肌阵挛状态

神经重症医师通常会看到严重的肌阵挛，许多有严重缺血缺氧性脑病的患者表现为严重而持续的肌阵挛。它不会被忽视，也容易治疗，但经常被误诊为惊厥性癫痫持续状态。短暂肌肉收缩，振幅小，与强直阵挛性发作完全不同，在缓解期也可见。这些动作通常是混乱和无节奏的。肌阵挛是由多个皮质层的严重破坏和持续去抑制化导致的（类似于伴有晕厥的肌阵挛，但连续）。肌阵挛对触觉和声音敏感，起源于基底节区、脑干或脊髓，在严重缺血缺氧性脑病中，所有这些部位都可能受累[23-25]。昏迷患者肌阵挛性癫痫持续状态是预后不良的一个强有力指标，因为：①皮质损伤广泛和严重；②长时间复苏经常会造成全身器官损伤。肌阵挛状态应与孤立性肌阵挛抽搐、其他类型的癫痫发作和Lance-Adams肌阵挛相区分。Lance-Adams综合征常发生在呼吸停止后，苏醒后变得明显[26,27]。

药物性肌阵挛可在首剂时或中毒剂量时出现。选择性血清素再摄取抑制剂、锂可引发患者肌阵挛状态。神经专科医师应询问锂使用情况，必要时检测锂水平以排除这种可能性。服用锂的患者可变得焦躁不安，出现肌束震颤和小脑功能障碍，最初可能表现为舞蹈样运动。当血清锂水平达到3.5 mEq/L（相当于正常范围的3倍剂量），将并发癫痫发作与昏迷。锂中毒可能表现为眼部肌阵挛及轴性肌阵挛等。肌阵挛是锂中毒的一种未被充分认识的表现。锂可能会永久损害皮质和基底神经节。全身性肌阵挛常见于急性代谢紊乱，但通常见于终末期器官衰竭，如肝脏和肾脏疾病。它也见于高钠血症、低镁血症和非酮症高血糖。较少见的原因包括热射病、减压病和农药暴露。

牙关紧闭症

牙关紧闭症是一种新近被认识到的症状（先前

与破伤风相关),与自身免疫性脑炎中的运动障碍关系密切[28,29]。但它很少单独出现,常伴有肌张力障碍性喉痉挛,是头颈癌的一个已知并发症[30]。在多发创伤中,它可以与下颌骨或颧弓的骨折或脱位一并出现。牙关紧闭症可能是药物不良反应(如吩噻嗪类、甲氧氯普胺、三环抗抑郁药),也可能是咽部周围胀肿或其他胀肿的结果。

急性肌张力障碍反应

肌张力障碍特征是肢体保持一种持续的姿势。有持续而规律的痉挛,但痉挛间歇张力正常。患者的四肢和躯干可能会出现奇怪的姿势。这有助于区分全身性肌张力障碍和局灶性肌张力障碍,并确定肌张力障碍是否发生在静止状态。眼球偏移或动眼危象指的是与颈部向后或向侧弯曲、偶尔伴有吐舌头的一种扭转痉挛症状。眼睛可能会向上、向侧面或向下偏斜几分钟,并且只能通过努力短暂地纠正。药物引起的动眼危象通常可以通过停药解决。诱发动眼危象(和诱发口腔运动障碍)的药物包括吩噻嗪类药物和许多抗精神病药物,但也包括卡马西平、加巴喷丁、锂、昂丹司琼,也许最多见的是甲氧氯普胺。然而,动眼危象也发生在严重神经系统疾病中,如双侧丘脑梗死、多发性硬化症和颅脑创伤。急性肌张力障碍,应考虑Wilson病,尤其是当患者年龄处于20~30岁。此外,还包括人为微笑(即嘴唇牵拉内缩)和蓝眼睛出现褐色虹膜。诊断试验包括血清铜蓝蛋白水平降低(5%的患者正常),裂隙灯下Kayser-Fleischer环及磁共振成像基底节和皮质高信号。最近,公认的自身免疫性脑炎经常表现出复杂的运动障碍,如震颤、肌阵挛、舞蹈病、运动障碍、肌张力障碍和帕金森综合征。高动力运动障碍在年轻患者中更常见,而低动能运动障碍,如帕金森病,在老年患者中更常见。

痉挛状态

这种疾病在临床上被认为是多肌群的持续收缩,并可能导致重复的扭转运动或不寻常的姿势[31]。它可能会迅速导致肌肉损伤或关节过度拉伸引起的疲劳和疼痛。当累及肩部、面部或口咽肌时,会成为神经危重症[32]。牙关紧闭症可以导致严重颌骨脱位,并且通常伴有侧屈或极端后伸的情况。患者经常做极端的鬼脸,或处于窘迫状态,而不是疼痛(图4.2)。下颌肌张力障碍和声门紧闭是ANNA-2自身免疫性疾病常见的伴随症状,且

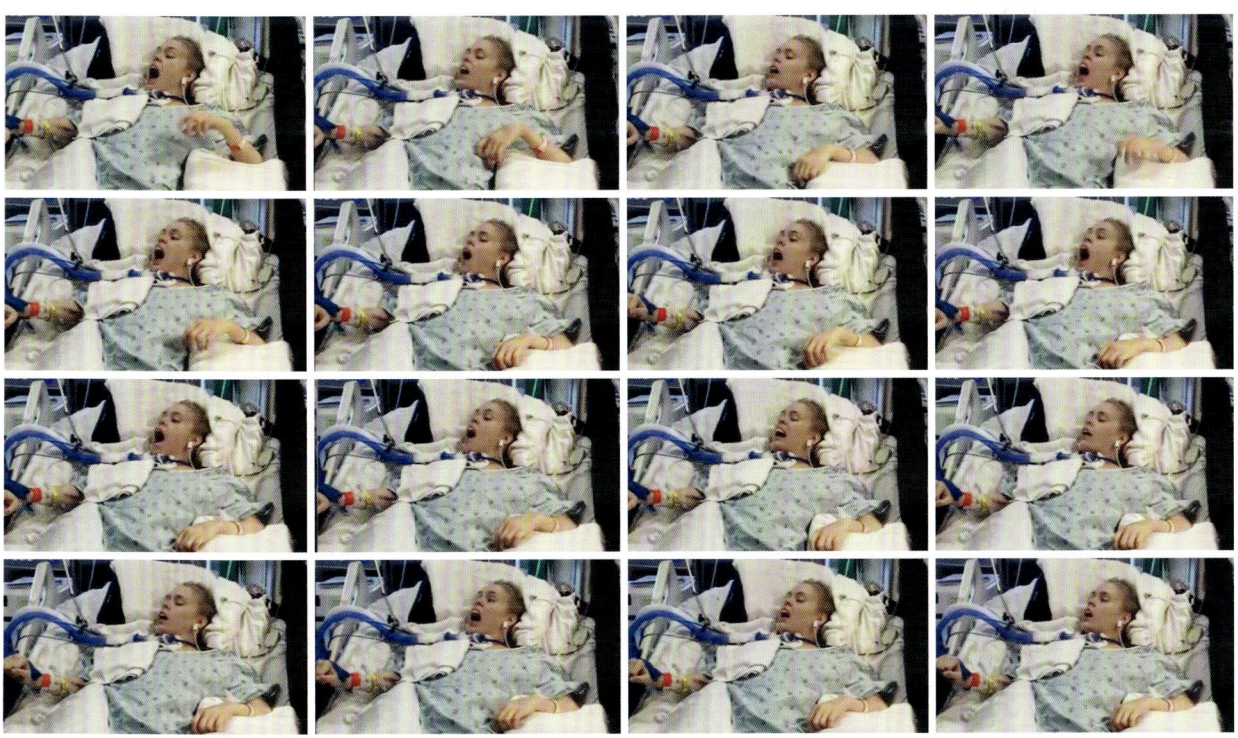

图4.2 抗NMDAR脑炎患者口咽部肌张力障碍和肌张力异常姿势

发病率不低。当发作频率增加时,可考虑气管切开。在气管切开术后,声门痉挛仍然持续[33]。已知局灶性肌张力障碍患者(如感染、突然停药)也可能因药物反应或病情恶化而发生。氟哌啶、多巴胺受体阻滞剂、氯氮平和髓内巴氯芬泵失效都是已知的触发因素。首先采取的措施是插管和镇静,特别是当患者表现出咽、喉和膈肌张力障碍时。使用晶体液进行液体复苏,低温毯或冷却垫控制体温。最初的24～48小时可以使用神经肌肉阻滞药物。肌张力增高最好口服或静脉给予安定,剂量为3～5 mg/kg,每次给药3小时,可辅以静脉滴注咪达唑仑或劳拉西泮。加巴喷丁和巴氯芬同时口服[34]。肌酸激酶水平是最好的监测指标,治疗后很快缓解。初始肌酸激酶水平可高达10 000 U/L。联合使用抗癫痫药物一般无效。急性张力障碍反应通常通过静脉或口服抗胆碱能药物(苯托品)或抗组胺药(苯海拉明)治疗。其他实验室检查,包括酸中毒、高钾血症、低钙血症和血尿素氮水平可能异常。

阵发性交感风暴(自主神经风暴)

最初的显著症状是突发极度僵硬,对常规护理的刺激过度敏感[35,36],心率(>140次/分)和呼吸(>30次/分)远超正常范围,可能会伴有大汗淋漓,甚至浸湿床单。这些阵发性交感神经亢进或自主神经风暴的临床特征同时发生,若不治疗,每天会发生多次且持续数天。令人惊讶的是,阵发性交感神经兴奋(paroxysmal sympathetic hyperactivity,PSH)仍未被重视,因此没有得到有效干预,因为它不被视为需要特殊治疗的疾病。这看起来很糟糕,对患者来说也很糟糕,因为这些发作会导致颅内压明显增高。潜在地,当PSH得不到治疗时,肌张力障碍的严重程度会导致肌肉挛缩,使后续康复变得困难。

"交感风暴"在严重急性脑损伤患者中很常见[37-41]。最常见于严重弥漫性轴索损伤的年轻昏迷患者,也存在于严重缺血缺氧性脑病患者,严重的急性脑干损伤(原发性脑干损伤、大面积缺血区域伴急性基底动脉栓塞或脑桥出血)和基底节出血群体[42]。PSH的发作可能在急性阶段和严重损伤的患者中出现,但PSH也可能在一段时间后才显现出来。

主要临床特征为自主神经活动的阵发性发作。患者出现心动过速、高血压(脉压升高)、呼吸急促和大汗,表现为瞳孔扩张、毛囊竖起和皮肤潮红。最明显的症状是肌肉僵硬,这种僵硬是平滑的(铅管样),而不是变化的(齿轮样),也可能呈现出肌张力障碍性姿势。患者四肢活动或弯曲困难,也可能影响身体轴向肌肉运动。

神经阻滞剂恶性综合征

神经阻滞剂(如甲氧氯普胺、哌啶醇、异丙嗪等)可引起类似帕金森综合征。神经阻滞剂恶性综合征(neuroleptic malignant syndrome,NMS)的发生率在使用这些药物的患者中发生率从0.02%到3%不等,不可忽略[43,44]。NMS最常见于抗精神病药物(如氟哌啶醇、氟哌噻嗪),但也可能发生于非典型抗精神病药物(如氯氮平、利培酮、奥氮平)和止吐药物(如甲氧氯普胺、异丙嗪)。常见的诱发因素是最初高剂量使用,近期大剂量增加,以及对首剂药物的反应。同时使用锂可能会增加风险。发热、强直、横纹肌溶解和自主神经异常体征,如心动过速、呼吸急促和大汗,是主要症状。这几乎与帕金森综合征-高热综合征相同。患者常表现为发热和肌肉僵硬并伴血清肌酸激酶显著增加,高达10 000 U/L。发热和脱水会导致其他实验室检查异常,包括低钙血症、低镁血症和高钠血症。这种疾病与罕见的恶性高热部分重叠,如果已知基因突变,通常可以提前预防这种疾病[45]。具有RYR1(瑞安霉素受体1)的特定突变,较少见的情况还包括CACNA1S(钙通道,电压依赖性,L型,α1S亚单位)和STAC3(SH3和富含半胱氨酸结构域3)的患者存在威胁生命的恶性高热反应风险。此外,任何有先天性肌病的患者都有风险[46]。暴露于诱导麻醉剂下的骨骼肌细胞可引起大量肌肉痉挛和挛缩、大量横纹肌溶解、高钾血症、急性肾衰竭和致命性心律失常[47]。

5-羟色胺综合征

5-羟色胺综合征是一种迅速增多但仍未得到充分认识的疾病(表4.5)。目前被广泛使用的选择性5-羟色胺再摄取抑制剂(selective serotonin reuptake inhibitors,SSRI)药物,如舍曲林、氟西汀、氟伏沙明、帕罗西汀和西酞普兰，可能引发该综合征[48]。加重药物有锂、丙戊酸盐、止吐剂如昂丹司琼、甲氧氯普胺，以及最近发现的阿片类药物。其他抗抑郁药，如曲唑酮或丁螺环酮，在症状最初较轻时可能会加重该综合征。5-羟色胺综合征的发生很少见，但通常被归因于丁氨苯丙酮的摄入。丁氨苯丙酮是一种常用的抗抑郁药，也用于戒烟。它选择性地抑制神经元对多巴胺和去甲肾上腺素的再摄取，并可能间接影响5-羟色胺受体。大剂量药物会引起心动过速、口齿不清、皮肤干燥、共济失调和癫痫发作。目前，丁氨苯丙酮的5-羟色胺效应仍存在争议。

表 4.5　ICU 中引起和加重 5-羟色胺综合征的药物（联合用药更常见）

疼痛治疗
阿片类药物（如芬太尼）
精神科治疗
选择性5-羟色胺抑制剂
5-羟色胺-去甲肾上腺素再摄取抑制剂
三环抗抑郁药
盐酸丁螺环酮
单胺氧化酶抑制剂
毒品
3,4-亚甲二氧基甲基苯丙胺
麦角酰二乙胺
安非他命
可卡因

5-羟色胺综合征可能在服用5-羟色胺再摄取抑制剂的数天内发生，这是由于共同摄入一种降低其清除能力的药物（血清素综合征很少被纳入老年患者的鉴别诊断，因为急性躁动可归因于先前存在的痴呆）。死亡率很高，因为疾病可导致代谢性酸中毒、横纹肌溶解、急性肝衰竭和肾衰竭。极端的情况下，还会导致弥散性血管内凝血。除非停药，否则患者病情难以好转。肌阵挛经常导致患者出现过度活跃（主要是在腿部），明显僵硬伴有全身反射亢进、发热和白细胞增高。芬太尼是该综合征的一个未被认识到的触发因素，一些患者甚至意外使用芬太尼，使该综合征恶化。5-羟色胺综合征的预后通常较好。

帕金森病的急性紧急情况

急性帕金森病的病因详见表4.1。主要表现为急性运动障碍。急性运动障碍与高热有关，也被称为帕金森-高热综合征，甚至是运动危象[49,50]。急性帕金森综合征也被描述为急性毒素中毒（有机磷、甲氟膦酸异丙酯、氰化物和甲醇）。常见原因如突然停药或近期手术（通常多见于接受骨科手术的老年患者中）。该综合征也影响橄榄体脑桥小脑萎缩患者。临床特征是核心温度升高，可能达40℃。有明显的僵硬和自主神经活动异常。自主神经异常通常难发现，但心动过速、出汗、肠道蠕动障碍，甚至肠梗阻、明显的血压变化等容易发现，所有这些都与骨骼肌不断收缩导致的横纹肌溶解有关[43]。此外，横纹肌溶解可导致弥散性血管内凝血。左旋多巴戒断综合征、抗精神病药物恶性综合征和恶性高热症的唯一区别是基于潜在共病（如已知的帕金森病、精神分裂症和肌肉病变等）。

一个主要的议题是帕金森病相关脑积水，迅速恶化的帕金森病合并急性脑积水相关报道已发表。运动障碍可因分流而改善，但并非所有患者都如此。急性步态冻结也被报道与黑质等急性卒中有关，但这些是特殊情况。

急性斜颈

由感染扩散引起的炎症导致寰枢关节非外伤性半脱位可引起急性斜颈（也称为 Grisel 综合征）[51-56]。它在儿童中很常见，但也可能发生在成人中，少有神经科医师熟悉这种综合征。查体时，下巴下垂并偏向一侧。CT显示明显的 C1—C2 旋转半脱位。治疗包括抗生素（通常在扁桃体炎切除术后）和肌松剂的使用。颈椎肿瘤和后窝肿瘤也与斜颈密切相关。

功能性运动障碍

令人惊讶的是，功能性运动障碍在 ICU 中并不罕见。这些紧急情况通常发生在择期手术后、过量服药后或重大行为暴发后[57]。需要进行仔细查体，并与同事讨论，以帮助确诊。线索是运动障碍，当患者未被视频监控时,这些表现难以捕捉。诊断标准包括:①突然发病;②特殊的、变化的特征和动作组合;③伴随疲劳和精力耗竭;④转移注意力时消失;⑤惊吓反应后加重;⑥对安慰剂或建议存在反应;⑦自行缓解;⑧肢体轻伤;⑨先前有心理或情绪障碍的评估病史。

更多思考

这是真的吗?这是任何新发(意外的)运动障碍的患者经常听到的。任何疯狂的"扑动与颤抖"患者都会被注意,但讽刺的是运动不足引起的急性低动能也属于运动障碍的一种。事实上,它要危险得多。

在急诊科出现新的运动障碍需要立即进行神经学评估。许多神经科医师首先会描述异常运动的特征(运动不足或运动过度),事实上,正如前面提到的,他们应该问自己这是否会伤害患者。其中一些异常的运动障碍可以作为一场"风暴",发展成一种严重的(甚至危及生命的)疾病。认识到紧迫性至关重要,应紧急干预。先开放气道后,严重喉痉挛患者可尝试 50 mg 苯海拉明Ⅳ或 4 mg 苯托品,通常情况下,患者 48 小时可以拔管。丙泊酚对抑制肌阵挛最有效。不断升级的抗癫痫药物在这种情况下很少起作用,只会浪费时间。在许多其他情况下,识别药物副作用并停止使用可以起到诊断和治疗的作用。但有时候,治疗(如逐渐增加苯二氮䓬类药物)会比运动障碍本身更为严重,因此需要权衡利弊。

我们见过一些丙泊酚引起神经兴奋的案例。与这些事件相关的运动强烈暗示抽搐活动,但事实并非如此。这些通常是健康的年轻患者,他们在清醒镇静下接受择期手术,镇静后出现短暂但反复的运动活动和意识受损,需要大量医务工作者,来保护患者免受伤害。短期使用右美托咪定可产生奇效[58]。

提示和要点

- 问问自己:什么在抽动?在哪里抽动?有规律还是无规律,最终是否规律?是不规则的吗?开关状态如何?流畅或持续僵直?
- 低动能可能比高动能更具危险性。
- 喉痉挛和牙关紧闭可能会阻塞气道,危及生命。
- 发现潜在的药物副作用应立即停药。
- 有时不能使用抗帕金森药物可能导致反常的临床表现。
- 强直可能会导致横纹肌溶解,以致肌酸激酶增高。
- 在复苏室偶尔会遇到"丙泊酚狂躁症",右美托咪定有奇效。

参考文献

[1] De Witte J, Sessler DI. Perioperative shivering: physiology and pharmacology. Anesthesiology. 2002;96:467 - 84.

[2] Eberhart LH, Doderlein F, Eisenhardt G, et al. Independent risk factors for postoperative shivering. Anesth Analg. 2005;101: 1849 - 57.

[3] Mathews S, Al Mulla A, Varghese PK, Radim K, Mumtaz S. Postanaesthetic shivering — a new look at tramadol. Anaesthesia. 2002;57:394 - 8.

[4] Rollins N, Pride GL, Plumb PA, Dowling MM. Brainstem strokes in children: an 11-year series from a tertiary pediatric center. Pediatr Neurol. 2013;49:458 - 64.

[5] Saposnik G, Caplan LR. Convulsive-like movements in brainstem stroke. Arch Neurol. 2001;58:654 - 7.

[6] Dewey RB Jr, Jankovic J. Hemiballism-hemichorea. Clinical and pharmacologic findings in 21 patients. Arch Neurol. 1989;46:862 - 7.

[7] Gandhi SE, Newman EJ, Marshall VL. Emergency presentations of movement disorders. Pract Neurol. 2020;20(4):practneurol - 2019 - 002277.

[8] Kipps CM, Fung VS, Grattan-Smith P, de Moore GM, Morris JG. Movement disorder emergencies. Mov Disord. 2005;20:322 - 34.

[9] Schaefer SM, Rostami R, Greer DM. Movement disorders in the intensive care unit. Semin Neurol. 2016;36:607 - 14.

[10] Cossu G, Colosimo C. Hyperkinetic movement disorder emergencies. Curr Neurol Neurosci Rep. 2017;17:6.

[11] Poston KL, Frucht SJ. Movement disorder emergencies. J Neurol. 2008;255(Suppl 4):2 - 13.

[12] Robottom BJ, Factor SA, Weiner WJ. Movement disorders emergencies. Part 2: hyperkinetic disorders. Arch Neurol. 2011;68:719-24.

[13] Robottom BJ, Weiner WJ, Factor SA. Movement disorders emergencies. Part 1: Hypokinetic disorders. Arch Neurol. 2011;68:567-72.

[14] Schilder JC, Overmars SS, Marinus J, van Hilten JJ, Koehler PJ. The terminology of akinesia, bradykinesia and hypokinesia: past, present and future. Parkinsonism Relat Disord. 2017;37:27-35.

[15] Ahlskog JE. The Parkinson's Disease Treatment Book: Partnering with Your Doctor to Get the Most from Your Medications. 2nd ed. New York: Oxford University Press; 2015.

[16] Bhowmick SS, Lang AE. Movement disorders and renal diseases. Mov Disord Clin Pract. 2020;7:763-79.

[17] Freund B, Kaplan PW. Differentiating Lance-Adams syndrome from other forms of postanoxic myoclonus. Ann Neurol. 2016;80:956.

[18] Gupta HV, Caviness JN. Post-hypoxic myoclonus: current concepts, neurophysiology, and treatment. Tremor Other Hyperkinet Mov (N Y). 2016;6:409.

[19] Levy A, Chen R. Myoclonus: pathophysiology and treatment options. Curr Treat Options Neurol. 2016;18:21.

[20] Marcellino C, Wijdicks EFM. Posthypoxic action myoclonus (the Lance-Adams syndrome). BMJ Case Rep. 2020;3(4):e234332.

[21] Jankovic J, Penn AS. Severe dystonia and myoglobinuria. Neurology. 1982;32:1195-7.

[22] Mizuno Y, Takubo H, Mizuta E, Kuno S. Malignant syndrome in Parkinson's disease: concept and review of the literature. Parkinsonism Relat Disord. 2003;9(Suppl 1):S3-9.

[23] Callaway CW. Neuroprognostication postcardiac arrest: translating probabilities to individuals. Curr Opin Crit Care. 2018;24:158-64.

[24] Freund B, Kaplan PW. Myoclonus after cardiac arrest: where do we go from here? Epilepsy Curr. 2017;17:265-72.

[25] Mikhaeil-Demo Y, Gavvala JR, Bellinski II, et al. Clinical classification of post anoxic myoclonic status. Resuscitation. 2017;119:76-80.

[26] Aicua Rapun I, Novy J, Solari D, Oddo M, Rossetti AO. Early Lance-Adams syndrome after cardiac arrest: prevalence, time to return to awareness, and outcome in a large cohort. Resuscitation. 2017;115:169-72.

[27] Lance JW, Adams RD. The syndrome of intention or action myoclonus as a sequel to hypoxic encephalopathy. Brain. 1963;86:111-36.

[28] Blomme L, Van de Velde K. Trismus as a presenting symptom in a case of progressive encephalopathy with rigidity and myoclonus. Case Rep Neurol. 2019;11:132-6.

[29] Swayne A, Tjoa L, Broadley S, et al. Antiglycine receptor antibody related disease: a case series and literature review. Eur J Neurol. 2018;25:1290-8.

[30] van der Geer SJ, van Rijn PV, Roodenburg JLN, Dijkstra PU. Prognostic factors associated with a restricted mouth opening (trismus) in patients with head and neck cancer: systematic review. Head Neck. 2020;42:2696-721.

[31] Allen NM, Lin JP, Lynch T, King MD. Status dystonicus: a practice guide. Dev Med Child Neurol. 2014;56:105-12.

[32] Weiner WJ, Goetz CG, Nausieda PA, Klawans HL. Respiratory dyskinesias: extrapyramidal dysfunction and dyspnea. Ann Intern Med. 1978;88:327-31.

[33] Pittock SJ, Parisi JE, McKeon A, et al. Paraneoplastic jaw dystonia and laryngospasm with antineuronal nuclear autoantibody type 2 (anti-Ri). Arch Neurol. 2010;67:1109-15.

[34] Narayan RK, Loubser PG, Jankovic J, Donovan WH, Bontke CF. Intrathecal baclofen for intractable axial dystonia. Neurology. 1991;41:1141-2.

[35] Lemke DM. Riding out the storm: sympathetic storming after traumatic brain injury. J Neurosci Nurs. 2004;36:4-9.

[36] Lemke DM. Sympathetic storming after severe traumatic brain injury. Crit Care Nurse. 2007;27:30-7. quiz 38.

[37] Perkes I, Baguley IJ, Nott MT, Menon DK. A review of paroxysmal sympathetic hyperactivity after acquired brain injury. Ann Neurol. 2010;68:126-35.

[38] Perkes IE, Menon DK, Nott MT, Baguley IJ. Paroxysmal sympathetic hyperactivity after acquired brain injury: a review of diagnostic criteria. Brain Inj. 2011;25:925-32.

[39] Scott RA, Rabinstein AA. Paroxysmal sympathetic hyperactivity. Semin Neurol. 2020;40:485.

[40] Thomas A, Greenwald BD. Paroxysmal sympathetic hyperactivity and clinical considerations for patients with acquired brain injuries: a narrative review. Am J Phys Med Rehabil. 2019;98:65-72.

[41] Wijdicks EFM. Brain storming in brain trauma. Neurocrit Care. 2020;32:620-3.

[42] Siu G, Marino M, Desai A, Nissley F. Sympathetic storming in a patient with intracranial basal ganglia hemorrhage. Am J Phys Med Rehabil. 2011;90:243-6.

[43] Granner MA, Wooten GF. Neuroleptic malignant syndrome or parkinsonism hyperpyrexia syndrome. Semin Neurol. 1991;11:228-35.

[44] Guneysel O, Onultan O, Onur O. Parkinson's disease and the frequent reasons for emergency admission. Neuropsychiatr Dis Treat. 2008;4:711-4.

[45] Ruffert H, Bastian B, Bendixen D, et al. Consensus guidelines on perioperative management of malignant hyperthermia suspected or susceptible patients from the European Malignant Hyperthermia Group. Br J Anaesth. 2020;125:133.

[46] Kynes JM, Blakely M, Furman K, Burnette WB, Modes KB. Multidisciplinary perioperative care for children with neuromuscular disorders. Children (Basel). 2018;Sept 12.

[47] van den Bersselaar LR, Snoeck MMJ, Gubbels M, et al. Anaesthesia and neuromuscular disorders: what a neurologist needs to know. Pract Neurol. 2020;Oct 27.

[48] Brosen K, Naranjo CA. Review of pharmacokinetic and pharmacodynamic interaction studies with citalopram. Eur Neuropsychopharmacol. 2001;11:275–83.

[49] Manji H, Howard RS, Miller DH, et al. Status dystonicus: the syndrome and its management. Brain. 1998;121(Pt 2):243–52.

[50] Onofrj M, Thomas A. Acute akinesia in Parkinson disease. Neurology. 2005;64:1162–9.

[51] Bhattacharya D, Choudhari KA. 'Idiopathic' torticollis: have you ruled out a spinal tumour? Br J Hosp Med (Lond). 2008;69:412–3.

[52] Gourin CG, Kaper B, Abdu WA, Donegan JO. Nontraumatic atlanto-axial subluxation after retropharyngeal cellulitis: Grisel's syndrome. Am J Otolaryngol. 2002;23:60–5.

[53] Kumandas S, Per H, Gumus H, et al. Torticollis secondary to posterior fossa and cervical spinal cord tumors: report of five cases and literature review. Neurosurg Rev. 2006;29:333–8. discussion 338.

[54] Morgante F, Edwards MJ, Espay AJ. Psychogenic movement disorders. Continuum (Minneap Minn). 2013;19:1383–96.

[55] Samuel D, Thomas DM, Tierney PA, Patel KS. Atlanto-axial subluxation (Grisel's syndrome) following otolaryngological diseases and procedures. J Laryngol Otol. 1995;109:1005–9.

[56] Welinder NR, Hoffmann P, Hakansson S. Pathogenesis of non-traumatic atlanto-axial subluxation (Grisel's syndrome). Eur Arch Otorhinolaryngol. 1997;254:251–4.

[57] Chatterjee SS, Das S, Gupta S, Bhattacharya S. "The twisted mind" — psychogenic dystonia in an adolescent, responding to antidepressant therapy. Shanghai Arch Psychiatry. 2018;30:133–4.

[58] Carvalho DZ, Townley RA, Burkle CM, Rabinstein AA, Wijdicks EFM. Propofol Frenzy: Clinical Spectrum in 3 Patients. Mayo Clin Proc. 2017;92:1682–7.

第 5 章 相似的、误导性的和混杂的表现

Mimickers, Misleads, and Confounders

李瑞 译，奚才华 审校

神经科或许是唯一一个需要考官格外担心临床查体是否准确的专科，因为可能还有其他干扰因素。当检查的某些部分与传统定位标准不符时，问题就出现了。那么，哪些情况会让我们感到困惑呢？一些其他因素，如药物、毒素或实验室异常值，可能会与脑部损伤的神经学发现相仿，这些"伪装者"会给诊断"搅浑水"。患者常常比预期更容易疲倦，或在某些干预措施后恢复不佳。给患者使用的药物可能有明显的镇静作用，其对反应性的持久影响通常会干扰神经科医师的评估。当涉及药物诱发的神经症状时，相应药物的种类几乎无穷无尽。有些药物与运动障碍（震颤、肌阵挛、运动失调或不明显的运动障碍）或无法行走、肌肉张力改变（弛缓或痉挛）密切相关。在其他情况下，新的代谢紊乱伴随神经症状，可自行产生神经学症状或使先前的症状恶化。例如，严重的高血糖可能会加重已经存在的偏瘫或失语症。由转运前医院给予的药物蓄积效应会导致新入院患者过度的镇静状态。最近，一个普遍的问题是，在直升机运输期间使用氯胺酮，可能要在几个小时后机体才能逐步清除药效。认识到这些错误，可以在几个小时或几天内给出纠正"伪装者"的解决方案（但并非总是如此，正如我们将看到的）。

从本质上讲，我们必须不断地问自己，我们的检查是否准确反映了患者的情况？良好的临床敏锐度可以提高我们的直觉，让我们意识到有些事情不对劲。而误解可能会导致过于悲观的预测，这将对检查结果评估造成严重的后果。不要因为检查而感到沮丧。当面对令人困惑的检查发现时，我们都必须整理一切可能的资源来理解它。我希望在本章中提供的是避免误诊所需的知识。为了实现这一点，我们需要考虑到药理学、神经解剖学的知识，以及体内平衡的变化如何影响大脑。

你需要了解的 ICU 药理学知识

尽管 ICU 药理学是一个极其复杂的领域，但重申一些原则仍有意义[1-3]，哪怕只是为了提醒我们，住院患者未能完全苏醒的三个最常见原因是药物（出现意外或未知的相互作用）、药物（误服过量）和药物（清除不足，通常是由于器官功能发生变化）。通常，静脉给药的药物生物利用度可达100%。对于具有零级动力学（即药物消除速率随时间恒定）的药物，可以假设在其半衰期的 5 倍情况下，药物的平均血浆浓度保持不变，并处于平台期。假设没有器官系统功能障碍，血浆浓度将在 5 个半衰期内降至零。一旦给药，药物分布遵循两室模型。第一个分布室是血管内容积和快速灌注的组织。第二个分布室是在其他组织中的分布。亲

脂性药物（如巴比妥类）更容易在脂肪组织中分布。肥胖患者的药代动力学变化很常见，并且在剂量方面存在差异。在大多数镇静剂、抗凝剂和抗微生物药物中通常使用总体重计算给药剂量。对于其他药物（如阿昔洛韦），建议使用理想体重，即使患者超重；使用真实体重可能会导致严重过量。药物相互作用可能是由药物动力学相互作用（药物 A 影响药物 B 的吸收）或药效学相互作用（药物 A 与药物 B 有加成效应）引起的。

其他重要的原则是：①加成毒性（如 2 种肾毒性药物）；②加成效应（如相似的作用方式）；③多种药物、不明病史和病情不稳定患者。急性肾衰竭患者的药物清除变化以及这些肾小球滤过性改变多见于脓毒症后，伴或不伴持续性低血压和使用升压药物。

镇静剂和镇痛剂的普遍使用已经持续了数十年。镇静比其他手段更容易控制激动的患者。不可否认，不受控制的行为会为自己带来风险：①自行拔管；②当由呼吸驱动增加而导致极高的分钟通气量时，肺损伤的风险增加；③心肌需求量增加，可能导致肌钙蛋白升高。幸运的是，重症监护界已经发起了一项行动呼吁，将剂量限制在达到效果所需的最低限度。

作为必要的额外任务，每位神经科医师现在都必须仔细审查药物清单，甚至要追溯数天之前的。"患者完全停止镇静"并不一定是令人满意的答案。"肾脏和肝功能正常"的说法可能是不正确的，而且更具体的实验室检查可能已经数天未更新或根本未检查（如很少进行的血氨检查）。药物的滞留时间比我们所认为的要久得多[4]。尽管我们已经考虑了患者的吸收、分布和药物消除的两种途径（代谢和排泄），但仍然很少能够准确评估药物相互作用、体型或年龄的影响。肾功能的变化可能会导致药物的相对过量。很难找到一种理想的镇静剂——起效快、停药后恢复快、剂量反应可预测、药物积累少、无毒性。任何重症患者的药代动力学都会有显著的变化（图 5.1）。

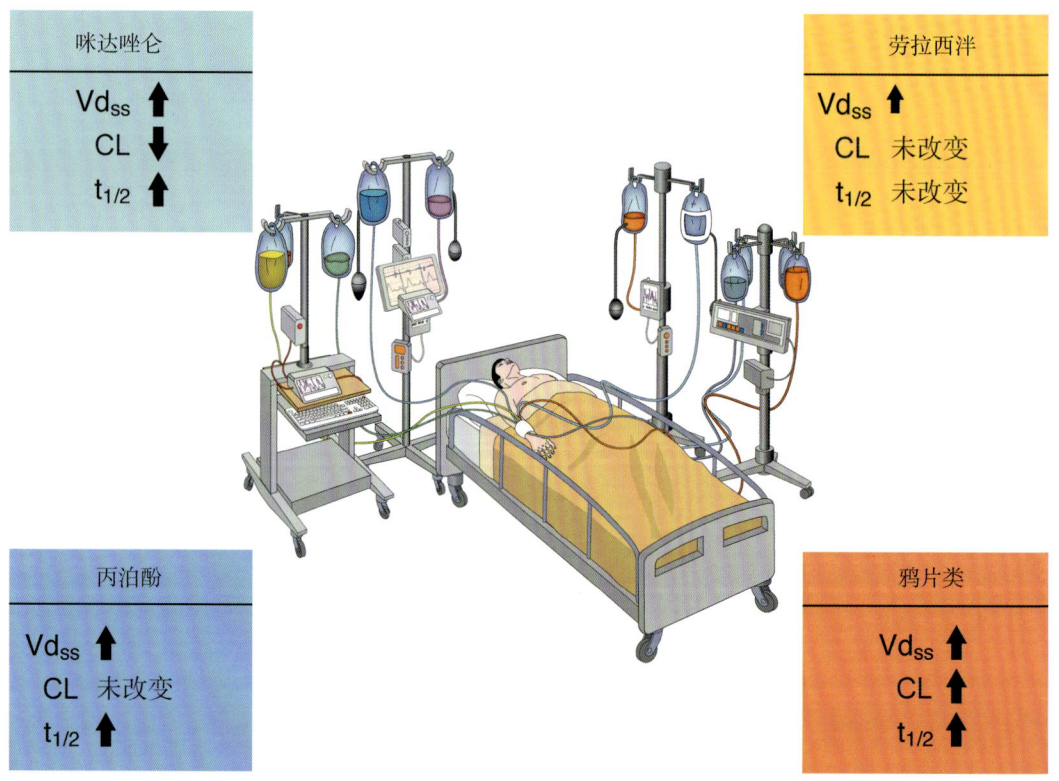

图 5.1　ICU 中常用镇痛药和镇静剂的药理学变化（Vd_{ss} 代表稳态分布容积，CL 代表清除率，$t_{1/2}$ 代表半衰期）。向上箭头表示增加，向下箭头表示减少

镇痛镇静的普遍应用

阿片类和苯二氮䓬类药物的联合使用一直存在持续的问题。在我们回顾一些常见的疑问之前，有一点很重要，即镇痛镇静药物联合使用的持续时间会影响药物的清除（图5.2）。目前对此了解得还不够充分，当然，这取决于诸如危重病情的严重程度等因素，所有延迟清除的因素都是未知的。

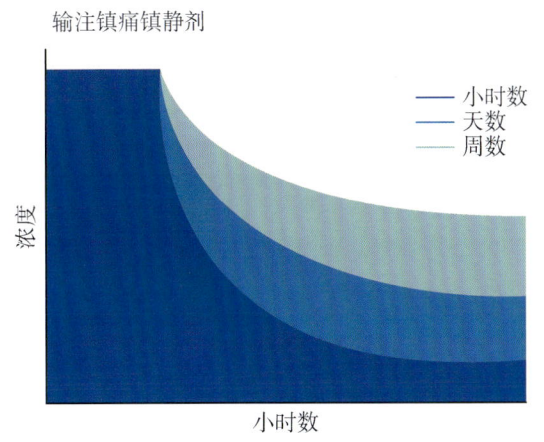

图5.2 输注时间与清除率的近似关系

医师通常会在右美托咪定和异丙酚之间进行切换。右美托咪定的作用有三个方面：镇静、镇痛和抗焦虑，峰值效应为15分钟。器官功能障碍不会改变清除率。右美托咪定的药代动力学在剂量为 $2.5\ \mu g/(kg \cdot h)$ 时是线性的，但在更高的剂量下可能会滞留，最大剂量为 $5\ \mu g/(kg \cdot h)$[5]。异丙酚的起效更快（在10~60秒），但持续时间不会超过20分钟或30分钟（请记住右美托咪定的滞留时间是异丙酚的4倍）。肾脏或肝脏疾病不会显著改变清除率，但在分布性休克患者的治疗中，肝血流减少可以降低清除率。虽然停止输注几个小时后仍有明显的药效非常罕见，但我们不能只是停止输注，等待几分钟，然后期望检查患者的结果足够可靠。然而，在许多地方，这种错误的做法并不罕见。咪达唑仑的起效时间为几分钟，药效持续时间短（30~90秒）。当肝硬化、肥胖和肾衰竭导致半衰期延长时，这种药物的镇静作用就会显著增强。咪达唑仑的活性代谢产物在肝肾功能障碍或衰竭的患者体内停留的时间更长，但排泄速度也更慢，即增加了镇静的混合效应。由于这是一种亲脂性药物，我们可以预见到，在肥胖患者和血清白蛋白水平降低的患者中会出现更长的效应时间。

常用于输注的劳拉西泮并不比咪达唑仑好多少；事实上，它的半衰期比咪达唑仑长得多（12小时），在严重肾衰竭（既往或近期）的情况下甚至会增加一倍。而且，劳拉西泮需要通过肝脏偶联代谢为无活性代谢物。不少药物都会抑制苯二氮䓬类药物的代谢并增强它们的作用。钙通道阻滞剂和细胞色素P450抑制剂（如红霉素、氟康唑）都会延长镇静时间。能够延长镇静剂和镇痛药物清除的药物列在表5.1中。

表5.1 延长镇静剂和镇痛药物清除时间的药物

药物	干扰药物
咪达唑仑	地尔硫卓、红霉素、氟康唑、雷尼替丁、维拉帕米
劳拉西泮	氯氮平、喹硫平、丙戊酸
丙泊酚	利多卡因
吗啡	西咪替丁、阿奇霉素、伊曲康唑
芬太尼	CYP 3A4 抑制剂
安定	西咪替丁、红霉素、氟西汀

注：引自 Wijdicks 和 Clark[69]。

芬太尼被广泛使用，但并不总存在正确的适应证。它几乎成了一种预期性药物（"患者一定在疼痛，所以让我们治疗疼痛"的谬论）。正如预料的那样，阿片类药物的作用（不同药物因其自身特性而异）是复杂的，没有所谓的"微小剂量"——至少对需要进行神经系统检查的神经科医师来说并非如此。总的来说，在数小时的输注后，许多镇痛剂和镇静剂的半衰期会延长一倍，而效果会持续更长的时间（右美托咪定、咪达唑仑、氯胺酮、异丙酚）。然而，芬太尼是个例外。输注时间越长，半衰期越长，而在危重病情下，清除率可能比没有器官功能障碍或血流动力学不稳定的患者低10倍[4]。这种"对神经科医师不友好"（并且极其有效）的药物芬太尼，会带来更多问题。阿片类药物通常与其他镇静剂一起用于镇痛。虽然芬太尼起效快，持续时间为1~2小时，但芬太尼的半衰期（约6小时）随着持续输注和重复用药而延长。芬太尼会在组织中积累,肾脏或肝脏疾病也会导致芬太尼的显著积累[与 CYP 3A4 抑制剂(如地尔硫卓)同时使用时会出现延长的镇静效应]。如上所述,这种药物被广泛使用,而且它的频繁使用时间长达数天("在我们停止一切治疗后,患者仍未醒来")经常会让人感到惊讶。

一旦开始联合使用镇静和镇痛药物,就会有继续使用的动力。开始使用镇痛镇静剂的问题之一是担心医源性戒断综合征,这是一种自主神经失调、中枢神经系统兴奋和胃肠道症状的综合征,可能在这些药物突然停药或迅速减量时发生。接受大剂量镇痛镇静药物或接受阿片类药物和(或)苯二氮䓬类药物超过 72 小时的危重症患者均存在该风险[6]。自行拔管的风险可能会增加,神经危重症患者颅内压可能会突然增高。每日中断试验对 ICU 住院时间没有影响,因为许多患者在某种程度上保持镇静状态,并没有完全醒来[7]。

近年来,神经肌肉接头阻滞剂(NMB)的使用有所减少,但并未完全消失。它们在治疗严重的急性呼吸衰竭方面很有用[8,9]。但一旦使用,就会失去进行准确神经学检查的机会,更重要的是,患者的意识(及癫痫发作)无法通过临床观察得到识别。其他重大风险包括长时间的 ICU 获得性肌无力。最终,许多患者会发展成由重症多发性神经病或肌病引起的持续性弛缓性肌无力。

琥珀胆碱是唯一的去极化肌松剂。静脉注射的泮库溴铵、维库溴铵、阿曲库铵和顺阿曲库铵的作用持续时间为 45~60 分钟,但罗库溴铵的作用时间较短,为 30 分钟。罗库溴铵的效力比维库溴铵低,但在肝功能障碍患者中,药物的清除时间会延长。肌腱反射的存在提示药物无效(四连刺激装置也可以提供帮助)。其他因素也会导致作用时间延长。随着年龄的增长,全身水分、体重和血清白蛋白的降低,导致 NMB 的分布容积减少,从而增加药物效应和减少药物清除。低体温通过神经肌肉接头敏感度改变和肾脏或肝脏清除减少,会延长 NMB 的作用时间。低钾血症、高镁血症和长时间的酸中毒也会通过一系列理论机制延长非去极化肌松剂的阻滞作用,甚至降低新斯的明逆转阻滞的能力。低镁血症也会通过抑制钙离子来延长阻滞的持续时间。酸中毒可能会增强非去极化肌松剂的阻滞作用。请记住,在肝衰竭患者中,泮库溴铵的半衰期会延长,而维库溴铵和泮库溴铵的作用延长可能是肾脏疾病中代谢产物积蓄的结果。

如果评估仍存在不确定性,最好使用几种已知的解毒剂来逆转这些药物(表 5.2)。纳洛酮和氟马西尼都可以逆转苯二氮䓬类和阿片类药物的疑似效应,但也存在重要的注意事项。氟马西尼是苯二氮䓬类受体的非特异性竞争性拮抗剂。单次剂量可能不足以产生最佳效果,可能需要每隔 1 分钟重复给药 0.2~1 mg。再次镇静时,最大剂量为 3 mg/h。许多医师没有意识到这种药物有多么不可靠;我们不应该假设苯二氮䓬类已经被逆转,从而可以在没有任何干扰因素的情况下进行神经系统检查。此外,在有癫痫发作史的情况下,氟马西尼可能会诱发戒断性癫痫发作。苯二氮䓬类逆转后偶尔可能会引起单次癫痫发作,但在苯二氮䓬类、三环类抗抑郁药物和其他诱发癫痫的药物过量后,癫痫的发生更为常见。

表 5.2　用于神经肌肉阻滞急性逆转的药物

用新斯的明逆转
剂量:0.04~0.07 μg/kg
逆转时间 1 分钟,峰值效应 9 分钟
增加神经肌肉接头乙酰胆碱的量
用舒更葡糖逆转(用于紧急逆转罗库溴铵)
罗库溴铵单次给药剂量:1.2 mg/kg
逆转时间约 3 分钟
如果四联刺激后没有抽搐,则推注 4 mg/kg(实际体重)
如果四联刺激后自发恢复伴有第二次肌颤搐,则推注 2 mg/kg
如果腱反射完好,则逆转基本完成

逆转阿片类药物更为复杂。许多医师并未意识到纳洛酮的主要目标是确保充分通气,而不是完全恢复意识。与氟马西尼一样,剂量是每次静脉注射 0.4 mg 纳洛酮,直到产生效果。如果 10 mg 后仍没有反应,那么引起神经症状的原因可能是其他因素,而不是阿片类药物。

一般来说,我们必须得出这样的结论,虽然逆转剂在一定程度上有所帮助,但苯二氮䓬类或阿片类药物的作用不容易消失。对于疑似苯二氮䓬类或阿片类药物过量和使用逆转剂后仍处于昏迷状态的患者,很可能存在其他问题,可能是另一种未被识别的药物或吸入剂。

其他 ICU 中的药物效应

进入 ICU 这种复杂局面,对于受托查明哪种药物可能引起神经系统表现的会诊神经科医师来说,是一项令人生畏的任务。引起神经症状的不良反应通常与剂量不准确或突然停药有关。引起神经检查变化的常用药物是头孢吡肟。头孢吡肟可穿过血脑屏障(blood brain barrier,BBB),但在感染性休克、中枢神经系统感染、尿毒症和既往脑损伤患者中,BBB 的完整性可能进一步受到破坏,导致头孢吡肟的渗透增加(高达 45%),远高于正常情况下的 10%[10]。由于头孢吡肟主要经肾脏排泄(85% 未改变),肾功能降低会成比例地增加消除半衰期并降低全身清除率。在脑电图(EEG)上,周期性尖锐波和三相波是头孢吡肟神经毒性的特征。在最近的一项研究中,与接受美罗培南治疗的患者相比,接受头孢吡肟治疗的患者的 EEG 上周期性癫痫样放电的发生率高 5 倍,但这一发现的总体发生率仍相对较低(1%)[11]。

最近的一项系统回顾发现,不同程度的意识障碍(47%)、肌阵挛(42%)和意识错乱(42%)是常见的症状[12]。所有接受 EEG 检查的患者都出现了异常表现,包括非惊厥性癫痫持续状态(25%)、肌阵挛性癫痫持续状态(7%),以及三相波和局灶性尖锐波(40%)。半数患者用药过量,然而,即使在适当剂量下,仍有 26% 的患者出现了神经毒性反应。癫痫发作(甚至表现为"脑病"的非惊厥性癫痫持续状态)是头孢吡肟神经毒性的相当罕见的临床表现。除此之外,更可能出现的临床情况是难以解释的"意识改变",可能表现为意识水平降低、意识错乱或定向障碍。关键在于,肌阵挛和扑翼样震颤并不一定归因于肾功能损害;它们可能提示诊断,并提醒医师停用头孢吡肟,改用其他抗生素[11-14]。我们观察到一些肾衰竭、严重脑病或昏迷的患者,在停用头孢吡肟后症状有显著改善。在 CRRT 过程中,将头孢吡肟剂量限制在 ≤2 g 可能会降低头孢吡肟引起神经毒性的风险,但可能会导致治疗失败。

抗生素与一系列运动障碍相关。磺胺甲噁唑可以引起震颤。氟喹诺酮类、大环内酯类和氨基糖苷类抗生素通过抑制突触前乙酰胆碱释放和结合突触后乙酰胆碱受体而减缓神经肌肉传递。鉴于加重病情的可能性高,这些药物在患有重症肌无力综合征、口面部运动失调、肌张力障碍和抽动症的患者中严禁使用。氯霉素可以引起舞蹈病和肌张力反应障碍。多种其他抗生素已证实与谵妄或某些未定义的脑病有关。头孢菌素和青霉素与癫痫和谵妄有关[15]。磺胺类药物、氟喹诺酮类药物和大环内酯类药物也与急性精神病有关[16]。氨基糖苷类药物也可能诱发小脑综合征。甲硝唑偶尔会引发急性小脑综合征。甲硝唑与神经毒性相关,并可与头孢吡肟联合使用以提供额外的厌氧菌覆盖。甲硝唑相关的脑病需要特别关注,因为它可能会在治疗开始数周后引起急性小脑综合征和癫痫,患者在 MRI 中可以出现对称的齿状核高信号病变[16]。

还有一些奇怪的现象。药物引起的瞳孔散大先前已被描述为对含有抗胆碱能药物(如异丙托溴铵)的雾化治疗的反应。氧化亚氮经常容易和一氧化氮混淆。氧化亚氮对瞳孔的影响是瞳孔缩小和反应性改变。一氧化氮引起的瞳孔扩大先前未被描述过。这种气体药物用于肺动脉高压和右心衰竭患者,并通过松弛平滑肌起作用。通过面罩进行雾化是一种较不常见的给药方式;通常是在配合机械通气的情况下,通过微管进行。在雾化过程中,眼睑或眉毛上的冷凝水可能会导致药物接触角膜。一氧化氮通常通过作用于平滑肌细胞诱导血管扩张。这一点其实具有临床意义:由于这种不同的瞳孔散大机制,常规使用 1% 毛果芸香碱试验(正常眼睛会出现瞳孔缩小,经药理学散大的眼睛无反应)在怀疑胆碱药物使用的情况下反而不可靠。停用有问题的药物后,瞳孔扩大的问题会得到解决,这可能需要一整天或更长时间。如果该药物对治疗至关重要,那么确保呼吸面罩正确贴合并等待其完全逆转至关重要(图 5.3)。

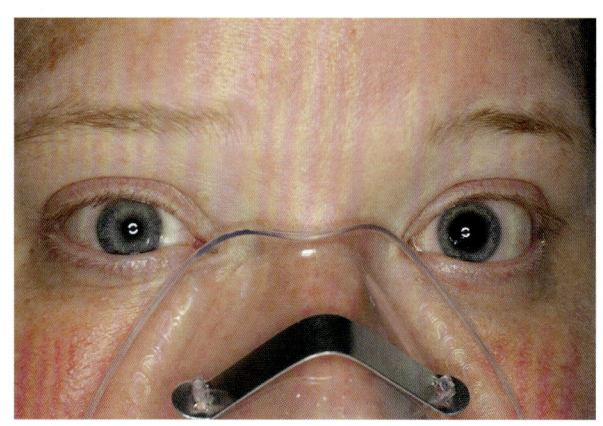

图 5.3 吸入扩张血管药物引起的左瞳孔散大（引自参考文献[17]，经许可后使用）

危重症与大脑的病理生理紊乱

代谢、通气和血流动力学的重大变化可能会抑制脑功能。确切机制尚不清楚，重大变化对高级（执行）脑功能的影响因个体而异。以低氧血症的不同表现为例。一些患者会出现呼吸困难、呼吸急促和不安，而另一些患者即使血氧饱和度在60%以下，呼吸仍然平稳。对于许多低氧血症患者而言，血氧饱和度<60%可以在一段时间内耐受，只会出现轻度和暂时的思维或其他体征和症状的变化。低氧刺激呼吸深度和速率的增加，但颈动脉窦压力感受器设置在相当低的水平，当 $PaCO_2$ 较低时，呼吸的增强还伴随着心室泵血和心率增加，从而提高心输出量[18,19]。在能够通过增加呼吸从而降低 PCO_2 的患者中，呼吸困难是有限的。尽管在不同个体间存在很大差异，但心血管代偿低氧血症也有其极限。最终，它可能导致无脉性电活动类型的心搏骤停。临床上，重度低氧血症的患者出现呼吸急促、躁动（不一定是谵妄），逐渐加重的低血压，这是比单纯的低氧血症更关键的意识下降因素。高碳酸血症则是另一个因素；如果患者不是慢性阻塞性肺疾病导致的二氧化碳潴留，PCO_2 升高（>60~70 mmHg）会很快导致昏迷。

低血压会改变意识，当我们开始昏昏欲睡时，平均动脉压通常在 50 mmHg。脑灌注压（CPP）是 MAP - ICP 或 CVP（取最高值），通常保持在 60 mmHg 左右。CPP 可以是一个不断变化的目标，在正常的自动调节下（在 50~150 mmHg 的脑

灌注压下保持恒定的脑血流量），但在慢性高血压患者中，曲线向右移，改变了调节阈值。总之，较高的平均动脉压水平具有保护作用，而较低的 MAP 水平则容易引发神经元缺血。显然，这对意识障碍和低血压的关联具有重要影响。最重要的是，MAP <50 mmHg 将导致分水岭区域出现缺血，意识障碍可能持续数天甚至数周［将这一 MAP 阈值与其他器官系统进行比较——心脏（冠状动脉）的 MAP 为 65 mmHg，肾脏的适当灌注压需要 70～75 mmHg 的 MAP。请记住，当心脏和肾脏缺血存在时，脑缺血可能随之而来］。还有一些其他简单的观察到的现象需要记住。首先，所有严重的急性代谢紊乱通常会导致警觉度下降，发展为嗜睡，最终变成昏迷。由代谢紊乱引起的弥漫性脑功能障碍，不应期望出现定位征象，如失语或偏瘫[20-22]。唯一的例外是非酮症高渗性高血糖引起的短暂失语或偏瘫，但其机制尚不清楚。其次，纠正异常，特别是当它发生得很快时（尽管这是一个很难定义的限制要求），可能会引起因快速渗透压变化而导致的脑桥脱髓鞘。长期酗酒者最容易因纠正慢性低钠血症而发生变化。一些神经系统表现的阈值已被提出（表5.3），让我们重新回顾那些已经被清楚描述的阈值。

表 5.3 实验室检查值的阈值与意识改变相符

紊乱	血清浓度
低钠血症	≤125 mmol/L
高钠血症	≥160 mmol/L
高钙血症	≥3.4 mmol/L
高镁血症	≥5 mg/L
高碳酸血症	≥70 mmHg
低血糖	≤50 mg/dL
高血糖	≥800 mmol/L

低钠血症通常表现为躁动和意识错乱，接着出现全身强直-阵挛性癫痫发作。血清钠下降的速度和最终水平决定了症状。低钠血症通常在血清钠离子水平降至 125 mmol/L 以下时才表现出症状。它可能会引起嗜睡，在某些情况下因全身强直-阵挛性癫痫发作而变得不明显。虽然钠离子的快速

变化可能更为关键,但低钠血症的程度也是一个重要因素。如果急剧下降至极低水平(<115 mmol/L),可能会发生脑水肿,并且可能迅速致命(通常与大量自由水的输入有关)。通常情况下,大脑可以在低钠血症数小时内排出无机溶质。之后随着水分的流失,细胞肿胀的风险减小。然而,这种代偿系统可能失衡,导致脑水肿。以前曾报道过一种罕见的综合征,即绝经前妇女术后低钠血症伴脑水肿和呼吸停止,并导致致命的后果(许多人因肿胀而脑死亡,并导致尿崩症)[23-25]。如果患者出现弛缓性四肢瘫痪、延髓麻痹、构音障碍、吞咽困难和眼球运动异常,则中央脑桥很可能受累,诊断为脑桥中央髓鞘溶解症。脑桥外髓鞘溶解可能会影响小脑、壳核、尾状核、外侧膝状体、海马、大脑皮质和丘脑。CPM的临床表现可能是多种多样的,但假性延髓麻痹、面肌无力、吞咽或言语障碍和四肢瘫痪较为突出。一些患者表现为帕金森综合征和其他运动障碍症状,如肌张力障碍、舞蹈病和手足徐动症。在许多(但不是全部)患者中,慢性重度低钠血症的快速纠正是其原因。在这种情况下,我们将"快速"定义为每小时纠正钠离子0.5 mmol/L。对高钠血症的过度纠正可能也是一个同样重要的因素[26-28]。

这与高钠血症不同。对临床检查造成混淆的高钠血症水平通常定义为≥160 mmol/L[29]。然而,血浆渗透压与意识水平的相关性可能优于与高钠血症绝对值的相关性。在其他情况下,血浆渗透压>350 mOsm/L可导致进行性嗜睡。与许多其他电解质紊乱一样,高钠血症的快速进展比绝对值更重要。

血钾水平<2.0 mmol/L时很少有症状,但一旦发生,其症状包括无力——全身性近端无力大于远端无力。我们还可能听到关于腿部痉挛、感觉异常、易怒和横纹肌溶解的情况。这种情况很少见,通常发生在急诊室的急性入院患者中,往往出乎意料。我们的患者及其他ICU的患者都会被定期检查和纠正其钾离子水平。高钾血症本身并不会导致神经系统症状,但引起高钾血症的疾病(例如,由排泄钾离子能力受损而导致的急性肾脏疾病)确实可能引起神经症状。

低钙血症的症状要明显得多。重度高钙血症的神经精神症状包括微妙的人格变化、注意力难以集中、意识错乱、抑郁、痴呆和焦虑,但也可能出现近端肌肉无力。如果钙离子水平降至<7.5 mg/dL,则常见一些神经肌肉表现,包括口腔麻木、指尖刺痛、肌肉痉挛、非常疼痛的肌肉痉挛或更危险的喉痉挛或支气管痉挛。低钙血症的经典体征是Chvostek和Trousseau征。在Chvostek征中,在耳朵前方的面神经上猛敲皮肤会引起面部肌肉收缩。在Trousseau征中,将血压袖带充气至比患者收缩压高20 mmHg,持续3~5分钟会引起腕痉挛。

由于镁离子在神经肌肉接头处取代钙离子,高镁血症会降低神经肌肉的兴奋性。当镁离子水平在7~9 mmol/L时,会出现肌肉反射减退和肌无力;当>9 mmol/L水平时,则会出现反射丧失和副交感神经阻滞。

最重要的是:在开始评估之前,请检查最近的电解质水平。我们都遇到过这样的患者,很明显,电解质异常导致了所有的神经症状。最后,一定要对可能出现的新发高氨血症进行血清氨测试。急性高氨血症性脑病患者表现为进行性嗜睡或昏迷、癫痫发作,并且通常由于氨对皮质结构的直接毒性作用而出现癫痫持续状态(MRI确实显示与岛叶皮质、扣带回和皮质帽相关的局限性弥散异常[30])。急性肝功能障碍是最常见的原因,但其他原因包括门体分流手术、药物(如丙戊酸钠、门冬酰胺酶治疗或化疗)、感染、重度甲状腺功能减退症、多发性骨髓瘤和肺或骨髓移植后[31-33]。血清氨水平可能反映损伤程度。高水平血氨(至少是正常范围的4~5倍)可导致脑水肿引起昏迷,但高氨血症的首发临床表现(如烦躁、嗜睡、呕吐、定向障碍)可在血清氨水平达到40~60 μmol/L时出现;即使在这个水平,我们也可以在早期的MRI上发现异常[30]。未能考虑高氨血症的情况相当普遍。

非法药物与神经系统检查

这个话题对于本书来说太宽泛了。临床神经毒理学书籍或毒物控制热线是获取信息的最佳来源。神经重症监护专家面临的一个问题是,尽管有大量经证实的观察结果,但神经系统细节尚未得到很好的描述,所描述的神经学发现仅限于瞳孔大小,对恢复速度的研究很少,患者经常混合使用药物,合并不同的中毒症状。许多中毒会有神经表现(表5.4和表5.5)。摄入足够剂量的任何毒素都会影响意识甚至导致完全昏迷。更多情况下,毒物中毒表现为神经过敏、激活、幻觉、谵妄、癫痫、肌强直、肌张力障碍或其他运动障碍,但这些都不是特异性表现。六种主要的中毒反应是胆碱能、抗胆碱能、交感神经类、5-羟色胺能、麻醉类和锥体外系。瞳孔大小、血压值、心率,以及皮肤和肌张力的外观是每种中毒症状的重要决定因素,但是定义中毒综合征的关键是这些特征的组合,而不是一项或两项表现。因此,我们可以看到胆碱能综合征伴随着瞳孔缩小、高血压、心动过速、肌纤维震颤、流涎和出汗;抗胆碱能综合征伴随着瞳孔扩大、高血压、心动过速和皮肤干燥;交感神经兴奋剂综合征伴随着瞳孔扩大、高血压、心动过速和出汗;5-羟色胺能综合征伴随着瞳孔扩大、血压不稳、心动过速、肌阵挛;麻醉剂综合征伴随着瞳孔缩小、低血压、心动过缓和肌束震颤;锥体外系综合征伴随着瞳孔正常、高血压、心动过速、肌强直和皮肤干燥。处于兴奋、中毒状态的患者通常具有抗胆碱能或交感神经兴奋剂毒物综合征(或某些衰减综合征)。这些中毒

表5.4 非法药物与神经系统表现

类别	神经学表现	晚期表现
安非他命	瞳孔散大、偏执狂、幻觉、谵妄状态、局灶征象(脑出血)	脑梗死(血管病变)
可卡因	癫痫发作(复杂性部分性发作)、肌张力障碍、舞蹈症、偏头痛、昏迷、蛛网膜下腔出血、横纹肌溶解	缺血缺氧性脑损伤、短暂性脑缺血发作、脑梗死、动脉瘤破裂
巴比妥类	昏迷、缺氧缺血性脑病、休克、呼吸停止	脑梗死
致幻剂	视幻觉(彩色几何图像)、麻痹性瞳孔散大、鸡皮疙瘩、失眠、高热、昏迷	缺血性卒中、认知功能下降
鸦片类	昏迷、欣快感、瞳孔缩小(但正常的眼科检查结果不能排除阿片类药物中毒)、体温过低、癫痫发作	缺血缺氧性脑病

表5.5 毒素的常见神经系统表现

眼部查体	
瞳孔缩小	阿片类药物(海洛因)、有机磷、可乐定
瞳孔散大	三环类抗抑郁药、MDMA中毒
水平眼震	乙醇、抗癫痫药、氯胺酮、苯环利定
垂直眼震	阿片类药物(PCA泵、氯胺酮、苯环利定)
运动功能查体	
肌张力下降	苯二氮䓬类、巴氯芬
肌张力升高	抗精神病药、一氧化碳、降糖药

综合征在心动过速和高热方面相似,但交感神经兴奋剂的患者全身湿润,腋窝非常潮湿,而抗胆碱能毒物综合征患者则"干如骨头"。患者的口干舌燥("棉口"感),导致吐字含糊不清。此外,扩张的瞳孔通常对光无反应(因为缩瞳肌纤维被抑制)。许多患者因为膀胱充盈而烦躁不安。

说实话,我们几乎总是会忘记乙醇和非典型醇类,它们显示了渗透压差和乙醇水平。甲醇存在于如挡风玻璃清洗液、除冰剂、防冻剂、油漆、木材染料、玻璃清洁剂和洗手液等商业产品中。除昏迷外,非典型醇类中毒的神经系统表现还包括脑神经缺损、眼球震颤、眼肌麻痹、面瘫和吞咽障碍。痉挛性痉挛和肌阵挛,以及癫痫发作(晚期出现)也可能发生。乙醇通常以每小时20 mg/dL的速度排出,这取决于是否存在其他药物的同时摄入。这意味着,急性酒精中毒患者可能需要一整天的时间来清除酒精水平。血液酒精水平超过400 mg/dL(血液酒精含量为0.4%)可能导致严重中枢神经系统抑制和呼吸抑制。

任何在美国内城区工作的警察都知道,瞳孔缩小表明使用了海洛因和芬太尼(或芬太尼的类似物);而瞳孔扩大则表明使用了可卡因[34,35]。药物很少会影响住院患者的瞳孔;事实上,患者经常有小瞳孔。芬太尼类似物也已被确认为街头海洛因或可卡因的掺杂物。此外,合成阿片类药物已被作为其他非法阿片类药物甚至苯二氮䓬类药物出售。芬太尼类似物对使用者构成致命中毒的风险高,而这些化合物的高效性可能会加重这一风险。芬太

尼的效力是吗啡的 100 倍[36]。芬太尼类似物会引起严重的呼吸抑制,需要反复推注或持续输注纳洛酮长达数小时。已知芬太尼与某些靶向 LSD 的免疫测定方法有交叉反应[36]。

接下来是一个吸入剂的世界。所谓的挥发性物质滥用问题包括气雾剂和干洗剂等产品,有些含有会损伤大脑的物质。损伤也可能与使用塑料袋导致的窒息或呕吐有关。吸入剂的急性作用是幻觉,有时会在完全精神崩溃的情况下出现。在极少数情况下,急性作用涉及急性白质脑病(由于吸食防蛀球)。据报道,导致一些患者深度昏迷和所有脑干反射消失的主要毒素是乙二醇[37,38]、巴氯芬、丙胺酮和几种抗癫痫药物(在大多数不寻常情况下)。表 5.5 显示了与药物过量有关的主要神经症状。巴氯芬或丙胺酮仍然是最常见的意外中毒[39-43]。当然,常规的实验室毒理学筛查检测不包括乙二醇,其间接检测主要依赖于渗透间隙的计算。增加的渗透压差也提示非典型醇类中毒的严重程度。分散的草酸钙晶体导致的急性肾衰竭是一个主要问题,它可以在尿液中检测到。医院筛查仅限于少数物质,包括乙醇、苯二氮䓬、阿片类药物、对乙酰氨基酚、水杨酸盐,或者在特定要求下检测某种药物。

误导性(错误定位)体征

病变定位一直是临床神经学思维的主要组成部分。已知的临床征象可以追溯到大脑的特定部位。这是我们认为自己最擅长的领域。现在,我们大多可以即时通过 MR 验证我们的定位,这一点令人欣慰;我们也应向过去的同行前辈致敬——他们无法实时看到自己的诊断是成功还是失败(甚至必须等到尸检才能确认)。有些人在脑干综合征的识别上非常出色,以至于他们发现的综合征以其名字命名(如 Weber、Wallenberg、Foville、Millard-Gubler)。根本矛盾并没有那么多。在神经影像技术的爆炸式发展挑战了我们的临床能力之后,临床医师已经意识到,有时 MRI 扫描指向不同的位置,甚至是另一种病因的解释。

我们也应向那些能够推理为何某些体征具有误导性并能轻松解释这些体征的神经科医师致敬。

最早的报道出现在 20 世纪初,当时神经影像实际上并不存在,病理学家告诉临床医师,已知的症状"错误地"指向了脑部另一个区域,而不是根据解剖学知识预测的区域。额叶-小脑通路损伤(如由大脑前动脉供血区梗死引起)可能导致对侧肢体协调不良,类似于小脑功能障碍。最常见的"错误"发生在神经外科医师手术治疗被认为是幕下肿瘤的患者,却惊奇地发现没有肿瘤。或者他们做了一个骨钻孔,然后不得不去对侧找到硬膜下血肿。最常见的虚假定位征象是脑神经的损伤,特别是展神经、三叉神经、动眼神经及滑车神经的麻痹[44-47]。

虚假定位征象在急性期相对常见[48,49],可能导致下达错误的检测。经常出现神经眼科的征象,包括与颅内压增高相关的第Ⅵ对脑神经麻痹[50-52]和瞳孔固定扩张与实际病变部位相反。大脑半球的肿瘤可以导致偏瘫也已被认识到,但更常见于生长较慢的肿瘤。在幕上肿瘤中出现展神经麻痹的情况让许多神经外科医师感到迷惑。对于神经受牵拉的替代解释包括其病程长、脑桥延髓交界处的压迫、小脑前下动脉的压迫和在斜坡处受到的压迫。

最令人困惑的是,一些患者出现瞳孔固定,与急性病损相反[53-55]。传统的解释包括颞叶钩突疝压迫动眼神经(瞳孔收缩肌纤维位于表浅,易受损伤)。当脑干向下移位并牵拉对侧动眼神经时,对侧瞳孔受累,导致双侧瞳孔固定、散大。对侧瞳孔先发生扩张的原因更难解释。脑干在轴向平面上的旋转可能使同侧动眼神经松弛,对侧动眼神经牵拉。核水平的缺血是另一种可能(图 5.4)。这两种机制可能同时起作用。

在脊髓损伤中也有描述虚假定位征象的情况,例如,颈椎压迫性脊髓病引起的错误定位在胸部感觉水平,这主要是由脊髓丘脑束内侧部分的缺血所致[56-62]。身体对侧的部分感觉障碍是由延髓内的脊髓丘脑束的躯体局部组织引起的。中央-外侧的损伤涉及交叉的外侧脊髓丘脑束和腹侧三叉丘脑束,对应于对侧面部、上肢和上躯干的感觉丧失。梗死的腹外侧病变损伤了脊髓丘脑束的远外侧部分,导致对侧下躯干和下肢的感觉丧失(图 5.5)。在脊髓中进行精确定位始终有些不可靠和棘手。已知存在枕骨大孔/上颈髓混淆导致的误判;手部

参考文献

[1] Marengoni A, Pasina L, Concoreggi C, et al. Understanding adverse drug reactions in older adults through drug-drug interactions. Eur J Intern Med. 2014;25:843-6.

[2] Roberts DJ, Hall RI. Drug absorption, distribution, metabolism and excretion considerations in critically ill adults. Expert Opin Drug Metab Toxicol. 2013;9:1067-84.

[3] Smith BS, Yogaratnam D, Levasseur-Franklin KE, Forni A, Fong J. Introduction to drug pharmacokinetics in the critically ill patient. Chest. 2012;141:1327-36.

[4] Tse AHW, Ling L, Lee A, Joynt GM. Altered pharmacokinetics in prolonged infusions of sedatives and analgesics among adult critically ill patients: a systematic review. Clin Ther. 2018;40:1598-615.e1592.

[5] Iirola T, Aantaa R, Laitio R, et al. Pharmacokinetics of prolonged infusion of high-dose dexmedetomidine in critically ill patients. Crit Care. 2011;15:R257.

[6] Cammarano WB, Pittet JF, Weitz S, Schlobohm RM, Marks JD. Acute withdrawal syndrome related to the administration of analgesic and sedative medications in adult intensive care unit patients. Crit Care Med. 1998;26:676-84.

[7] Mehta S, Burry L, Cook D, et al. Daily sedation interruption in mechanically ventilated critically ill patients cared for with a sedation protocol: a randomized controlled trial. JAMA. 2012;308:1985-92.

[8] deBacker J, Hart N, Fan E. Neuromuscular blockade in the 21st century management of the critically ill patient. Chest. 2017;151:697-706.

[9] Murray MJ, Cowen J, DeBlock H, et al. Clinical practice guidelines for sustained neuromuscular blockade in the adult critically ill patient. Crit Care Med. 2002;30:142-56.

[10] Durand-Maugard C, Lemaire-Hurtel AS, Gras-Champel V, et al. Blood and CSF monitoring of cefepime-induced neurotoxicity: nine case reports. J Antimicrob Chemother. 2012;67:1297-9.

[11] Naeije G, Lorent S, Vincent JL, Legros B. Continuous epileptiform discharges in patients treated with cefepime or meropenem. Arch Neurol. 2011;68:1303-7.

[12] Fugate JE, Kalimullah EA, Hocker SE, Clark SL, Wijdicks EF, Rabinstein AA. Cefepime neurotoxicity in the intensive care unit: a cause of severe, underappreciated encephalopathy. Crit Care. 2013;17:R264.

[13] Honore PM, Spapen HD. Cefepime-induced neurotoxicity in critically ill patients undergoing continuous renal replacement therapy: beware of dose reduction! Crit Care. 2015;19:455.

[14] Payne LE, Gagnon DJ, Riker RR, et al. Cefepime-induced neurotoxicity: a systematic review. Crit Care. 2017;21:276.

[15] Grahl JJ, Stollings JL, Rakhit S, et al. Antimicrobial exposure and the risk of delirium in critically ill patients. Crit Care. 2018;22:337.

[16] Bhattacharyya S, Darby RR, Raibagkar P, Gonzalez Castro LN, Berkowitz AL. Antibiotic-associated encephalopathy. Neurology. 2016;86:963-71.

[17] Braksick SA, Wijdicks EFM. Moisture and mydriasis Pract Neurol. 2014;14:187-8.

[18] Ainslie PN, Poulin MJ. Ventilatory, cerebrovascular, and cardiovascular interactions in acute hypoxia: regulation by carbon dioxide. J Appl Physiol (1985). 2004;97:149-59.

[19] Hoffman CE, Clark RT Jr, Brown EB Jr. Blood oxygen saturations and duration of consciousness in anoxia at high altitudes. Am J Phys. 1946;145:685-92.

[20] Espay AJ. Neurologic complications of electrolyte disturbances and acid-base balance. Handb Clin Neurol. 2014;119:365-82.

[21] Riggs JE. Neurologic manifestations of electrolyte disturbances. Neurol Clin. 2002;20:227-39.vii.

[22] Diringer M. Neurologic manifestations of major electrolyte abnormalities. Handb Clin Neurol. 2017;141:705-13.

[23] Arieff AI, Llach F, Massry SG. Neurological manifestations and morbidity of hyponatremia: correlation with brain water and electrolytes. Medicine (Baltimore). 1976;55:121-9.

[24] Fraser CL, Arieff AI. Epidemiology, pathophysiology, and management of hyponatremic encephalopathy. Am J Med. 1997;102:67-77.

[25] Gill G, Huda B, Boyd A, et al. Characteristics and mortality of severe hyponatraemia — a hospital-based study. Clin Endocrinol. 2006;65:246-9.

[26] Narins RG. Therapy of hyponatremia: does haste make waste? N Engl J Med. 1986;314:1573-5.

[27] Sterns RH. The treatment of hyponatremia: first, do no harm. Am J Med. 1990;88:557-60.

[28] Sterns RH. Disorders of plasma sodium — causes, consequences, and correction. N Engl J Med. 2015;372:55-65.

[29] Adrogue HJ, Madias NE. Hypernatremia. N Engl J Med. 2000;342:1493-9.

[30] JM UK-I, Yu E, Bartlett E, Soobrah R, Kucharczyk W. Acute hyperammonemic encephalopathy in adults: imaging findings. AJNR Am J Neuroradiol. 2011;32:413-8.

[31] Clay AS, Hainline BE. Hyperammonemia in the ICU. Chest. 2007;132:1368-78.

[32] Rimar D, Kruzel-Davila E, Dori G, Baron E, Bitterman H. Hyperammonemic coma — barking up the wrong tree. J Gen Intern Med. 2007;22:549-52.

[33] Takanashi J, Barkovich AJ, Cheng SF, Kostiner D, Baker JC, Packman S. Brain MR imaging in acute hyperammonemic encephalopathy arising from late-onset ornithine transcarbamylase deficiency. AJNR Am J Neuroradiol. 2003;24:390-3.

[34] Edlow JA, Rabinstein A, Traub SJ, Wijdicks EF. Diagnosis of reversible causes of coma. Lancet. 2014;384:2064-76.

[35] Shannon MW, Borron SW, Burns MJ, editors. Haddad and Winchester's clinical management of poisoning and drug overdose. 4th ed. Philadelphia: Saunders; 2007.

[36] Volpe DA, McMahon Tobin GA, Mellon RD, et al. Uniform assessment and ranking of opioid mu receptor binding constants for selected opioid drugs. Regul Toxicol Pharmacol. 2011;59:385-90.

[37] Nahrir S, Sinha S, Siddiqui KA. Brake fluid toxicity feigning brain death. BMJ Case Rep. 2012;2012:bcr0220125926.

[38] Tobe TJ, Braam GB, Meulenbelt J, van Dijk GW. Ethylene glycol poisoning mimicking Snow White. Lancet. 2002;359:444-5.

[39] Leroy JM, Olives TD, Lange RL, Cole JB. Near death experience with baclofen poisoning and the role of the poison center. Clin Toxicol (Phila). 2015;53:703-4.

[40] Ostermann ME, Young B, Sibbald WJ, Nicolle MW. Coma mimicking brain death following baclofen overdose. Intensive Care Med. 2000;26:1144-6.

[41] Stranges D, Lucerna A, Espinosa J, et al. A Lazarus effect: a case report of Bupropion overdose mimicking brain death. World J Emerg Med. 2018;9:67-9.

[42] Sullivan R, Hodgman MJ, Kao L, Tormoehlen LM. Baclofen overdose mimicking brain death. Clin Toxicol (Phila). 2012;50:141-4.

[43] Wang A, Malik N, Shah SO. Bupropion overdose mimicking brain death: a case report. Neurology. 2017;88:P6.058.

[44] Halpern JI, Gordon WH Jr. Trochlear nerve palsy as a false localizing sign. Ann Ophthalmol. 1981;13:53-6.

[45] Lepore FE. False and non-localizing signs in neuro-ophthalmology. Curr Opin Ophthalmol. 2002;13:371-4.

[46] O'Connell JE. Trigeminal false localizing signs and their causation. Brain. 1978;101:119-42.

[47] Ro LS, Chen ST, Tang LM, Wei KC. Concurrent trigeminal, abducens, and facial nerve palsies presenting as false localizing signs: case report. Neurosurgery. 1995;37:322-4. discussion 324-325.

[48] Gassel MM. False localizing signs. A review of the concept and analysis of the occurrence in 250 cases of intracranial meningioma. Arch Neurol. 1961;4:526-54.

[49] Larner AJ. False localising signs. J Neurol Neurosurg Psychiatry. 2003;74:415-8.

[50] Davis M, Lucatorto M. The false localizing signs of increased intracranial pressure. J Neurosci Nurs. 1992;24:245-50.

[51] Dodge HW Jr, Clark EC, Wagener HP, Hustead AP. Certain false localizing signs of intracranial tumor: report of case. Proc Staff Meet Mayo Clin. 1955;30:453-61.

[52] Ehni G. "False" localizing signs in intracranial tumor; report of a patient with left trigeminal palsy due to right temporal meningioma. AMA Arch Neurol Psychiatry. 1950;64:692-8.

[53] Wijdicks EFM, Giannini C. Wrong sided dilated pupil Neurology. 2014 14;82:187.

[54] Chung KH, Chandran KN. Paradoxical fixed dilatation of the contralateral pupil as a false-localizing sign in intraparenchymal frontal hemorrhage. Clin Neurol Neurosurg. 2007;109:455-7.

[55] Marshman LA, Polkey CE, Penney CC. Unilateral fixed dilation of the pupil as a false-localizing sign with intracranial hemorrhage: case report and literature review. Neurosurgery. 2001;49:1251-5. discussion 1255-6.

[56] Adams KK, Jackson CE, Rauch RA, Hart SF, Kleinguenther RS, Barohn RJ. Cervical myelopathy with false localizing sensory levels. Arch Neurol. 1996;53:1155-8.

[57] Matsumoto S, Okuda B, Imai T, Kameyama M. A sensory level on the trunk in lower lateral brainstem lesions. Neurology. 1988;38:1515-9.

[58] Phan TG, Wijdicks EF. A sensory level on the trunk and sparing the face from vertebral artery dissection: how much more subtle can we get? J Neurol Neurosurg Psychiatry. 1999;66:691-2.

[59] Soffn G, Feldman M, Bender MB. Alterations of sensory levels in vascular lesions of lateral medulla. Arch Neurol. 1968;18:178-90.

[60] Sonstein WJ, LaSala PA, Michelsen WJ, Onesti ST. False localizing signs in upper cervical spinal cord compression. Neurosurgery. 1996;38:445-8. discussion 448-449.

[61] Vaudens P, Bogousslavsky J. Face-arm-trunk-leg sensory loss limited to the contralateral side in lateral medullary infarction: a new variant. J Neurol Neurosurg Psychiatry. 1998;65:255-7.

[62] Vuilleumier P, Bogousslavsky J, Regli F. Infarction of the lower brainstem. Clinical, aetiological and MRI-topographical correlations. Brain. 1995;118(Pt 4):1013-25.

[63] Ochiai H, Yamakawa Y, Minato S, Nakahara K, Nakano S, Wakisaka S. Clinical features of the localized girdle sensation of mid-trunk (false localizing sign) appeared in cervical compressive myelopathy patients. J Neurol. 2002;249:549-53.

[64] Bakheit AM, Behan PO, Melville ID. Bilateral internuclear ophthalmoplegia as a false localizing sign. J R Soc Med. 1991;84:627.

[65] Maurice-Williams RS. Multiple crossed false localizing signs in a posterior fossa tumour. J Neurol Neurosurg Psychiatry. 1975;38:

1232-4.
[66] Jones KM, Seeger JF, Yoshino MT. Ipsilateral motor deficit resulting from a subdural hematoma and a Kernohan notch. AJNR Am J Neuroradiol. 1991;12:1238-9.
[67] Carlstrom LP, Perry A, Puffer RC, et al. A puzzling exam: Kernohan's notch reimaged. J Clin Neurosci. 2020;80:290-1.
[68] Dammers R, Volovici V, Kompanje EJ. The history of the Kernohan notch revisited. Neurosurgery. 2016;78:581-4.
[69] Wijdicks EFM, Clark S. Neurocritical care pharmacotherapy: Oxford University Press; 2018.

第6章 检测恶化情况

Detecting Worsening

郭宇 译，叶相如 审校

发现临床恶化对于神经重症医师及任何在床旁参与诊疗的医护人员来说，都是一项艰巨的任务。毫无疑问，神经重症患者必须进行临床密切监测，但我们具体要关注什么？我们知道每个患者特定急性问题会有什么样的预期吗？我们需要识别不同类型的表现还是存在某种固定的模式？这些潜在恶化的临床指标是否进行适当的沟通（参见第12章）？检测恶化一般需要一位经验丰富的观察者对患者情况进行监测，以识别疾病的主要表现，并在变化足够引起注意时及时通知医师。因此，这个无可否认的艰巨任务落在神经科护理人员身上。他们的评估可以让医师立即赶到床边，迅速确认变化，并进行新的检查和临床干预，以防止进一步恶化。临床恶化并非孤立发生，总是有原因的，我们应该始终尝试解释它。

我们只能依靠临床检查来指导我们的相关处理；其他手段只是床边观察的替代品（或近似品）。目前可以通过颅内压监测、脑组织氧合和微透析来监测脑功能，每种设备都可能检测出神经（功能）异常。对于意识程度发生变化的患者，可以使用脑电图（EEG）视频监测来诊断非惊厥性癫痫状态并调整抗癫痫药物的剂量。一些神经重症团队会对患者进行镇静（以减少脑代谢、减轻疼痛并减少呼吸机对抗），应用多模态监测（泛指不同设备和组合），然后希望这些"数字"能够讲述一个故事。但是，重症监护团队和神经重症监护室人员必须明确依赖重复的专科神经系统检查和对关键变化的神经影像学特征进行解读。我们不能仅仅依靠设备进行监测[1-3]。

奇怪的是，临床监测并没有标准化，而是基于一般性原则。我们引入了一些术语，如"断续性卒中"（stuttering stroke）、"卒中进展中"（stroke in progress）、"脑疝的临床征象"（clinical signs of herniation）、"锥体征"（coning），以及"癫痫发作"（seizing），但并没有进一步的解释[4,5]。运动反射的恶化、新出现或加重的无力、新出现的意识错乱或激越，或者瞳孔大小的变化通常并不能提供足够的信息，因为急性脑损伤患者的病情恶化具有特异性。如果我们未向监护人员传达关键的发现或要求其解读变化，那么临床工具可能是不足的甚至是无用的。有一点是明确的，就是急性神经疾病患者是不稳定的，而且一定会有临床变化。此外，临床恶化可能有可逆的原因。

我们能够检测到它们吗？就像其他很多事情一样，这完全取决于我们的用心程度，或者取决于我们是否花足够的时间来仔细思考。我曾经遇到过意外的高碳酸血症（因为未检查动脉血气）、突发严重低钠血症（因为未计算出入液量），以及医院获得性脑膜炎（因为未发现术后脑脊液漏）。然而确实存在完全无法解释的恶化期，但大多数是短暂的

© Mayo Foundation for Medical Education and Research, under exclusive license to Springer Nature Switzerland AG 2021

E.F.M. Wijdicks, *Examining Neurocritical Patients*, https://doi.org/10.1007/978-3-030-69452-4_6

（并且很容易被遗忘）。我们还需要问自己如何定义临床恶化，以及哪些可被视为正常波动。我们不希望每次发生变化时都让患者进行CT扫描，结果发现CT无异常，患者回到基线状态（所谓的"治疗性CT扫描"）。

稳定的患者在当前状态下是稳定的，而我们知道这种情况可以很快改变。（我的一个老师曾带着些许自豪地说，他喜欢神经科，因为神经科变化如此之大，没有人能声称自己做得比别人更好的查体。）我们是否有能力和技巧来判断恶化？本章旨在阐述恶化的定义，识别恶化的艺术，以及在一些关键疾病中需要考虑的原因。

认识临床恶化

为了更好地理解临床诊断的恶化，需要提出五个基本问题。第一，我们所说的波动是什么意思，对患者意味着什么？第二，波动需要多严重才能让我们判断发生了新的情况？第三，它有多重要？换句话说，我们是否应该采取相应的措施？第四，除了显而易见的神经原因，是否还有其他神经科病因导致恶化？第五，是否有非神经科的原因可能起到作用？在我们的日常实践中，我们可能无法在所有这些问题上都得到令人满意的答案，但每次事件发生时都应该提出这些问题。另外，还有一些更重要的要点。对于临床恶化的患者，有两个主要方面需要考虑：①哪些是病情发展中预期会出现的体征；②哪些不是预期的表现，而是意外情况。此外，长期以来我们也一直面对着"良好观察"和"不那么好的观察"之间的差异，以及"看见"和"真正看懂"之间的差别。不可避免地，会有关于恶化是否代表新发现或之前未真正检查出来的既往临床征象的问题。列出我们可能会遗忘或有时不执行的项目很容易。神经危重症患者的神经检查可以非常专注和迅速，但在某些临床环境中，我们不应忽视重要的内容。对于突然出现并逐渐恶化的眩晕患者，不检查眼球震颤和步态是不可接受的；对于出现极度背痛的躺着的患者，不测试臀部感觉丧失可能会延误诊断。表6.1中列出了一些需要注意的事项。

表6.1 恶化或检测

共济失调（未行走）
忽略（未检查）
失语（阅读或命名未检查）
视野缺失（忽视或未检查）
腹壁反射（未检查）
背部级臀部感觉（未检查）
两点辨别觉（未检查）

然而，细微之处存在：瘫痪患者可能出现忽视症的恶化；可能会出现新的凝视偏向或凝视受限，瞳孔的对称性也可能变化。另一方面，患者可能失去了大脑半球和脑干功能，进一步的恶化是不可能的。临床检查仍然至关重要；并非所有脑部CT扫描恶化都有明显的恶化（表6.2）。最常见的是出现扩大的血肿或挫伤，但患者没有明显恶化的肢体无力。

表6.2 常不伴可观察恶化的CT扫描出现的新变化

肿瘤内出血
脑梗死灶内出血
蛛网膜下腔出血
额叶出血
硬膜下血肿（小于0.5 cm）
扩大的额叶挫伤

因此，我们必须区分预期的、完全的损伤（有或无进展）和恶化之间的区别。在急性神经疾病中，我们能否可靠地说它们在发作时已达峰值，还是呈阶梯式（间歇）进展、逐渐恶化，或是呈波动性变化？第1章提到的临床发展路径示例说明了某些疾病的表现方式以及在同一疾病中可能存在的不同发展轨迹。这可能取决于患者在疾病过程中何时就诊。在早期就诊时，许多患者病情恶化；在晚期就诊时，许多患者可能稳定，但后来会恶化。

这些情况大多适用于急性脑卒中，这很好地说明了为什么找到准确的干预时机仍然困难。"间歇性"起病（先是无力，然后缓解，随后再次无力）在血栓形成过程，尤其是穿支动脉疾病（腔隙性卒中）中的血栓闭塞中非常常见。急性的大脑功能缺陷常可见于大脑动脉栓塞，但是之后的改善和恶化可能是反映了侧支循环在努力接管急性灌注危机中的成败。在极端情况下,我们看到"恶性"一词已经逐渐进入医学词汇中,如恶性脑水肿;但"暴发性"可能是一个更合适的术语。Caplan对卒中的早期过程进行了分类(表6.3),但认识生物学过程并非总是清晰明了的[6]。

在考虑恶化原因时,应考虑一些常见的临床情况,如图6.1所示。

表6.3 卒中恶化

急性卒中类型	最常见的病程
脑出血	渐进、平缓
缺血性卒中	发病初期情况最差,随后阶梯式缓解
腔隙性梗死	阶梯式、波动式、渐进式
动脉瘤性SAH	从好到坏,反之亦然

注:引自Caplan卒中[6]。

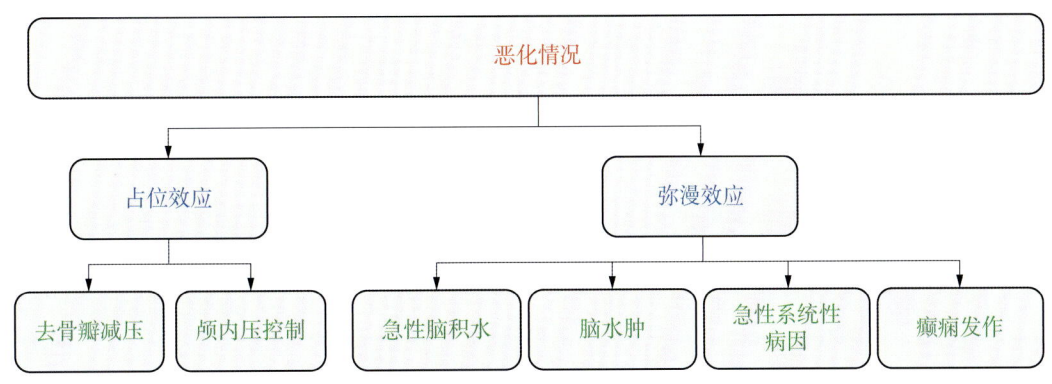

图6.1 伴恶化的主要发展路径

临床恶化的神经学特征

有哪些明确的临床线索表明患者情况恶化?这些线索包括意识持续下降、瞳孔大小和对光反射变化、新出现的脑干反射消失、眼球运动的改变或新的自发眼球运动、原本没有的新的严重肢体无力、新的急性言语障碍或急性失语,以及一些与脑组织移位有关的系统性体征,如急性心动过缓、突发高血压或灾难性损伤后发生脑死亡时血管张力突然丧失。运动或言语反应的变化一直被视为良好的指标,但也有一些注意事项。言语改变(突然失语或失语症)非常重要,总是表示出现了新的问题。唯一的例外是发音困难,它可能是由给予的药物引起的。区分"意识错乱"和急性完全性失语需要一些技巧;通常,要求患者重复一句话或大声朗读会揭示出重大的缺陷。单词找不到的困难不一定总是由失语引起的。这些困难可能很容易是ICU相关的睡眠耗竭的结果,尤其是在住在ICU中多天后。失语可能伴随或不伴随运动功能的保留;在急性硬膜下血肿或额叶、颞叶挫伤的创伤性脑损伤后,它比人们意识到的更常见;它可能在手术后出现。在硬膜下血肿手术中,失语可能一天内或一周内多次出现和消失。现在尚需确定其临床基础,而目前解释为扩散性皮质抑制。

一般来说,当患者停止对声音做出反应或似乎无法理解简单的任务,例如,指向天花板时,可能有许多潜在原因在起作用。意识波动可能表现为白天嗜睡。我仍然对于嗜睡经常被归因于"谵妄"或频繁的"神经检查"而无法充分休息感到惊讶。之前没有嗜睡的患者出现新的嗜睡可能是某种不好的症状,我们需要找到原因。意识波动伴有短暂的眼球偏斜和眼球抖动往往表示癫痫发作。癫痫发作可能比人们意识到的更常见,在这种情况下,连续脑电图监测是有必要的[7]。皮质缺血和出血性病变、脑炎和重大肿瘤手术的患者癫痫的风险特别高。非惊厥性癫痫或临床表现轻微的癫痫很少是导致病情恶化的原因。Spot-EEG(持续20～30分钟的记录)也可能错过短暂的癫痫发作;毋庸置疑,延长监测可以增加检测阳性率。我们可以明确地说有严重的急性脑损伤的患者更有可能出现短暂的多发性棘波放电,并更容易癫痫发作。医师尤其担心没有明显临床发作的"电生理癫痫发作"。不幸的是,许多脑电图与经典的电生理癫痫发作具有共同特征,但并不一致地被认为是"发作性"的。这些脑电图包括周期性一侧性放电(LPD)和广泛性周期性放电(GPD),这些脑电图可能产生类似癫痫发作的行为,例如意识波动,而在其他时候,即使进行了长时间的床旁或视频观察,也没有可识别的临床迹象。所谓的发作—发作间期连续体的概念框架[7]并不是特别有用。即使放电仅限于单侧(周期性一侧性放电,LPD),尽管这一半球与临床癫痫发作和脑电图癫痫样放电的相关性最高,但这种放电是否具有临床意义仍值得质疑。

正如之前已经多次指出的那样,运动反射的改变并不总是与意识水平的改变一致,尽管一般情况下两者的变化是一致的。运动反射的改变也可能是由于疼痛刺激。有些(颞下颌关节)比其他一些部位(胸骨摩擦、指甲床或肩膀压迫)要强得多;我见过患者在面对不同医师和护理人员的反应上有很大的差异。然而,并不是所有从一种反射性运动反射转变为另一种反射(去皮质反射 vs. 去大脑反射)都一定表示病情恶化,因为两者可能同时存在。临床上,去大脑强直(前旋过度、双臂伸展,常伴拳头闭合或拇指闭合)远比去皮层强直(手臂内旋、肩膀内收、向内旋转)更明显。去皮层反射和屈肌回缩反射之间的区别通常并不像每个人想象的那样清晰。我们也不知道这些反射的起源。它们表明存在重大的双侧皮质脊髓束受累,但我们不能简单地将其归因于脑干的某个水平(在著名的谢林顿定律中,实验性进行中脑的上下丘之间切断会引起痉挛性反射)。

组织移位和脑干损伤的临床模式

脑肿胀可能会引起继发性损伤。脑肿胀会移位脑组织,压迫丘脑结构,并以继发性方式损伤脑干。临床上,患者进入昏迷状态,需要呼吸机辅助,并呈现新的综合征模式。

我们如何理解颅内和颅脊轴内的容积和压力?四个容积区域确定了总容积,该容积被刚性、不可扩张的颅骨(至少在成年人中)所包围,容积保持不变。这些容积区域包括静脉和动脉容积(各占 5%)、脑脊液(10%)和脑实质(80%)。脑脊液和颅内血容量都为 75 mL。脑脊液压力在整个脑脊液通路中是相等的,但前提是脑脊液没有在某处受阻。Monro-Kellie学说指出,一个区域的变化(增加或减少)应该随之引起一个或两个其他区域的变化(增加或减少)。最多可以"容忍"增加 150 mL 的新容积,但这取决于脑实质的容积。脑实质不能被压缩,它的表现类似于水,因此基本上是不可压缩的。一旦达到最大压力(这取决于脑萎缩程度、先前的脑软化或先天缺陷),脑的一部分会从其固有区域移位(就像挤牙膏一样)。

颅内压增高的临床影响很难预测,但一个重要原则是,脑组织随着颅内压增高而移位,形成对功能区结构的压迫,表现为新的神经系统临床表现。急性脑积水引起的颅内压增高会压迫丘脑(第三脑室)、连接到皮质的皮质下束(侧脑室)和脑干腹侧区(第四脑室)。其中动眼神经特别容易受到损伤。幕上疝的临床表现不如小脑扁桃体疝的直接影响,小脑扁桃体疝会压迫延髓及其周围血管结构。因此,脑干灌注迅速受到威胁,导致呼吸驱动困难和呼吸暂停。

临床上,昏迷状态的患者的体征可以定位到双侧大脑半球或脑干本身的病变区域(表 6.4)。

表 6.4 病情恶化患者的综合征模式

定位	临床要点
双侧半球	自发眼球运动(漫游、倾斜、乒乓球)
	向上或向下的眼球活动限制
	完整的眼球平衡反应
	完整的角膜反射
	可变的运动反应
	肌阵挛性癫痫持续状态
脑干	反向偏斜
	核间性眼肌瘫痪
	垂直眼球震颤或振动
	瞳孔缩小
	可变的瞳孔或角膜反射(或瞳孔不等大)
	眼颈反射或眼球平衡反应缺失
	伸展屈曲运动反应

(续表)

定位	临床要点
脑干移位（来自大脑半球或小脑占位）	瞳孔不等大或单侧固定的宽瞳孔（半球占位导致的侧向移位）
	中间位置固定（半球占位导致的中央向下移位）
	角膜反射消失、瞳孔反射正常（小脑占位导致的移位）
	伸展运动反应或退缩运动反应

定位诊断对于建立基线状态很重要。如果占位位于一侧半球，我们可以监测其是否向对侧移动[8]。脑组织横向移位会压迫丘脑及其相连的中脑，这在临床表现中有所体现。这些患者表现为意识下降（由于丘脑—中脑受累）。瞳孔的变化是由动眼神经的牵拉或脑干中动眼神经核灌注的改变引起的。这些早期表现通常源自中脑，因为这是最先受累、导致运动功能受损的纤维束所在部位。然而，临床病程也可以被丘脑急性病变模拟，这些病变突然不对称地扩展至中脑（如丘脑出血）。

我应该指出，小脑的占位也会压迫脑干，但更常见的是由于其解剖邻近关系，压迫发生在脑桥水平。最明显的是脑桥体征占主导的表现，可能出现双侧瞳孔缩小、角膜反射和前庭头眼反射消失。常出现心动过缓的发作频繁，伴或不伴高血压（Cushing综合征）。因此，脑干侧向移位综合征（占位导致脑侧向移动）可以发生在幕上或幕下。在幕上，半球性病变会压迫丘脑和中脑。在这些患者中，可以看到单侧瞳孔固定和扩大（直径为5～7 mm不等），如果不治疗，通常会随之出现瞳孔双侧固定、位置居中。如前所述，固定扩大的瞳孔是由对动眼神经的拉伸性损伤或由于脑干移位导致动眼神经核的缺血性损伤所致。然而，瞳孔向中位收缩是交感神经受累的结果，是脑干损伤加重的一个征象（其真正的机制尚不清楚；实验证明动眼神经压迫并非主要和决定性的机制[9]）。此外，脑桥反射起初保持完好，但如果综合征进展，可能逐渐消失。

幕下病变引起的脑干移位通常发生在小脑。在这些患者中，双侧瞳孔缩小、角膜反射和眼头反射消失是由于脑桥受压而更为突出，并且在临床早期就会出现。

更靠中央位置的占位会在垂直方向上压迫和扭曲丘脑和中脑，最初导致固定的中间位（4～6 mm）瞳孔。在病变部位可能会出现中脑的不对称压迫，瞳孔大小不一，呈椭圆形。运动反射从去皮质反射到伸肌反射不一，有时甚至在一天内会有变化，没有其他恶化的证据。对于存在病变同侧凝视的患者，丘脑的压迫可能导致凝视偏向对侧。可能出现短暂的周期性横向凝视。只有在上部脑干直接受压破坏后，才会发生整个丘脑、中脑、脑桥结构的进一步垂直移位。它可能会在脑水肿引起的双侧丘脑压迫时出现。失去所有脑干反射的患者通常在发病时最先失去脑桥—中脑反射，随后失去延髓功能。常见的进展是肌张力消失（弛缓）、无运动反应、脑桥中脑反射丧失，最后无法触发呼吸（即脑死亡）。

双半球综合征的特点是没有任何特定的体征。患者可能出现凝视偏好。脑干反射是完整的。瞳孔可能缩小或正常；运动反应可以是刺痛屈曲、刺痛伸展。如果患者处于较浅的昏迷状态或正在恢复中，可能会出现对刺激的定位。在一些患者中，可以看到肌阵挛或局部抽搐。呼吸模式可以是周期性的，但大多数情况下是规律的。没有任何证据指向大脑半球的特定区域，病变可能在皮质、白质或丘脑中。

如前所述，脑干综合征分为脑干内固有综合征和脑干移位综合征，两者在临床意义上可能有重叠。脑干内固有综合征（由于脑干内部的原发性病变）的特点包括伸展或屈曲的运动反应、反向偏斜、瞳孔缩小或大小不等，通常还伴有异常的眼震和眼—前庭反射。将50 mL的冰水注入耳朵可以检测或排除核间性眼肌麻痹。如患侧眼球（注水耳一侧）向该耳方向转动，而对侧眼球未能转向注水侧，则提示核间性眼肌麻痹。该体征特异提示存在脑干内纵束损伤，该束连接第3和第6神经核。这是急性脑干病变的一个有用线索。

中央脑干移位是由于位于中线位置的病变或病变更向中间施加力量而不是向外周压迫，从而压迫丘脑并引起扭力使中脑发生弯曲。在这种情况下，可以早期观察到固定的中位瞳孔和可变的运动反应。通常，脑桥反射保留。图6.2和表6.4总结了这些综合征的主要发现。

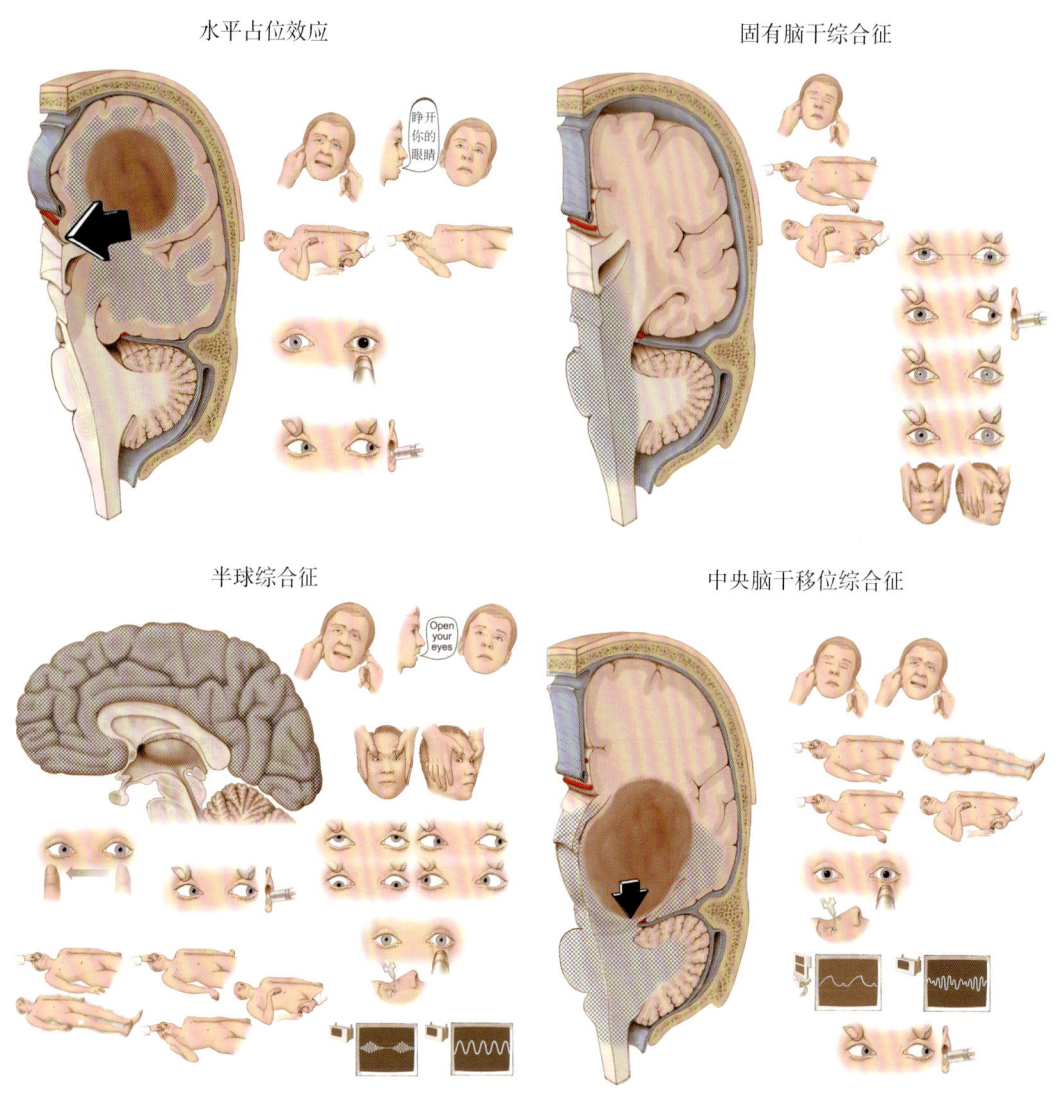

图 6.2　脑组织移位模式、脑干损伤及相关临床表现

神经影像学(在大多数情况下通过比较在短时间内进行的 CT 扫描)可以确认这些临床综合征。冠状面图像可以为脑组织移位的三维图像增添信息,但磁共振成像将更加详细。磁共振成像需要较长时间的扫描,目前无法用于需要神经外科干预的迅速恶化的患者。在临床上,占位效应可能发展得太快,因此在出现临床症状的那一刻进行磁共振成像几乎是不可能的。神经影像学可以显示由阻塞而导致脑室扩大和占位效应的迹象,还可以显示松果体和透明隔的进一步移位、基底池的消失、脑干的压迫,以及出血的脑室内扩展等变化病变的其他迹象。红核是中脑中可识别的结构(最好通过冠状面磁共振成像中的自旋回波序列进行观察),当出现向下移位时,可通过双侧红核位置的倾斜来发现这一变化。

特定的神经重症病情恶化

病情恶化可能具有疾病特异性,但并非一定如此。无论受伤的原因如何,脑组织移位的原则是相同的,但出现的概率、时间进程和可能的后果可能有所不同。在任何中枢神经系统出血(创伤性、自发性或来自血管异常)的患者中,病情恶化取决于凝血状态(先前的抗凝治疗、血小板减少和遗传性凝血功能障碍)。控制凝血异常是紧急的。未意识到这个与预后有重大关系(因此未能及时和充分地治疗),将产生严重后果。同样重要的是立即纠正异常的生命体征(近一半的重度创伤性脑损伤患者会出现低氧血症和低血压的发作）。本节讨论了神经危重疾病的主要类别。临床恶化的原因总结在表6.5中。（急性神经肌肉疾病的恶化情况在第10章中讨论。）

表6.5 所选疾病中临床恶化的原因

疾病	临床恶化的原因	恶化的临床表现
动脉瘤性蛛网膜下腔出血	急性脑积水	意识状态下降
	迟发性脑缺血	向上凝视麻痹
	再出血	瞳孔缩小
	脑叶血肿扩大	突然失去上部脑干反射和短暂呼吸暂停
	癫痫	
神经节或脑叶出血	出血量扩大	新出现的失语或偏瘫
	再出血	眼球偏斜和眼睑抽搐
小脑血肿	第四脑室受压和急性脑积水	意识状态下降
	脑桥移位	偏瘫恶化
		急性瞳孔不等大或固定扩大瞳孔和伸展性姿势
半球梗死	出血转化	新出现的Cushing综合征
	脑肿胀	瞳孔缩小及向下凝视
		昏迷及需要插管
创伤性脑损伤	新的挫伤病变	突发昏迷伴有伸展性姿势和中位瞳孔
	无法控制的脑水肿	意识状态逐渐下降
	硬膜下或硬膜外血肿延伸	新发性脑(源)性上睑下垂
		新发瞳孔扩张
		新发去大脑或去皮质反应

创伤性脑损伤

轻度创伤性脑损伤应与严重创伤性脑损伤区分开来。严重创伤性脑损伤的最佳定义为：①持续的、受损的意识状态，直至昏迷；②任何头部CT扫描异常；③无法回忆撞击事故，并至少有一周的创伤后遗忘症。最严重的损伤会使患者立即陷入昏迷，因为灾难性的白质冲击使白质与皮质脑干分离。进一步的肿胀可能加速恶化，使患者迅速失去所有脑干功能。这些患者通常是多发伤病例，还有许多其他的有害因素，如氧合不良、大量输血及其他出血部位的不稳定血压，必须找到并纠正。易弥漫性脑肿胀的患者最初的CT扫描结果通常是异常的，显示弥漫性剪切损伤和蛛网膜下腔出血（subarachnoid hemorrhage，SAH）。无法控制的脑肿胀往往导致脑死亡，除了积极管理颅内压，几乎没有其他治疗选择。

患者病情逐渐恶化可能是由出血性挫伤扩大、新出现的带有占位效应的挫伤、弥漫性脑水肿或外围血肿进一步扩大导致的。患有创伤性（甚至看似微不足道的）蛛网膜下腔出血的患者由于颅骨受到严重冲击而面临恶化的风险。

通常，恶化是由于出血性挫伤的扩大而发生的。在最初大于20 mL的挫伤中，进展的风险增加了5倍[11]。Allison等提出了一个包含三个放射学特征的4分CT预测评分：蛛网膜下腔出血的存在（2分）、硬膜下血肿的存在（1分）和颅骨骨折的存在（1分）[12]。此外，CT上血肿扩大超过5 cm³，需要进行手术的可能性是其他情况的7倍。双侧额叶或颞叶血肿恶化风险更高。这些患者通常被称为"说话后恶化的患者"[13-16]，最初他们看起来非常好，医师对他们是否需要住进 ICU 产生了疑问，但是随后他们在我们眼前发生了巨大的变化。通常，在出现恶化的最初迹象时，他们会立即被送进手术室。如果颞叶受损，他们会接受受损颞叶下部切除手术，同时还会切除其他严重受损的脑组织。

如果亚急性硬膜下血肿的厚度与颅骨的厚度相似且没有中线移位，治疗可能仍然保守。然而，如果出血肿的扩大伴随临床恶化，及时进行手术是必要的，以获得潜在的成功治疗结果。已经注意到在低血压患者中出现延迟性硬膜外血肿，这些患者的病情在低血压纠正后恶化，这很可能增加了脑灌注压，从而导致了再次出血。

除了那些存在快速组织移位、急性瞳孔扩大和运动反应恶化的情况，创伤性脑损伤的恶化始终是临床表现的综合体，包括不安（可能与毒素有关）、局灶性癫痫发作（常发展为局灶性持续状态）和反应性下降（从能够按照命令做出运动反射到仅仅能够模糊地感知刺激）。未行气管插管的患者可能会停止说话，而气管插管患者可能会停止对简单指令做出反应。

突发性交感神经亢进是恶化的常见原因，也是即将出现严重问题的迹象[17,18]。这些发作现在更常被称为"突发性交感神经亢进综合征"，以突出其三个特征。这些发作是过度交感神经活动的突发表现。患者会出现心动过速、高血压（伴有增加的脉压）、呼吸急促、发热或出汗，而且常常出现明显增加的肌肉张力，可能导致"扭转痉挛"姿势。多数重要系统会迅速被过度交感神经活动所影响，增加代谢需求，可能导致颅内压增高。

动脉瘤性蛛网膜下腔出血

有脑动脉瘤性蛛网膜下腔出血的患者容易因延迟性脑缺血而恶化，原因包括脑血管痉挛延迟、再出血、急性脑积水和颞叶血肿扩大[19,20]。尽管多年来一直在接诊处理这些患者，我们仍无法及时识别脑血管痉挛。我们必须不断自问，这位昏睡的患者是否因为弥漫性远端血管痉挛而昏睡，这位安静的患者是否因为大脑前动脉狭窄引起无意识，以及这位行为不会控制的患者是否因为椎基动脉狭窄而烦躁不安。问题在于迟发性脑缺血（之所以延迟，是因为它很少在脑动脉瘤破裂后的 4 天前发生）的临床表现是连续的，这意味着患者的表现有很大变异，并且通常是脑功能紊乱的组合。它不仅仅是一侧肢体瘫痪，它远不止这些。迟发性脑缺血或症状性脑血管痉挛在大多数患者中表现为意识水平逐渐下降，并且在一些患者中伴有偏瘫、失语症，较少见的是失用症。另外，还有一些不常见的表现，如截瘫。延迟性脑缺血的患者可能变得冷漠，对问题的回答简短，并出现一侧或双侧下肢的肌无力，表明大脑前动脉双侧区域均出现梗死。患者的意识水平会波动：有些天白天会睡觉，醒觉很少，而有些天的行为适当，反应性好。

再出血的典型临床特征是意识丧失，伴随着多个脑干反射的丧失，包括瞳孔对光反射和眼颈反射。大多数患者会发生呼吸停止或喘息，需要立即进行气管插管和机械通气。再出血后的恢复难以预测，但许多患者在几小时内开始触发呼吸；脑干反射的恢复也标志着康复。患者可能进一步好转，甚至达到自行报告的程度。对于仅表现为急性头痛的患者，再出血可能没有那么剧烈。对于一些幸运的患者，再出血以脑室引流袋中突然出现新鲜血液的形式开始，迅速排出脑室内的血液往往可以挽救生命。

急性脑积水的临床表现以进行性意识障碍为特征。患者变得更加昏睡，呼吸急促，无法保护气道或咳嗽出分泌物。大多数患者无法遵循复杂的指令；只有强烈的疼痛刺激才会使眼睛睁开并引起对疼痛刺激的定位反射。针尖状瞳孔和眼球向下偏转很少出现，但在脑室系统严重扩大的患者中常见。当 CT 扫描显示脑室系统进一步扩大时，急性脑积水的诊断变得明确。癫痫发作可能会导致突然恶化，但大多数癫痫发作发生在最初的破裂或再出血期间。

全身强直-阵挛性癫痫发作后无法完全苏醒可能指向非惊厥性癫痫持续状态，但这种情况下导致恶化的原因非常罕见。蛛网膜下腔出血时的急性恶化在 20%～30% 的患者中尚未解释清楚。无证人目击的癫痫发作、药物作用（如大剂量使用阿片类药物管理疼痛）、新发的低钠血症或包围脑实质血肿的肿胀可能在某些情况下起作用,但导致恶化的原因通常难以确定。

脑血肿

大约 30% 的顶叶和基底节区脑出血患者会出现更明显的神经功能缺陷[21]。在基底节区脑出血中,恶化原因是出血的扩大;而在顶叶血肿中,血肿扩大后会导致周围血肿加重[22-29]。我们预计 1/4 的顶叶血肿患者会出现恶化,这在血块较大、早期移位和压迫中较为常见。最常见的症状是运动障碍加重和意识水平下降;而在其他患者中,可能出现新的神经功能缺陷,如言语和语言困难。血肿侧瞳孔扩大表明顶叶血肿导致脑干侧向移位,伴有颞叶血肿的情况下还可能表明血肿扩展至中脑引起动眼神经损伤。

在最初的 12~24 小时内,血肿扩大是导致病情恶化的主要原因。随后,当脑脊液循环中断时,急性脑积水也可能成为致病因素。我们无法区分扩大的血肿和脑室扩大,而患者的反应性恶化,进而陷入持续性昏迷。对于因脑出血导致的昏迷并伴有脑室出血和脑室扩大而入院的患者,尽管脑室引流似乎是唯一合理的选择,但患者很少从中获益。特别棘手的临床情景是一些中等大小的血肿并伴有一定程度的组织移位,但血肿位于额叶或颞叶表浅部位,患者意识水平常常有波动。此时是否进行血肿清除手术是一个困难的决策。虽然应对手术干预阈值可能很低,但这最终是一个神经外科医师的判断问题,取决于个人手术风格(谨慎型、激进型、保守型,或受限于实际条件的处理方式)。

小脑血肿患者的进一步恶化可以确定地预测。当入院时未控制的收缩压超过 200 mmHg,角膜反射异常,并且眼球头转反射受损时,发生这种情况的概率更高。这些征象反映了脑干移位。对于小脑蚓部出血或向蚓部延伸的半球性出血的患者及最初 CT 扫描显示早期脑积水的患者,恶化也很可能发生。对于没有脑干移位、上行性脑疝或尤其是第四脑室受压的患者,进一步临床恶化的风险较低。大多数小脑血肿患者的恶化是由于直接的脑干压迫而非脑积水。临床表现为进行性运动受限、上视受限和昏迷加深。瞳孔大小不一,不久后变为针尖样。通常伴随明显意识恶化,同时出现过度换气和呼吸性碱中毒。随着脉压增大,血压通常会升高,我们发现这是早期恶化的有用临床征象。仅由脑积水引起的恶化可能会发生在小脑血肿的患者中,通常是那些只有第四脑室边缘性受压的患者,并且具有较为渐进的临床进展。CT 扫描可以确认侧脑室角的进一步扩大,第三脑室的扩大,并且在较低的 CT 扫描层面上清晰可见颞角。这些患者(一般会)出现进行性加重的昏睡,无法保护气道。出现新的神经学体征或症状情况较少。

缺血性卒中

通常,大血管阻塞表现为明显的症状和严重的神经功能缺陷。轻微损害的患者(如 M1 或 M2 中大脑动脉阻塞)中,大约 1/3 的患者可能会在短时间内(24 小时内)迅速出现更严重的症状,尽管接受了静脉溶栓治疗。介入取栓通常只在恶化后进行,而非预防性进行。半球卒中较为严重的恶化通常是由脑肿胀引起的[30]。脑肿胀在大脑中动脉(MCA)完全闭塞的患者中不可避免地以某种程度发生,通常在 2~7 天的时间间隔后(中位数为 4 天)。出现瞳孔不等大(≥2 mm)和双侧眼睑下垂是脑肿胀的重要初期临床征象[31-33]。往往会出现潮式呼吸(Cheyne-Stokes)模式变为持续性过度通气,但当昏迷加深时可能会出现周期性呼吸。这提示应进行气管插管和机械通气。早期可能观察到单侧固定的散大瞳孔,但更常见的是由下丘脑向下移位引起的瞳孔缩小但存在对光反射。大多数患者的临床过程通常逐渐恶化,持续数天。然而,由脑肿胀引起的昏睡可能是暂时的,意识水平也可能改善。

卒中患者中另一种导致恶化的中枢原因是梗死区的出血转化。这可以通过毛细血管出血或存在无明显的占位效应的小血肿来解释。大多数患者没有临床恶化。与大脑半球梗死类似,小脑卒中组织肿胀最可靠的临床症状是意识和觉醒水平降低。此外,脑桥受压可能导致眼肌麻痹、呼吸不规则和心律失常。在大多数患者中,神经功能恶化通常发生在 72~96 小时内。有些患者可能在 4~10 天内出现恶化,之前存在梗死风险的梗死周边组织进展为梗死,随后发生迟发肿胀,有时还会发生出血转化。然而,这种临床进程的确切机制仍不清楚。

波动性神经功能缺损(其中一些非常严重)是椎动脉闭塞的典型表现,但在病理生理学上尚未完全解释清楚。一种解释是低血压导致侧支循环功能不全,可以考虑通过增加血压来促进恢复。另一种可能是,血栓向前推进,依次阻塞穿支动脉,导致临床症状呈间歇性恶化和进展。

约1/3的患者在入院的第一天神经功能障碍最为严重。在另外1/3的病例中,血栓的进一步凝聚导致起源于基底动脉的穿通动脉逐渐闭塞,进而导致病情恶化。许多因基底动脉阻塞而受到严重影响的患者仍然处于昏迷状态,但保留了一些脑干反射。

急性基底动脉闭塞很少导致完全丧失脑干反射,延髓的某些功能通常会保留。颈椎动脉夹层患者很少出现病情恶化,大多数情况是单相的。对于椎动脉夹层并出现后循环缺血症状反复发作的患者,如果存在足够的侧支循环,可以通过椎动脉球囊阻断治疗。这通常意味着来自对侧椎动脉的逆向血流可灌注患侧后循环。即使出现脑梗死和显著的阻塞,患者也能保持相对稳定。此外,位于枕叶的出血性脑梗死可能不会产生显著的占位效应。临床神经功能的恶化可能是静脉系统进一步形成血栓的结果。意识障碍可能表明血栓已扩展至毛细血管静脉。矢状窦压力的增加可能导致出血性梗死,通常在双侧顶叶发生,并增加毛细血管滤过,导致脑水肿。

由于逐渐增大的血肿导致脑干压迫恶化,可能需要通过开颅血肿清除手术或去骨瓣减压手术干预。病情进展迅速,通常在入院后不久开始。在严重脑水肿中,瞳孔散大、反射迟钝,并出现视乳头水肿。CT扫描可能显示皮质沟回显示不清,但这在沟回本就饱满的年轻患者中可能很难观察到。在CT上,具有诊断意义的脑水肿的征象是外侧裂的逐渐消失,以及脑室和基底池的压迫。急性脑水肿的患者需要进行气管插管和机械通气,以维持$PaCO_2$在较低水平的30 mmHg左右的呼吸性碱中毒状态。

急性中枢神经系统感染

疑似脑炎的患者出现头痛、发热、混乱,并在病情进展较为严重时出现意识水平改变。癫痫发作(局灶性或全身性)是常见的并发症。检查可能显示颈部僵硬或局灶性神经功能缺陷,但其缺失并不少见。事实上,在疾病早期仅表现为"意识模糊"时,甚至可能不会考虑此诊断。在严重感染之后,永久性脑损伤可能会迅速发生。皮质梗死常见且广泛,但很少引起肿胀或占位效应。血管炎(或血栓性血管病变)可能导致缺血。对于病情迅速恶化的患者,对于最初看似急性细菌性炎症的情况,应考虑硬膜下积脓的可能。重要线索包括既往的鼻窦炎和近期的鼻窦手术,这两者与硬脑膜下积脓有关。进一步使情况复杂化的是,可能最初未进行CT检查,或者如果没有使用造影剂进行,结果可能正常。磁共振成像可以显示在CT上无法观察到的多房性积脓,特别是在凸面局部的积脓。然而,在大多数患者中,使用造影剂的CT扫描可以显示硬脑膜下脓液积聚。需要进行大的开颅手术来挽救患者。如果患者处于昏迷状态,预后往往不佳。

临床恶化的另一个重要原因是治疗失败。近年来,对青霉素产生耐药性的肺炎链球菌菌株频率增加。任何有细菌性脑膜炎的患者,如果在接受抗生素治疗后迅速恶化、持续高热,以及在治疗数天后脑脊液反复培养到双球菌,可能感染了青霉素耐药的肺炎链球菌菌株。如前所述,在初始经验性抗生素治疗中添加万古霉素应该可以减少治疗失败的风险。极少情况下,除全身治疗外,可能还需要鞘内注射万古霉素并监测腰椎穿刺液药物浓度。

癫痫发作可能导致患者病情恶化,但低发生率(10%)并不足以证明需要预防性治疗。非惊厥癫痫是脑膜炎患者病情恶化的罕见原因。

对于神经外科医师(以及神经重症监护专家),开颅手术术后的脑膜炎是一种重要并且与硬脑膜脑脊液漏相关的并发症[40,41]。一些研究注意到,在经蝶窦手术和开放性开颅手术术后出现脑脊液漏的患者中,脑膜炎的发病率增加。内镜颅底手术后脑脊液漏的危险因素包括疾病病理学、手术入路、皮瓣问题、重建技术和肥胖[42]。延迟发生的脑脊液漏患者可能有放疗史。手术修复颅底缺损可以预防严重的神经系统后遗症和颅内感染。另一个严重的并发症是脑室炎相关的脑膜炎（发生率为1%～3%），其危险因素已被明确[43,44]。这些因素包括导管放置时间、导管更换、多个导管、脑脊液引流时长和脑脊液漏。在一项研究中，定期脑脊液采集（每隔1天或每3天）或在需要时进行脑脊液采集并不会增加感染的风险[44]，但定期脑脊液采样的主要缺点是破坏了系统的完整性。调整操作方式包括延长隧道长度、使用涂有抗生素的导管、保持极高的卫生护理标准，并仅在临床需要时保留脑脊液引流，所有这些都有助于减少感染的发生。开放脑脊液引流时间超过15天的患者感染的风险增加了7倍[44]。

由非神经源性原因引起的恶化

大多数急性神经系统损伤患者同时存在其他医疗问题，这些问题通常在入院后的几天内加剧。许多原因需要进行及时评估，并最好通过系统性审查来进行（图6.3）。

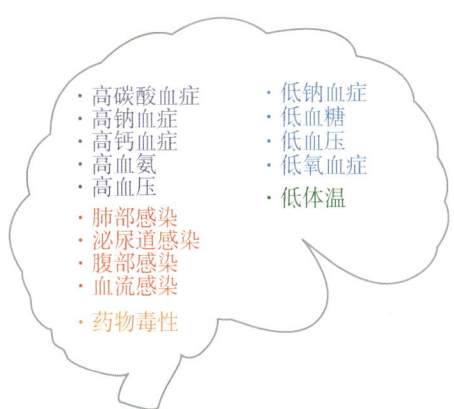

图6.3 导致病情恶化的非神经源性原因

神经重症监护病房的医师都见过恶化的充血性心力衰竭、新发的心律失常、难以控制的糖尿病和不稳定的血压。发热可能有很多感染性和非感染性的原因，诊断测试应该具有经济效益。对每次发热都进行广泛评估是没有意义的。然而，当低血压伴随着发热时，患者应该迅速接受全面的早期脓毒症治疗方案。延迟干预可能导致不可逆转的继发性脑损伤。众所周知，未经治疗的高热伴有休克可能会突然（并永久性地）改变患者的神经状况。大脑温度的增加可能加重既往脑损伤。发热不仅会加重缺血性损伤，还会加重脑水肿，增加颅内压，并且普遍干扰患者的一般体格检查结果。体温明显升高的患者会出现意识水平会下降，而一旦体温控制住，意识可迅速改善。

神经科患者的医疗护理与呼吸系统问题的评估和治疗密切相关[45]。呼吸衰竭导致低氧血症和（或）高碳酸血症；这种异常可以进一步分类为高碳酸血症（$PaCO_2>45$ mmHg）或低氧血症（$PaCO_2<55$ mmHg）呼吸衰竭。呼吸衰竭的定义是低氧血症（$PaCO_2<50$ mmHg）或高碳酸血症（$PaCO_2>50$ mmHg），但仅在患者处于自然吸气状态且之前的血气分析正常的情况下适用。低氧血症性呼吸衰竭主要是由肺泡低通气或通气/灌注失衡（或右至左分流）引起的。急性神经系统疾病常伴有急性低氧血症呼吸衰竭和通气/灌注不匹配，如肺不张或大面积肺叶塌陷、吸入性肺炎、肺栓塞和肺水肿（心源性或神经源性）。急性低氧血症的临床特征相当一致，包括意识障碍、不安、快速呼吸、心动过速，有时还有高血压和末梢血管收缩。

脑部或脑干的急性损伤可能会引起大量（"快速"）肺水肿。与神经源性肺水肿相关的情况包括神经节出血、动脉瘤性蛛网膜下腔出血（SAH）、原发性脑干病变出血、癫痫持续状态和穿透性创伤性脑损伤。临床表现非常特异，几乎总是在脑损伤后不久出现。这种临床情况可能被误认为是其他肺部疾病，如大量吸入性肺炎或肺挫伤。

应激性心肌病常常发生在脑损伤之后，但通常被忽视。应激性心肌病可能表现为"快速"肺水肿和轻度低血压逐渐发展为严重低血压。在这些情况下，可能错误地诊断为神经源性肺水肿，而未考虑到心力衰竭。急性脑损伤后新发的心房颤动伴快速室性反应是常见的心律失常，对静脉注射地尔硫䓬非常敏感。在急性缺血性卒中停止使用β受体阻滞剂以维持高血压可能导致心动过速和需求性缺血。急性占位效应、任何半球卒中或急性自主神经功能失调都可能出现急性心动过缓，但很少需要起搏治疗。

急性肠道缺血可能是由交感神经末梢血管严

重血管收缩引起的,这也是获得性心肌病的原因之一。另一个可能的发病机制是在动脉瘤破裂后的促血栓状态下,血栓形成导致缺血。

更多思考

我们经常需要评估患者是否出现了恶化。有时候患者的表现或行为并没有明显的恶化迹象;例如,CT扫描显示病情恶化,但患者似乎稳定。这在脑血肿扩大的患者中很常见——它们会导致体积和压力增加,但没有明显可察觉的变化。相反,有时CT扫描或其他测试结果保持不变,但患者的病情似乎变得更糟,这可能是由于其他因素。检测恶化需要做出选择,并且选择的重要性不言而喻。毫无疑问,如果以严谨的方式,并保持一定程度的怀疑态度,监测技术发展对神经危重症领域将有巨大的帮助。可以很容易想象出一种患者与计算机的交互,提供有关重大损伤导致的继发性神经应激的详细而复杂的在线信息。随后,参数可以自动调整,并通过智能手机或平板电脑发送数字警报以通知护理人员和神经重症监护专家。功能性成像将变得普遍。在未来几十年中,我们将知道这是否仍然无法实现,或者我们的手段和方法将完全不同。然而,没有什么能够(也不应该)完全取代对神经疾病患者的临床观察和详细检查。

提示和要点

- 波动和稳定是神经重症监护病房中最常用的词汇(但并不总是被理解其含义)。
- 临床恶化可能导致继发性脑损伤。因此,监测变化并迅速逆转它们仍然非常重要。
- 临床评估脑组织移位的优先级高,因为它可能需要神经外科干预。
- 神经危重症存在不仅仅存在共同的临床恶化原因,还存在疾病特异的恶化机制,医务人员必须识别并适当治疗。
- 神经危重症可能导致继发性器官受累,从而可能影响临床检查。在任何恶化的患者中应该反复进行检查。

参考文献

[1] Wijdicks EFM. Neurocritical care: It's what we do and what we do best. Neurocrit Care. 2006;5:81.

[2] Wijdicks EFM. Neurology of critical care. Semin Neurol. 2016;36:483 – 91.

[3] Cheng Y, Wu S, Wang Y, et al. External validation and modification of the EDEMA score for predicting malignant brain edema after acute ischemic stroke. Neurocrit Care. 2020;32:104 – 12.

[4] Broocks G, Elsayed S, Kniep H, et al. Early prediction of malignant cerebellar edema in posterior circulation stroke using quantitative lesion water uptake. Neurosurgery. 2021;88(3):531 – 7.

[5] Fabritius MP, Thierfelder KM, Meinel FG, et al. Early imaging prediction of malignant cerebellar edema development in acute ischemic stroke. *Stroke*. 2017;48:2597 – 600.

[6] Caplan LR. Caplan's Stroke: a clinical approach. 5th ed. Cambridge: Cambridge University Press; 2016.

[7] Hirsch LJ, LaRoche SM, Gaspard N, et al. American Clinical Neurophysiology Society's standardized critical care EEG terminology: 2012 version. J Clin Neurophysiol. 2013;30:1 – 27.

[8] Ropper AH. Lateral displacement of the brain and level of consciousness in patients with an acute hemispheral mass. N Engl J Med. 1986;314:953 – 8.

[9] Wijdicks EFM. Through the eyes of monkeys: questions about uncal herniation. Neurocrit Care. 2020.

[10] Kinoshita K. Traumatic brain injury: pathophysiology for neurocritical care. J Intensive Care. 2016;4:29.

[11] Adatia K, Newcombe VFJ, Menon DK. Contusion progression following traumatic brain injury: a review of clinical and radiological predictors, and influence on outcome. *Neurocrit Care*. 2021;34(1):312 – 24.

[12] Allison RZ, Nakagawa K, Hayashi M, Donovan DJ, Koenig MA. Derivation of a predictive score for hemorrhagic progression of cerebral contusions in moderate and severe traumatic brain injury. Neurocrit Care. 2017;26:80 – 6.

[13] Tan JE, Ng I, Lim J, Wong HB, Yeo TT. Patients who talk and deteriorate: a new look at an old problem. Ann Acad Med Singap. 2004;33:489 – 93.

[14] Rockswold GL, Leonard PR, Nagib MG. Analysis of management in thirty-three closed head injury patients who "talked and deteriorated". Neurosurgery. 1987;21:51 – 5.

[15] Reilly PL, Graham DI, Adams JH, Jennett B. Patients with head injury who talk and die. Lancet. 1975;306:375 – 7.

[16] Lobato RD, Rivas JJ, Gomez PA, et al. Head-injured patients who talk and deteriorate into coma. Analysis of 211 cases studied with computerized tomography. J Neurosurg. 1991;75:256–61.

[17] Perkes I, Baguley IJ, Nott MT, Menon DK. A review of paroxysmal sympathetic hyperactivity after acquired brain injury. Ann Neurol. 2010;68:126–35.

[18] Baguley IJ, Perkes IE, Fernandez-Ortega JF, et al. Paroxysmal sympathetic hyperactivity after acquired brain injury: consensus on conceptual definition, nomenclature, and diagnostic criteria. J Neurotrauma. 2014;31:1515–20.

[19] Wijdicks EFM, Kallmes DF, Manno EM, Fulgham JR, Piepgras DG. Subarachnoid hemorrhage: neuro-intensive care and aneurysm repair. Mayo Clin Proc. 2005;80:550–9.

[20] Rabinstein AA, Lanzino G, Wijdicks EFM. Multidisciplinary management and emerging therapeutic strategies in aneurysmal subarachnoid haemorrhage. Lancet Neurol. 2010;9:504–19.

[21] Xi G, Keep RF, Hoff JT. Mechanisms of brain injury after intracerebral haemorrhage. Lancet Neurol. 2006;5:53–63.

[22] Arima H, Wang JG, Huang Y, et al. Signifcance of perihematomal edema in acute intracerebral hemorrhage: the INTERACT trial. Neurology. 2009;73:1963–8.

[23] Chen L, Xu M, Yan S, Luo Z, Tong L, Lou M. Insufficient cerebral venous drainage predicts early edema in acute intracerebral hemorrhage. Neurology. 2019;93:e1463–73.

[24] Gusdon AM, Nyquist PA, Torres-Lopez VM, et al. Perihematomal edema after intracerebral hemorrhage in patients with active malignancy. Stroke. 2020;51:129–36.

[25] Levine JM, Snider R, Finkelstein D, et al. Early edema in warfarin-related intracerebral hemorrhage. Neurocrit Care. 2007;7:58–63.

[26] Murthy SB, Moradiya Y, Dawson J, et al. Perihematomal edema and functional outcomes in intracerebral hemorrhage: influence of hematoma volume and location. Stroke. 2015;46:3088–92.

[27] Sun W, Pan W, Kranz PG, et al. Predictors of late neurological deterioration after spontaneous intracerebral hemorrhage. Neurocrit Care. 2013;19:299–305.

[28] Volbers B, Giede-Jeppe A, Gerner ST, et al. Peak perihemorrhagic edema correlates with functional outcome in intracerebral hemorrhage. Neurology. 2018;90:e1005–12.

[29] Wu TY, Sharma G, Strbian D, et al. Natural history of perihematomal edema and impact on outcome after intracerebral hemorrhage. Stroke. 2017;48:873–9.

[30] Campbell BCV, Khatri P. Stroke. Lancet. 2020;396:129–42.

[31] Wijdicks EFM, Sheth KN, Carter BS, et al. Recommendations for the management of cerebral and cerebellar infarction with swelling: a statement for healthcare professionals from the American Heart Association/American Stroke Association. Stroke. 2014;45:1222–38.

[32] Ropper AH, Shafran B. Brain edema after stroke. Clinical syndrome and intracranial pressure. Arch Neurol. 1984;41:26–9.

[33] Hacke W, Schwab S, Horn M, Spranger M, De Georgia M, von Kummer R. 'Malignant' middle cerebral artery territory infarction: clinical course and prognostic signs. Arch Neurol. 1996;53:309–15.

[34] Kimura K, Iguchi Y, Shibazaki K, Aoki J, Terasawa Y. Hemorrhagic transformation of ischemic brain tissue after t-PA thrombolysis as detected by MRI may be asymptomatic, but impair neurological recovery. J Neurol Sci. 2008;272:136–42.

[35] Krieger DW, Demchuk AM, Kasner SE, Jauss M, Hantson L. Early clinical and radiological predictors of fatal brain swelling in ischemic stroke. Stroke. 1999;30:287–92.

[36] Pallesen LP, Barlinn K, Puetz V. Role of decompressive craniectomy in ischemic stroke. Front Neurol. 2018;9:1119.

[37] Zha AM, Sari M, Torbey MT. Recommendations for management of large hemispheric infarction. Curr Opin Crit Care. 2015;21:91–8.

[38] Hwang DY, Matouk CC, Sheth KN. Management of the malignant middle cerebral artery syndrome. Semin Neurol. 2013;33:448–55.

[39] Singh TD, Fugate JE, Rabinstein AA. The spectrum of acute encephalitis: causes, management, and predictors of outcome. Neurology. 2015;84:359–66.

[40] Ter Horst L, Brouwer MC, van der Ende A, van de Beek D. Community-acquired bacterial meningitis in adults with cerebrospinal fluid leakage. Clin Infect Dis. 2020;70:2256–61.

[41] van de Beek D, Drake JM, Tunkel AR. Nosocomial bacterial meningitis. N Engl J Med. 2010;362:146–54.

[42] Tang R, Mao S, Li D, Ye H, Zhang W. Treatment and outcomes of iatrogenic cerebrospinal fluid leak caused by different surgical procedures. World Neurosurg. 2020;143:e667–75.

[43] Bari ME, Haider G, Malik K, Waqas M, Mahmood SF, Siddiqui M. Outcomes of post-neurosurgical ventriculostomy-associated infections. Surg Neurol Int. 2017;8:124.

[44] Sweid A, Weinberg JH, Abbas R, et al. Predictors of ventriculostomy infection in a large single-center cohort. J Neurosurg. 2020:1–8.

[45] Della Torre V, Badenes R, Corradi F, et al. Acute respiratory distress syndrome in traumatic brain injury: how do we manage it? J Thorac Dis. 2017;9:5368–81.

[46] Chakraborty T, Wijdicks EFM. A punch to the gut from a ruptured cerebral aneurysm. Neurocrit Care. 2021;34:343–4.

第7章 厘清昏迷状态

Unraveling Unconsciousness

袁聪 译，陈龙 审校

本章我们将讨论急诊神经科学中最重要的临床问题之一——如何检查无反应的患者。这类患者的诊断有时相当困难，以至于不能给出肯定的、令人满意的答案。一般患者初步被描述为"（意识）改变（altered）""精神状态改变（altered mental status）""无反应（unresponsive）"或"脑病（encephalopathic）"，但这仅仅是给他们贴上了标签，还不能充分地反映患者的状态。神经科医师知道要确定患者及其大脑的情况很难，近些年他们喜欢用一个模糊的总称——"多因子毒性代谢性脑病"，但它也不过是一些术语串在一起罢了[1]。不少人能列出导致患者无反应的原因，但并不总是仔细推敲这些原因如何导致脑功能障碍。

我们知道"代谢性脑病"可以和结构性病变有相似的临床表现，器官功能障碍可能是由药物清除不足导致的毒性，停药后可以缓解。神经病学有着各种"稀奇古怪"的术语，这一点在意识混乱上可见一斑。比如，第一版 DSM-Ⅲ 曾用"clouding of consciousness"来描述意识混乱，但很快又删去了。这些术语并未使我们对意识障碍有更深入的认识。总的来说，常见疾病影响神经回路的具体机制仍不十分明确，这才是整个研究领域中最关键的问题。对于一种急性、严重的意识混乱——谵妄，我们的第一反应不应该是去找结构性病变，因为基本是找不到的[2]。

有人尝试归纳谵妄的种类，其中有人提出谵妄分为三种：兴奋型、抑制型和混合型。有人觉得不全面，又增加了亚谵妄综合征，用于表示有部分谵妄症状却未达到谵妄诊断标准的情况。种类数量的精简虽有其益处，但也会丢失部分症状细节。抑制型谵妄表现为注意力下降、活动减少，而兴奋型谵妄表现为高度警觉、躁动不安和对刺激的反应性提高。混合型谵妄交替表现出上述两类症状。研究发现：兴奋型谵妄远少于抑制型或混合型。抑制型谵妄，又称"安静型谵妄"，它的诊断即使是神经科专家也会觉得为难。这是因为很难确定嗜睡或

表7.1 描述意识障碍的术语

精神状态改变
脑病
整体意识混乱状态
运动低下（安静）型谵妄
运动亢进（激越）型谵妄
急性脑衰竭
毒性谵妄反应
毒性精神病
ICU精神病
嗜睡
陷入昏迷

反应性低到什么程度可以诊断为抑制型谵妄,如果只是单纯的嗜睡或反应性低,那么 ICU 里谁不符合标准?"脑病(encephalopathic)"这个术语可能不够理想,但也比"抑制型谵妄"要好理解得多。如果不加选择地使用后者,会大大增加抑制型谵妄的患病人数,甚至导致不必要的治疗。此外,这种简单的分类模糊了大部分神经症状,从而限制了其临床意义,经验丰富的临床医师应该对此深有感触。在不同形式的急性意识混乱中,诊断常表现为"定向障碍"的失认症是一个难点。这类患者还可能存在视觉空间失认症(如右侧后顶叶皮质损害)、病觉缺失(如偏瘫患者不认为自己有偏瘫)或重度遗忘症(海马旁回损害)。

意识异常包括两个主要部分——警觉性(vigilance)降低和意识思维内容改变。警觉是意识的开关,警觉性水平决定了意识。警觉性降低,轻者可表现为打瞌睡,重者昏迷,谵妄介于两者之间。这些意识方面的问题大多要靠每天和不同意识状态打交道的神经科医师来解释。

我们如何厘清意识改变和无意识?下文将解释一些临床发现,为如何理解某些症状提供一些见解。二元分类有明显的局限性。要么谵妄,要么没有谵妄;要么处于昏迷状态,要么没有昏迷。这样的分类明显不符合实际。

意识改变的范畴

意识改变是神经危重症患者最常见的临床表现之一。急性脑损伤患者可以表现出不同类型的意识改变,包括嗜睡和躁动性意识混乱。在意识改变的一端是持续性无意识(图 7.1)[3]。临床实践中,持续昏迷是比较少的,大多数(>95%)昏迷患者最终能够苏醒。未能苏醒的患者保持昏迷或植物状态,其中一些病例在几十年后能够恢复意识,甚至恢复对话的能力。回顾这些病例时,很难解释这种长时间植物状态后意识恢复的现象。从来没有人对这些病例进行全程标准化的随访,我们也不知道这一现象真的是意识恢复,还是原本的诊断有误,也缺乏这类患者复诊的资料。植物状态指大脑皮质功能被严重破坏,但皮质下重要生命中枢功能完整(如脑干维持自主呼吸和血管张力)。而脑死亡是指脑干功能不可逆性丧失导致基本生理功能消失(自主呼吸停止,血管张力消失),患者陷入永久性昏迷的状态。

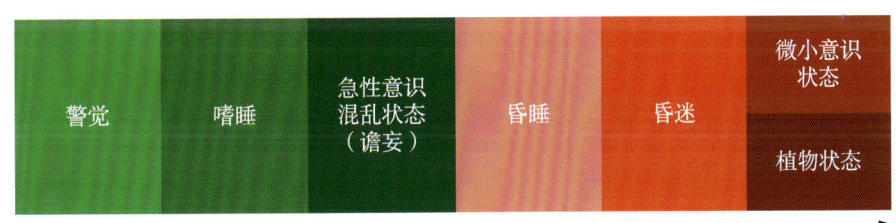

图 7.1 意识改变的范畴

在面对意识异常时,主要有两个问题:一是究其原因,二是妥善处理。以嗜睡为例,患者嗜睡,很多时候我们不知道其具体原因,但推测这时患者可能需要休息。急性脑损伤患者容易嗜睡,这是自然的。长时间的清醒交流、转运、物理治疗后,患者也可能会嗜睡,这是疲惫的一种表现[4]。嗜睡的程度有轻有重,时有变化,有时我们会用月亮的"阴晴圆缺(waxing and waning)"去描述这种病情的起伏变化。如同在第 6 章详细讲过的,这种变化可能是病情恶化的一种表现(新发的脑血管痉挛、脑积水、占位效应、电解质紊乱或逐渐加重的高碳酸血症),也可能找不到原因。

疾病下行螺旋的下一阶段是"急性意识混乱状态",有时也可表述为"脑病"或"安静型谵妄"。但这些术语中没有一个能令人满意。急性意识混乱状态既包括意识内容的混乱,也包括警觉性或觉醒水平的紊乱。患者对事物没有清晰的感知,思维迟钝,注意力不集中。用文艺点的说法,患者此时"如坠雾中"。住院的老年人有时会有类似的表现[5-7]。急性意识混乱状态中,有一种特殊的、更为明确的临床状态,称为"意志缺乏(abulia)"。它表现为对任何活动都缺乏动机、要求,对问题给出简短、单音节但通常适当的回答。患者行为孤僻、退缩，思维迟钝、情感淡漠，仿佛从所有人和事物中脱离。如果花几分钟时间试图和患者交流，患者可能正确回答一个问题，也可能根本回答不出问题。临床表现可以概括为"无动力"，其原因可能是额叶执行功能障碍和皮质下束受损。神经重症中意识缺乏最常见于动脉瘤性蛛网膜下腔出血伴大脑前动脉痉挛，大脑前动脉痉挛可引起额叶和额叶-皮质下环路缺血或梗死，也可见于丘脑和中脑病变。目前尚不清楚如何区分意志缺乏和安静型谵妄。

多年前，谵妄被视为一种过度亢奋的交感兴奋状态。患者狂躁不安，头部和四肢不停地移动，会咬东西，向想象的人咆哮。他们通常表现得很不舒服，甚至惊恐不安[8]。对于这类患者，除了插管和强力镇静，几乎没有其他办法。世界各地的 ICU 医师都知道，酒精戒断性谵妄仍然常见，患者可有幻听、幻视。人们一致认为谵妄是一种伴有自主神经症状的意识混乱状态，表现为大量出汗、肌肉抽搐、坐立不安（有时具体表现为拔线和导管）等。

如前所述，有人建议不再使用"脑病"这一术语，而是用"抑制型谵妄"指代注意力减退、运动低下的情况，"兴奋型谵妄"指代警觉性增加、对简单刺激的反应增加的情况。对于抑制型谵妄，我们可以想到患者可能有新发的额叶病变、CNS 感染、非惊厥性癫痫持续状态、新的代谢紊乱（如高氨血症）或出现了药物副作用。有人认为"安静型谵妄"是无稽之谈，他们认为谵妄专指活动亢进状态[9]。有人建议使用"谵妄障碍（delirium disorder）"这个术语，不同谵妄障碍可能主要特征相似但生理机制迥异。与谵妄相比，有人倾向于使用谵妄表示急性、可逆性意识混乱，谵妄障碍表示长期、反复性的谵妄发作。谵妄障碍的诱发因素和致病的病理生理机制同样难以捉摸，但戒酒、基线痴呆或新使用的药物是较容易确认的原因[10]。

精神科或神经科医师对谵妄的定义是什么，与重症监护医师对其的定义有何不同[11-13]？谵妄在内外科重症监护中都非常常见，与住院时间延长密切相关[14-16]。许多肾性或肝性脑病患者表现为白天嗜睡、夜间躁动，也被称为"日落综合征"（sundowning，指傍晚发作且持续至夜间的精神错乱）。谵妄的影响一般分为几个部分，包括觉醒、语言、知觉、定向、情绪和睡眠。坐立不安与面色苍白、出汗和心动过速，以及瞳孔扩大相关。这种情况最常发生在兴奋剂或中枢神经抑制药（如酒精）戒断后。大多数患者高度兴奋，语无伦次，说话难以理解。时间定位能力最先受损，其次是空间定位。患者不知身处何处。定位障碍的皮质定位尚未明确，但有些人将其定位在非优势半球的顶枕叶皮质[17]。最后，情绪变化可能包括愤怒和攻击性情绪。

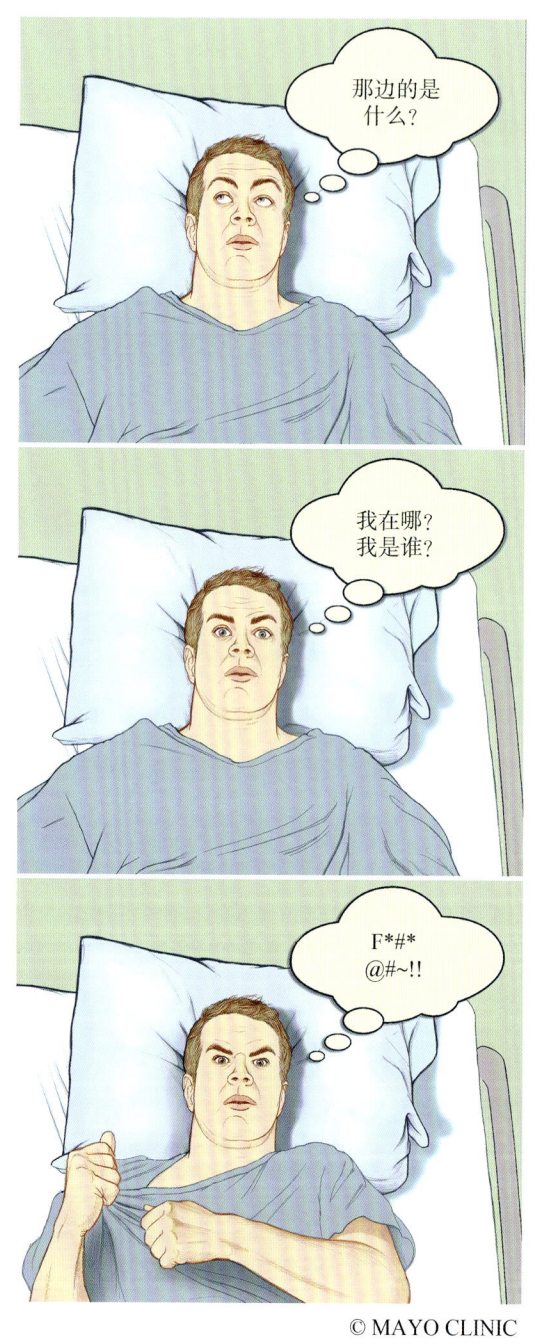

图 7.2　临床谵妄的一些表现

有些患者在木僵或昏迷之前会过渡性地出现谵妄。但我们对这种情况的认识不足。我见过病情急剧恶化的脑积水，有癫痫发作，躁动之后紧跟着就是深昏迷。一个众所周知的例子是迅速恶化的肝性脑病。黄疸发生后，谵妄、抽搐和昏迷也随之而来。临床医师注意到这类患者早期即有情绪的改变，包括脾气急躁、坐立不安、发作性躁狂行为或对周围环境的注意力降低，间有打哈欠、打瞌睡的行为。暴发性肝衰竭患者肝性脑病的临床进程很快。短时间内可能出现注意力和反应力的明显波动。记忆的输入、存储和提取能力严重受损。躁狂不安、空间定位障碍、幻想、无意识重复动作在后期变得明显。

临床医师应该尽力找出谵妄的诱因。大多谵妄并非由脑急性结构性病变引起。急性卒中可能导致严重的躁动，卒中部位多是脑桥或非优势半球。抗胆碱能药物可能会增加谵妄的风险。GABA能和多巴胺能药物在大剂量使用时也可能引发谵妄。另一方面，通过调节某些神经递质的作用，可以控制谵妄，改善躁动的症状，如使用喹硫平、奥氮平和氟哌啶醇。

意识混乱患者的检查

如何检查意识混乱的患者？对此目前有多种量表，其中最常用的是 CAM-ICU 量表和 ICDSC 量表（表 7.2）[18,19]。CAM-ICU 量表经过多项研究验证，但许多测试项目侧重于语言理解，而未包

表 7.2　ICU 内躁动评估量表

CAM-ICU			ICDSC		
	标准	阳性条件		标准	是	否
1	精神状态突然改变或波动	符合任一特征	1	意识水平改变 是：RASS 不为 0 否：RASS = 0 或镇静药所致 RASS=−3～−1	1	0
2	注意力不集中（视觉或听觉测试）如告诉患者"我要读 10 个字母，当您听到 A 时就捏一下我的手"，然后按 3 秒的间隔读出"ＳＡＶＥＡ ＨＡＡＲＴ"	错误>2 个	2	注意力不集中 如读"ＳＡＶＥＡＨＡＡＲＴ"，让患者在读到"A"时捏一下手。读到"A"没有捏或读到其他数字时捏都算一个错误	1	0
3	意识水平改变 采用 RASS 评分	RASS≠0	3	定向障碍 名字/时间/空间定向障碍	1	0
			4	幻觉、妄想或精神病症状	1	0
4	思维混乱 询问患者： 石头浮在水面上吗？ 海里有鱼吗？ 一磅比两磅重吗？ 您能用锤子敲钉子吗？ 命令患者： "像我一样举起这个数目的手指"（在患者前竖起两根手指），"另一只手也这样做"（这次不再演示）	回答或执行错误>1 次	5	精神运动性激越或迟滞 要么过度活跃，需要镇静剂或约束，要么运动迟缓，思维贫乏迟钝	1	0
			6	不恰当的言语或情绪	1	0
			7	睡眠-觉醒周期障碍 如夜间频繁醒来，每日睡眠时间<4 小时或白天大部分时间都在睡觉	1	0
			8	症状波动 上述任何症状在 24 小时内出现波动	1	0
CAM-ICU 阳性：特征 1+2+（3 或 4），表示存在谵妄			ICDSC 评分：亚谵妄综合征 1～3 分；谵妄 4～8 分		

注：CAM-ICU，Confusion Assessment method for ICU；ICDSC，Intensive Care Delirium Screening Checklist。

含详细的神经系统检查。对意识混乱的患者进行神经系统检查时，测试内容至少包括回忆能力、准确命名三个不相关的物体（如汽车、医师、笔）、注意力、重复一串数字或电话号码、计算（如 100 减 7，然后用所得的数目再减去 7，如此下去）、书写和阅读一个完整的句子。如果可以，最好再测试一下患者的结构能力（照着几何图形再画一个）和遵嘱执行能力（如"先用左手指天花板，再用右手指自己的鼻子"）。

对于意识混乱的患者，神经系统检查肯定更加困难。例如，酒精或药物戒断患者常常会有翻来覆去、呻吟、词不达意或说脏话的表现，即使能做完检查，检查质量也常受到影响。很多时候，床旁筛查的做法非常简单，如注意力，我们可以让患者从 20 开始倒数，让患者依次说出几个月的名字，或者在随机的字母列表或特定的句子中挑出字母 A。全面精神状态检查当然非常有用，能为我们提供丰富的信息，但很多人也担心全面检查是否适用于意识混乱的患者。虽然检查可能存在困难，但当出现明确的神经系统异常时，应当尽可能对其进行充分详细的检查。如出现语言交流能力受损时，医师应检查语言流畅度、命名、重复、理解和实际交流的能力，确定患者是否存在张冠李戴（将音/义误认为其他音/义）、命名障碍、重复（如反复说今天天气很好）。检查患者理解能力，可以用"是否"型的疑问句（例如，问"我戴眼镜了吗？"，同时指向房间里的钟）、阅读和写作测试、遵嘱能力（如让我看看你的牙齿、鼓起你的脸颊、挥手告别）。

失用症患者不能执行某些后天习得的行为。意志缺乏可以用抓握、鼻反射（snout reflex）、持续性伸展过度来检测。视觉空间或感知区域受损也是一个重要的表现，需要较为复杂的测试来检测，如复制几何设计或画一个时钟。一个简单的测试是执行功能测试或口头连线测试，如要求患者说出字母和数字将其相应地连在一起（如 A1、B2、C3、D4 和 E5）。失认症的进一步检查很重要，必须确定患者是半侧空间忽视、皮质盲还是面孔失认，不同的疾病对应不同的脑区受损，可能是梗死、出血或 CT 扫描上难以识别的病变[如可逆性后部脑病综合征（PRES）]。

昏迷患者的检查

神经重症监护病房中，常需要对昏迷患者进行检查。对于很多医师来说，昏迷患者的检查有一定的难度。正如第 2 章提到的，在初步的检查中，进行 GCS 评分非常重要，但它蕴含的信息很少，难以较全面地评估患者病情。因此，有人提出了很多其他评分方式，如 FOUR 评分，相较 GCS 评分增加了对脑干功能（瞳孔、角膜反射）和呼吸运动的评估，提高了临床评估的效果，但这些评分的运用也有很多需要注意的地方。

昏迷患者的神经系统检查大体分为三个部分——观察、刺激和定位。紧急情况下，如果难以准确定位损伤位置，完成大体的定位（左右、皮质或脑干）对于病情的了解和处理也很重要。全面的体格检查有助于评估昏迷患者。中毒综合征可能表现为生命体征的某些变化，提示临床医师重视用药史。温度和血压的极值、皮肤黏膜的干湿、心率的变化或心电图表现对诊断疾病或提示患者病情变化有重要作用（表 7.3）。但临床上很难凭此区分弥漫性结构性脑损伤和急性生理变化引起的脑损伤，往往需要进一步的颅脑 CT 或 MRI 检查。

表 7.3 体征和注意问题

体征	注意问题
体温过高	心内膜炎、脓毒症、药物（可卡因、苯丙胺、环类抗抑郁药、水杨酸盐）、恶性紧张症、恶性综合征
体温过低	甲状腺功能减退、药物（巴比妥酸盐、阿片类药物）
高血压	嗜铬细胞瘤、子痫、药物过量（苯环己哌啶可卡因、安非他命）
低血压	降压药、脓毒症
心动过速	乙醇、安非他命、乙二醇
心动过缓	尿毒症昏迷、黏液性水肿昏迷
通气不足	海洛因、芬太尼、乙醇
过度通气	乙二醇、水杨酸、糖尿病酮症酸中毒
出汗	甲状腺风暴、低血糖、有机磷中毒

临床医师应该简单地了解昏迷的解剖学基础。形成意识和维持觉醒的关键结构包括：①大脑皮质；②丘脑；③网状结构（上行网状激活系统）。大脑皮质的损伤应该是双侧弥漫性的，才能引起昏迷。例如，大脑缺氧缺血性损伤可引起整个大脑皮

质的破坏性损伤而导致患者丧失意识,但顶枕区受影响最严重。急性脱髓鞘疾病、急性脑积水等主要损害白质,可致丘脑-皮质环路中断。有些疾病更容易影响丘脑,包括动脉和静脉闭塞引起的缺血性损伤、脑出血等。丘脑损伤影响皮质和网状结构的连接。中脑、脑桥和脑桥延髓交界处的背侧受累会干扰丘脑、下丘脑和皮质的连接从而影响觉醒[3,20]。对于昏迷患者,大脑皮质功能可以通过对声音、触碰和伤害性刺激的反应来大体检查,丘脑和脑干上部的定位征象更多。

在昏迷患者的辅助检查中,CT 非常重要。很多时候颅脑 CT 扫描能提示病因,但有时 CT 结果完全正常,这种情况下需要考虑在 CT 上无法识别或不明显的疾病。在急诊,需要考虑的情况包括中毒(乙醇、甲醇、乙二醇或药物中毒)、基底动脉栓塞(需要进一步的 CTA)。在 ICU,缺血缺氧性脑病是昏迷患者较为常见的一种疾病。

在检查完患者的生命体征后,还需要神经系统体格检查,包括脑干反射、眼位和眼球运动、肌张力和肌肉运动、四肢对疼痛刺激的反应。肌腱、外感受性(角膜下颌反射)或皮质脊髓性反射(巴宾斯基征)。脑干反射的检查(参见第 3 章)很少出现异常,但异常反射对诊断和预后有重要意义。对处理昏迷患者可能有帮助的建议参见表 7.4。

表 7.4 处理一位昏迷患者

- 尽量在呼吸支持措施前查看患者情况(插管后镇静会掩盖意识变化)
- 要始终考虑闭锁综合征的可能性,让他们眨眨眼睛,向上下看
- 首先检查主要的脑干反射。急性脑干病变虽然不太常见,但需要紧急处理
- 眼球运动异常有提示意义。垂直眼震提示脑干病变,眼动不定或不自主向下移动提示双侧大脑半球病变,水平凝视指的是单侧大脑半球病变
- 注意抽搐。眼睑和嘴抽搐提示非惊厥性癫痫持续状态可能。肌阵挛常是心肺复苏后脑缺氧缺血性损伤的表现
- 注意肌张力。明显的强直可能与药物相关(如 SSRI)。弛缓的诊断意义小得多
- 肌腱反射并不是明显的区分标志

一般情况下,昏迷患者的眼睛是闭上的,检查需要打开眼睑。有些患者可以短暂、部分地睁开眼睛,但大部分时间也是闭着的。持续性植物状态患者的"睡眠-觉醒"最早可在发病后 1 个月出现。有时响亮的掌声可引起眼睛睁开(有时更可能是抽动),但询问或叫喊却没有反应。睁着眼睛但无反应的患者可能患有闭锁综合征。医师应该仔细评估瞳孔、眼球位置和运动。瞳孔可以表现为缩小或针尖状(脑桥)、保持中等大小(中脑顶盖)、不对称或散大(中脑内的动眼神经核复合体或外周神经)。

大多数昏迷患者的瞳孔相对较小(2~4 mm)。瞳孔过小(1~2 mm)最常见原因是阿片类药物。院外最常见的是海洛因等毒品,院内主要是镇痛泵(PCA)或阿片类药物贴片。不大不小、对光反射丧失的瞳孔见于严重的中脑病变,常继发于脑干垂直移位,常是所有脑干反射丧失最早的信号。瞳孔扩大(>8 mm)是因为第Ⅲ对脑神经受损,它可由中脑损伤或周围部分病变所致。药物和其他有毒物质,如安非他命或利多卡因,也会导致瞳孔散大,必须通过患者的病史和实验室检查排除。

除了注意瞳孔大小和反应性,还应注意单侧或双侧的眼偏斜。自发眼球运动,包括"乒乓球眼"(图 7.3)和眼球向下运动,通常提示大脑半球功能障碍。眼球浮动(ocular bobbing),指眼球不自主地向上或向下运动,然后回到正中的表现,通常提示脑桥病变。双侧大脑半球功能障碍可能导致"眼球运动不定",各种急性代谢紊乱和神经系统中毒也可能有相似的症状。"眼球运动不定"不能反映疾病具体的定位或病程,但提示脑干功能完整。

头眼反射能同时评估几个脑干结构,值得专门一提。这些反射的任何一种功能障碍都意味着病变累及脑神经或连接脑神经的相关通路。在脑干功能正常的患者中,转动头部时眼睛向相反方向移动。如果病变破坏了反射径路的任何结构或通路,包括控制眼球运动的脑神经(Ⅲ、Ⅳ和Ⅵ)、内侧纵束,那么眼睛将随着头部移动,保持在中间位置。

强直性眼球偏斜(通常发生在水平方向上)提示可能存在同侧额叶眼区或对侧脑桥病变(参见第 3 章)。水平斜视也可见于非惊厥性癫痫持续状态,可能算是少数几种提示需要紧急脑电图的体征之一。由于负责反射的脑桥和中脑结构保持完整,

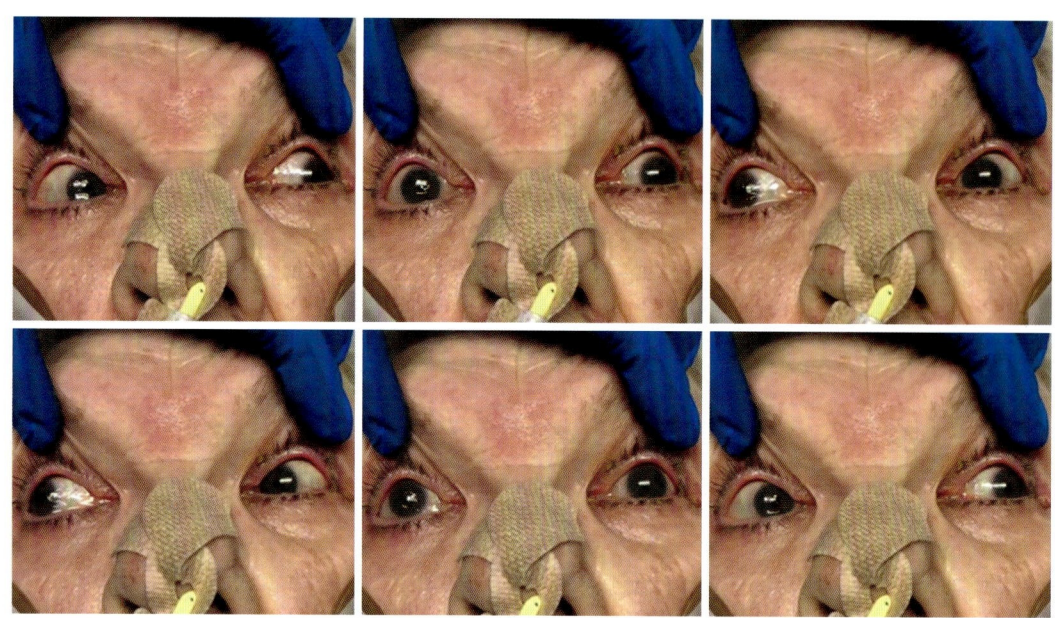

图 7.3 乒乓球眼运动(先上排从左往右,再下排从左往右,相邻图间隔约 1 秒)

利用眼头反射可以纠正皮质病变引起的眼偏斜。

垂直错位的眼位提示脑干损伤。反向偏斜(skew deviation)被认为是由脑干中负责眼球在垂直方向运动的区域发生急性损伤引起的。它主要是一种结构缺陷,可见于肝性昏迷,也可见于严重代谢紊乱引起的其他昏迷。

前庭眼反射的眼水平反应测试很有价值,但可惜的是除脑死亡判定外很少使用。该试验称为冷热试验(caloric test),操作包括:受试者取仰卧位,用 30°的斜枕垫抬高头部,使水平管道处于垂直位置。向外耳道内注冷水,出现向刺激物方向的快相眼震。无反射通常与无恢复相关。眼前庭测试的另一个作用是鉴别核间性眼肌麻痹(参见第 3 章)。

完成眼部外部检查后,还应进行眼底检查。在一些情况下,眼底检查能在 CT 检查前直接明确诊断。视网膜和玻璃体出血提示蛛网膜下腔出血可能。眼底检查可发现玻璃体下出血(蛛网膜下腔出血或窒息时)、视乳头水肿(颅内压增高或严重高血压危象所致可逆性后部脑病综合征)。有静脉搏动提示颅内压正常,但没有静脉搏动说明不了什么。据报道,使用高频超声探头检测视神经鞘直径可较好地评估颅内压,但该方法在临床上需要更多的评估[21]。

此外,还有其他几种脑干反射,如眨眼反射。但它们对昏迷诊断的价值较小。然后可进行口腔和口咽功能检查。服毒自杀可能会发现口腔被腐蚀变色,癫痫发作也可能导致舌头被咬伤。其他脑干反射涉及脑干下部和延髓。咳嗽反射和呼吸驱动是检查的关键。口咽功能可以通过呕吐反射来测试。用吸痰管可以很好地检测咽反射。呼吸驱动检查在插管患者中很重要,有时需要调整呼吸机或在情况可控时暂停机械通气。

无反应患者的运动系统检查通常包括对眶上神经、甲床或颞下颌关节施加伤害性刺激,并评估患者的反应。可能的反应包括定位(推开刺激)、反射性反应(去大脑或去皮质强直)或完全无反应。去皮质强直表现为上肢屈曲内收,腕及手指屈曲,双下肢伸直,足屈曲;去大脑强直表现为四肢强直性伸展,上臂内收并旋内,前臂伸直并旋前。虽然姿势反射据称对病变定位有用,但是这些反应在局灶性病变或影响全身神经系统的广泛病变都能见到。同一患者可同时出现两种反应,而且没有成体系的方法来解释和针对性治疗这种恶化(参见第 3 章)。

除了刺激诱发的运动,无反应的患者也可能有自发运动。一个典型的例子是全身性肌阵挛。全身性肌阵挛持续状态是心脏停搏后极其不良结局的预测因素,也可见于各种中毒,包括锂、头孢和农药等。

不能从昏迷中苏醒

大多数昏迷患者最终会苏醒，这通常被认为是病情的明显好转。但随着患者的苏醒，脑损伤带来的一系列问题也横在面前。患者在疾病急性期处于深昏迷状态，一些患者之后仍然昏迷，但逐渐恢复觉醒-睡眠周期。这种临床综合征在20世纪70年代早期被命名为持续性植物状态（PVS），指患者觉醒而无认知[22,23]。最近有人建议称之为"无反应性觉醒综合征"，认为"植物人"一词含贬义[24]。这个新术语不合适，因为患者其实有反应（条件反射），而且未反映出患者意识的状态。这个词也接近于更古老的法语术语"coma vigil"（源自vigilance），后者同样是非描述性的。我认为没有必要更改"持续性植物人状态"这一术语，Jennett和Plum最初选择这一术语是经过精心考虑的。Plum曾考虑使用"持续性自主状态"，但推敲后觉得不太符合。这一术语是便于医疗从业者理解的。"vegetable"一词的污名化和误用不能指望医学专业人员解决[25]。有些人将"植物人"理解为需要全面、长期护理的患者。长时间昏迷后，患者会有一段时间自发睁眼，但不会注视或追踪物体。有人将关键特征总结为对外界刺激"未表现出持续、可重复、有目的性或自发的行为反应的证据"[26,27]。患者的眼睛可能睁得很大，但始终没有注视和视觉追踪。在患者面前放置一面大镜子来追踪患者的面部是一种有用的测试，而且可能是评估是否发生注视和视觉追踪的最佳刺激。患者常有惊跳反应，可表现为肌阵挛、头屈曲或去皮质反应[28]。原始反射，包括鼻反射、眉间反射和掌颏反射，可能很容易被引出。肢体和躯干的随机运动、偶尔的嘟囔，甚至偶尔的流泪或微笑都是PVS正常的表现，但可能误导家庭成员或经验不足的临床医师。自主神经和脑干功能保留的患者可以毫无困难地维持循环和自主呼吸。这类患者的临床表现与病理学证据相符（即尸体检验显示大部分大脑皮质下白质或丘脑广泛损伤，而脑干正常[29]）。

在什么情况下植物状态可以被认为是永久的？我们结合尸检材料和MRI结果，发现永久性植物状态患者往往存在巨大程度的损伤[29,30]。什么情况下可以高度确定临床状态是不可逆的，恢复意识的可能性非常小？植物状态的临床病程在很大程度上取决于潜在的病因和意识丧失的持续时间。最常见的病因是颅脑创伤（TBI）和缺氧缺血性脑损伤。传统的预后预测观点是：创伤后PVS患者在12个月仍未恢复意识，之后恢复意识的可能性很低，而缺氧性脑损伤患者好转的可能性更小，3个月后恢复意识的希望就很小了[27]。尽管大多数患者如此，但也有少数"奇迹"，经过长期的植物状态后苏醒。对PVS患者进行的一项小型前瞻性研究发现，43例患者中有7例（16%）恢复了反应性并在伤后2年仍然存活，12例（28%）仍是植物状态，24例（56%）死亡[31]。值得注意的是，所有恢复反应力的幸存者在损伤的急性期都保留了瞳孔对光反射，而且体感诱发电位检查中有皮质反应。另一点值得注意的是，患者即便恢复意识，往往也有严重残疾。

年龄也是影响预后的关键因素，尤其是TBI中。年轻患者恢复情况更好。美国神经病学学会、美国康复医学大会和美国国家残疾、独立生活和康复研究所合作，成立了一个委员会来制定关于长期意识障碍的指南[32]。该委员会主张预测预后时应更加谨慎，并警告不要为苏醒设置明确的时间阈值。该指南指出，晚期（1年后）好转主要发生于年轻患者，以及最初符合PVS标准的20%左右的患者。

对度过急性期但仍无意识的患者，如何进行临床评估是一个难题[3]。由于意识波动和昼夜节律对觉醒有影响，最好一天进行多次检查。一些研究表明，相当一部分PVS患者存在误诊，被认为处于植物状态的患者中10%～25%经过专业量表评估，如FOUR评分或CRS-R评分评估后要重新归类[33-35]。有研究报道误诊率高达40%，但这么高的误诊率可能是诊断水平和随访质量的不足导致的[36]。

PVS的诊断需要一段时间的观察，在疾病急性期重症监护时很少给出诊断。PVS很难明确，未来的脑功能研究可能会帮助我们进行诊断。大约15%的急性脑损伤无反应患者在运动指令后有相应的脑电活动[37]，如何处理这类患者？如何预测患者会出现认知-运动分离（cognitive-motor dissociation）？此外，对功能 MRI 显示有反应的患者，有什么相应的处置[38-41]？最近 MRI 研究发现，在我们认为无反应或昏迷的患者上，存在不同类型的反应，这些反应多见于微小意识状态患者。

为了明确 PVS 的诊断，至少在 1 个月后进行诊断性的神经系统检查。当然在此之前可以做出 PVS 的推断。如果患者近期有菌血症或早期脓毒症的证据，则神经系统体格检查的结果不可靠，因为这种情况会明显混淆对意识的评估。此外，还要注意镇静药物的影响。镇静药物在 ICU 内被广泛使用，但其作用经常未得到充分重视。

在推断患者患 PVS 前，必须进行详细的检查。PVS 有明显的特征性表现，需要加以注意。其中缺乏视觉追踪是最重要的特征之一。临床上有时触碰患者可以看到他睁开眼睛，但没有视觉追踪（平稳地看着移动的物体），即便有，也是非常短暂、不可重复的。没有注视是另一个特征，经过一段时间患者可能偶有注视的表现，但这也并不代表病情的好转。有时当家属或医护人员进入房间时，患者有视觉定向反射。突然靠近的大型物体或人可能会导致患者短暂地转动眼睛，像是有注视，但这一反应很快就会消失。如果进行一些操作，例如，在患者面前放置报纸头版或视动带左右移动、在患者面前放一面大镜子伸之倾斜等，也不能稳定地引起扫视、视动性眼球震颤或视觉追踪。眼球运动通常是不共轭的，眼球一般来回移动，间以眼球震颤。对声音的反应较为复杂。有的是较为原始的形式，如惊跳性肌阵挛。突然而响亮的掌声可能会短暂但部分地使患者眼睛睁开并将头部移向刺激点。值得一提的是，这种现象只在第一次掌声时出现，而且患者不是掌声一响起就出现反应。患者一直有寻找声音来源的表现与 PVS 的诊断不符。患者不会有眨眼反射（即用物体逼近眼球，正常情况下会有眨眼），因为它需要皮质的参与，但有自发眨眼和眉间反射（glabellar reflex），因为它们只需要脑干回路。

伤害性刺激可能会引发痛苦面容，但 PVS 患者通常没有这个反应。有时可以观察到伴有咀嚼、打哈欠和磨牙的自发性痛苦面容，这可能是一种原始的脑干反射。在刺激停止后，痛苦面容可能还会持续，但其临床意义尚不明确。（有早期研究表示这种迹象表明预后较好。）反射、眉间反射、掌颏反射和角膜下颌反射都很容易引出。下颌反射活跃，可能使得在使用压舌板时患者突然用力咬，甚至能抬起头。未做气管切开的患者虽然不说话，但可能发声。他们可能呻吟、叹息或尖叫。自发性的、不定时的尖叫曾有报道，但非常少见。更常见的情况是，患者发出一种抽噎的哭声，家属听到这种哭声往往很痛苦。患者可能存在不自主的吞咽呕吐反射。患者会吞咽唾液，但吞咽协调受损。将冰块放到嘴里可以引发一些原始的咀嚼动作。另外，任何放在嘴里的食物都有可能被误吸。

压迫甲床或颞下颌关节时，患者无反应或表现出病理性的屈曲或伸直反应。有时由于高度的痉挛和挛缩，运动反应减弱。拇指可能被埋在紧握的拳头中，或夹在示指和中指之间。用力压迫甲床可引起脉率和呼吸频率增加，伴有一些肢体屈曲或伸展。当患者有挛缩时，如马蹄内翻足，相关反射的检查会难以进行。阵挛常出现在四肢。持续性植物状态患者可能出现自发的、无定向的、舞蹈病样肢体动作或极度的角弓反张，一般持续数周。使用一般的神经安定药，如苯二氮䓬类药物或影响多巴胺能神经的药物，无明显效果。自主神经功能障碍的表现包括支气管分泌物增多、高血压、心动过速和呼吸急促。

"植物性"表现可在第一周内出现，但随着患者病情稳定，血压、心率、呼吸、脉搏、出汗和皮温恢复正常。PVS 有睡眠-觉醒周期，可能是中脑交感神经束到松果体的突触维持一定的张力性活跃。但有些患者可能没有睡眠-觉醒周期，这种情况多见于脑干病变的患者。

20 世纪 90 年代，治疗脑损伤的医师开始认识到，一部分诊断为 PVS 的患者存在对周围环境的微小意识。经过多学科专家的讨论，这种状态得到了一致的确认并被命名为微小意识状态（minimally conscious state，MCS）[32,33,42]。这种意识尽管是微小的、不完整的，但明显将 MCS 与 PVS 区分开来。可重复（尽管不稳定）的应答是区分 PVS 和 MCS 的另一个特征。要诊断 MCS，患者必须有一种或多种特定的、可重复的行为，包括遵循简单的命令，用语言或手势回答是/否，表达可以理解的语言，以及有目的的行为。在这种状态下，患者对自我和环境的意识有微小但明显的行为证据。然而，患者的应答存在明显的不一致性，大多有延长和延迟。有的患者面对问题时可能会发出声音或做手势，还有的可能会有目的地触摸或拿着一个物体。但一般来说，微小意识状态下存在而持续植物状态下没有的迹象包括：暂时的注视、看向说话的人、眼神交流、对疼痛刺激有口型的反应。眼睛可以跟随一个人的动作并定位疼痛，还可能会有一些高级的语言表达。最近的一项研究发现，瞬目反射的持续化（或称习惯化）（一小段时间内每2秒眨10次）对识别MCS有一定的价值（灵敏度75%，特异性65%）。PET脑代谢研究支持眨眼反射习惯化与MCS存在相关性。慢性意识障碍的诊断较为模糊。如果之前被认为是MCS的患者能够稳定地进行交流沟通或使用两个不同的物体，则通常将之重新归为重度残疾。昏迷通常指代一种短暂状态，在数天至数周后一般变为其他几种不同的诊断。

MCS患者具有一定的意识，和外界存在一定的交互，比PVS更常见。部分康复医师将MCS分为有语言（MCS＋）和无语言（MCS－）两种类型。此外，通过功能MRI扫描，发现部分患者满足所有PVS标准，但在功能MRI上显示存在命令遵循反应（认知运动分离）[39]。高阶皮质-运动分离（higher-order cortex-motor dissociation，HMD）患者对听觉刺激表现出皮质反应，但同样没有明显的意识（图7.4）。

对MCS的临床研究仍在不断完善和深入。区分PVS和MCS很重要，因为二者预后不同，MCS患者的恢复率比PVS好得多[33,44]。一项小型研究显示，MCS的持续时间和年龄是患者预后（通过DRS评分评估）最好的预测因子[44]。颅脑创伤患者比非创伤性意识障碍患者更有可能恢复到较好的意识水平。创伤性意识障碍患者，在病后2~5年仍可观察到意识恢复[45]。从MCS中恢复过来可能首先要能稳定地做出应答，这样才能进一步地恢复交互等能力。接下来是借助交互，恢复理解和记忆的能力，再逐渐恢复功能状态。

更多思考

对谵妄或昏迷患者的临床评估最早被视为不可能完成的任务，但后来还是开发出了几种有效的办法。给急性意识混乱找一个最佳附加标签并不像寻找潜在的新的结构损伤、药物作用或癫痫发作那么重要。确定导致昏迷的病变所在位置很重要，但定位只是临床处置的第一步。FOUR评分评估和神经系统检查能带来一系列临床发现，所有这些发现都可能有帮助，但我们只需要少数观察结果就可以进行快速诊断。首先我们要排除患者处于"闭锁"状态，这一点可以通过FOUR评分来确定。患者可能受到神经肌肉阻滞剂和镇静不足的影响，表现为"假性闭锁"状态（即没有残留的眼球垂直运动）。体格检查不受其他因素干扰的重要性，我再怎么强调也不为过。接下来，首先检查患者的运动反应，昏迷患者要么对刺激没有反应，要么对刺激有一定的反应。然后检查患者的脑干反射。如图7.5所示，是否存在瞳孔固定/放大或脑干反射异常决定了后续诊断的方向。新发的瞳孔不等大和昏迷患者CT表现"正常"提示基底动脉栓塞，需要行CTA做鉴别诊断。（有时能在脑干前看到一个巨大的白点，称为基底动脉高密度征。）对许多医师来说，识别急性基底动脉闭塞引起的昏迷是一个难题，但对这种情况的认识无疑更有可能诊断出来。昏迷患者多是急性脑干病变、半球病变或生理性全脑功能障碍，我们可以列出一个简单的鉴别诊断表，再根据其他临床表现进行选择或排除。这种简单的方法有助于对昏迷患者进行初步临床评估。

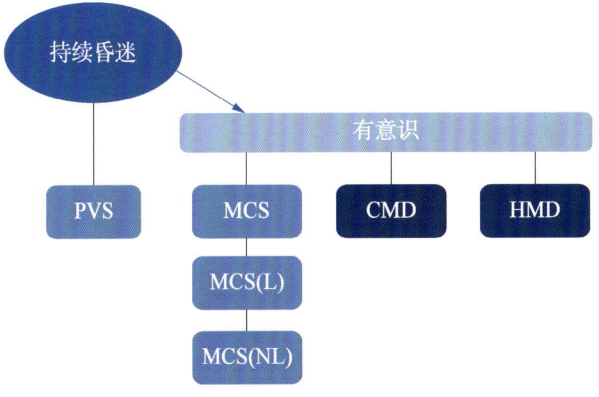

图7.4 长期昏迷状态的患者根据功能MRI结果的分类。这种分类尚未应用于临床，还处于研究阶段

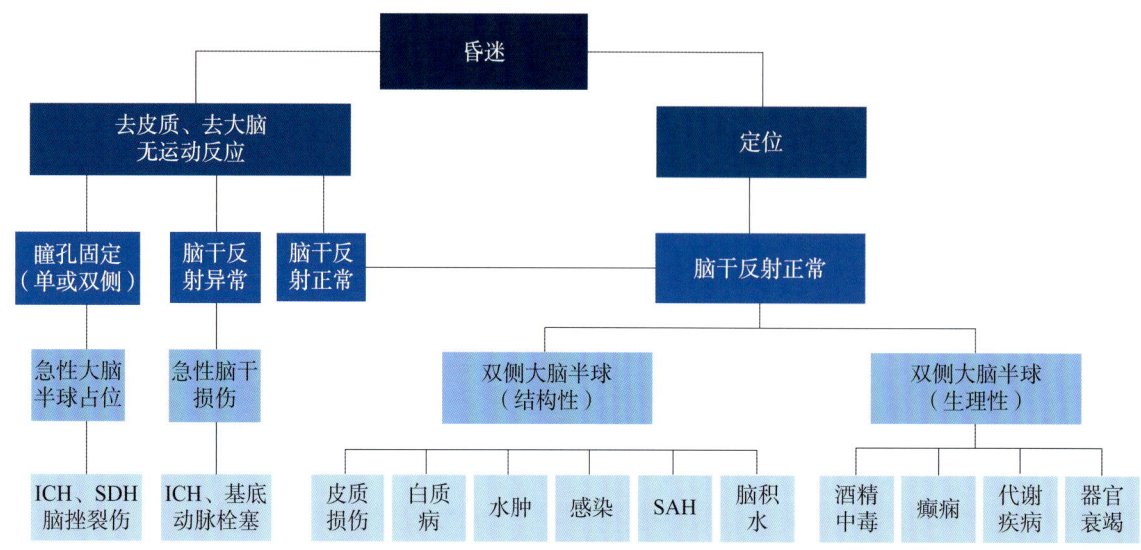

图7.5　昏迷原因的鉴别诊断
假设没有混杂因素并排除了闭锁综合征。ICH,颅内血肿;SDH,硬膜下血肿;SAH,蛛网膜下腔出血

然后可以预测患者的CT表现,或者如果已经完成了CT扫描,我们需要解释CT表现和临床表现的关联和差异。必要时需要重复CT扫描、进行紧急腰椎穿刺或MRI。

最后,我想指出:我们的术语存在明显问题,而且重命名并不能解决根本问题。意识十分神秘,我们无法知其全貌,只能根据我们所看到的情况进行描述。我们必须非常小心,不要夸大、减少或做出不必要的模糊[46]。对于术语,争议一直存在,医师对术语的使用可能存在很大差异。最近一项共识写道:"急性脑病可导致亚谵妄综合征、谵妄的表现,或导致意识水平严重下降"[47],这种表述就非常模糊。在昏迷患者的体格检查中,眼睛非常重要,包括静态和动态的检查,大脑移位对检查的影响,以及长时间昏迷患者的实际状态等。

应该再次强调的是,所有提到的异常意识神经系统状态都是通过临床表现确定的,这样其可靠性和局限性很容易引起质疑。关于长时间昏迷状态的争论由来已久,并且涉及宗教和哲学领域。一些人直接说,"现在是治疗严重不足,等于没有治疗""不规范的治疗可能使患者失去获得有效干预并恢复功能的机会",这基本上违反了《美国残疾人法》[48]。但事实远非如此。事实上,就算达到了应有的治疗水平,也很难取得理想的结果。除了必要的治疗(如对卧床并发症和严重并发感染进行细致的治疗和护理),我们还尝试了其他任何可能有益的措施,但无一种能有效使患者从昏迷中恢复过来。临床医师非常清楚治疗的困难,也总是努力给患者最好的治疗。但CT扫描往往显示患者走向不好的结局,随着时间推移,长期昏迷患者的脑逐渐液化坏死[30]。

当面对患者神经状态逐渐恶化时,其家人和主治医师都备受煎熬。当家人预计患者已经回不到病前时,往往要求放弃积极治疗(这是正确的)。另外,家人通常会问自己,"(如果是自己)你想这样活着吗?"或说"他也不想这样子。"不需要其他的原因,长期毫无生活质量地活着,放弃也许是一种解脱。

提示和要点

- 意识混乱、坐立不安、定向障碍伴自主神经过度活跃这些术语对患者的分类没有帮助,起码现在是这样的。
- 临床上有对无意识的分类,但各种分类的定义和差异不是十分明确。
- 昏迷病变的定位可以归于大脑中的几个位置。
- 非损伤性昏迷存在脑功能的广泛抑制,在体格检查中没有定位表现。

- 昏迷患者中多数会好转,只有很少一部分人会变成植物人。但这一点并不是广为人知的,使得家人容易设想最坏的情况。
- 医师从心底希望患者恢复,总是积极寻找患者恢复到独立功能状态的迹象。

参考文献

[1] Wijdicks EFM. Metabolic encephalopathy: behind the name. Neurocrit Care. 2018;29:385-7.

[2] Janz DR, Abel TW, Jackson JC, Gunther ML, Heckers S, Ely EW. Brain autopsy findings in intensive care unit patients previously suffering from delirium: a pilot study. J Crit Care. 2010;25:538.e7-12.

[3] Wijdicks EFM. The comatose patient. New York: Oxford University Press; 2014.

[4] Kamdar BB, Niessen T, Colantuoni E, et al. Delirium transitions in the medical ICU: exploring the role of sleep quality and other factors. Crit Care Med. 2015;43:135-41.

[5] Postoperative delirium in older adults: best practice statement from the American Geriatrics Society. J Am Coll Surg 2015;220:136-148 e131.

[6] Liston EH. Delirium in the aged. Psychiatr Clin North Am. 1982;5:49-66.

[7] McNicoll L, Pisani MA, Zhang Y, Ely EW, Siegel MD, Inouye SK. Delirium in the intensive care unit: occurrence and clinical course in older patients. J Am Geriatr Soc. 2003;51:591-8.

[8] Lipowski ZJ. Delirium: Acute confusional states. New York: Oxford University Press; 1991.

[9] Laureno R. Foundations for clinical neurology. New York: Oxford University Press; 2017.

[10] Oldham MA, Holloway RG. Delirium disorder: integrating delirium and acute encephalopathy. Neurology. 2020;95:173-8.

[11] Dubois MJ, Bergeron N, Dumont M, Dial S, Skrobik Y. Delirium in an intensive care unit: a study of risk factors. Intensive Care Med. 2001;27:1297-304.

[12] Ely EW, Margolin R, Francis J, et al. Evaluation of delirium in critically ill patients: validation of the confusion assessment method for the intensive care unit(CAM-ICU). Crit Care Med. 2001;29:1370-9.

[13] Pun BT, Ely EW. The importance of diagnosing and managing ICU delirium. Chest. 2007;132:624-36.

[14] Pandharipande P, Cotton BA, Shintani A, et al. Motoric subtypes of delirium in mechanically ventilated surgical and trauma intensive care unit patients. Intensive Care Med. 2007;33:1726-31.

[15] Pandharipande P, Cotton BA, Shintani A, et al. Prevalence and risk factors for development of delirium in surgical and trauma intensive care unit patients. J Trauma. 2008;65:34-41.

[16] Pandharipande PP, Girard TD, Jackson JC, et al. Long-term cognitive impairment after critical illness. N Engl J Med. 2013;369:1306-16.

[17] Fisher CM. Disorientation for place. Arch Neurol. 1982;39:33-6.

[18] Bergeron N, Dubois MJ, Dumont M, Dial S, Skrobik Y. Intensive care delirium screening checklist: evaluation of a new screening tool. Intensive Care Med. 2001;27:859-64.

[19] Neto AS, Nassar AP Jr, Cardoso SO, et al. Delirium screening in critically ill patients: a systematic review and meta-analysis. Crit Care Med. 2012;40:1946-51.

[20] McClenathan BM, Thakor NV, Hoesch RE. Pathophysiology of acute coma and disorders of consciousness: considerations for diagnosis and management. Semin Neurol. 2013;33:91-109.

[21] Ohle R, McIsaac SM, Woo MY, Perry JJ. Sonography of the optic nerve sheath diameter for detection of raised intracranial pressure compared to computed tomography: a systematic review and meta-analysis. J Ultrasound Med. 2015;34:1285-94.

[22] Jennett B. The vegetative state. Medical facts, ethical and legal dilemmas. New York: Cambridge University Press; 2002.

[23] Jennett B, Plum F. Persistent vegetative state after brain damage. A syndrome in search of a name. Lancet. 1972;1:734-7.

[24] Laureys S, Celesia GG, Cohadon F, et al. Unresponsive wakefulness syndrome: a new name for the vegetative state or apallic syndrome. BMC Med. 2010;8:68.

[25] Wijdicks EFM. We believe your father is in a vegetative state. You mean he is a vegetable? He never wanted that. Intensive Care Med. 2021;47(3):363-4.

[26] Multi-Society Task Force on PVS. Medical aspects of the persistent vegetative state (1). N Engl J Med. 1994;330:1499-508.

[27] Multi-Society Task Force on PVS. Medical aspects of the persistent vegetative state (2). N Engl J Med. 1994;330:1572-9.

[28] Wijdicks EF, Cranford RE. Clinical diagnosis of prolonged states of impaired consciousness in adults. Mayo Clin Proc. 2005;80:1037-46.

[29] Adams JH, Graham DI, Jennett B. The neuropathology of the vegetative state after an acute brain insult. Brain. 2000;123(Pt 7):1327-38.

[30] Wijdicks EFM. Liquefactive necrosis of the brain. Intensive Care Med. 2020;46:1466-7.

[31] Estraneo A, Moretta P, Loreto V, et al. Predictors of recovery of responsiveness in prolonged anoxic vegetative state. Neurology.

2013;80:464-70.

[32] Giacino JT, Katz DI, Schiff ND, et al. Practice guideline update recommendations summary: disorders of consciousness: report of the Guideline Development, Dissemination, and Implementation Subcommittee of the American Academy of Neurology; the American Congress of Rehabilitation Medicine; and the National Institute on Disability, Independent Living, and Rehabilitation Research. Neurology. 2018;91:450-60.

[33] Giacino JT, Kalmar K. Diagnostic and prognostic guidelines for the vegetative and minimally conscious states. Neuropsychol Rehabil. 2005;15:166-74.

[34] Schnakers C, Vanhaudenhuyse A, Giacino J, et al. Diagnostic accuracy of the vegetative and minimally conscious state: clinical consensus versus standardized neurobehavioral assessment. BMC Neurol. 2009;9:35.

[35] Wijdicks EFM, Bamlet WR, Maramattom BV, Manno EM, McClelland RL. Validation of a new coma scale: The FOUR score. Ann Neurol. 2005;58:585-93.

[36] Wade DT. How often is the diagnosis of the permanent vegetative state incorrect? A review of the evidence. Eur J Neurol. 2018;25:619-25.

[37] Claassen J, Doyle K, Matory A, et al. Detection of brain activation in unresponsive patients with acute brain injury. N Engl J Med. 2019;380:2497-505.

[38] Monti MM, Vanhaudenhuyse A, Coleman MR, et al. Willful modulation of brain activity in disorders of consciousness. N Engl J Med. 2010;362:579-89.

[39] Owen AM, Coleman MR, Boly M, Davis MH, Laureys S, Pickard JD. Detecting awareness in the vegetative state. Science. 2006;313:1402.

[40] Schiff ND. Uncovering hidden integrative cerebral function in the intensive care unit. Brain. 2017;140:2259-62.

[41] Schiff ND, Giacino JT, Kalmar K, et al. Behavioural improvements with thalamic stimulation after severe traumatic brain injury. Nature. 2007;448:600-3.

[42] Giacino JT, Ashwal S, Childs N, et al. The minimally conscious state: definition and diagnostic criteria. Neurology. 2002;58:349-53.

[43] Hermann B, Salah AB, Perlbarg V, et al. Habituation of auditory startle reflex is a new sign of minimally conscious state. Brain. 2020;143:2154-72.

[44] Katz DI, Polyak M, Coughlan D, Nichols M, Roche A. Natural history of recovery from brain injury after prolonged disorders of consciousness: outcome of patients admitted to inpatient rehabilitation with 1-4 year follow-up. Prog Brain Res. 2009;177:73-88.

[45] Nakase-Richardson R, Whyte J, Giacino JT, et al. Longitudinal outcome of patients with disordered consciousness in the NIDRR TBI Model Systems Programs. J Neurotrauma. 2012;29:59-65.

[46] Wijdicks EF. Being comatose: why definition matters. Lancet Neurol. 2012;11:657-8.

[47] Slooter AJC, Otte WM, Devlin JW, et al. Updated nomenclature of delirium and acute encephalopathy: statement of ten societies. Intensive Care Med. 2020;46:1020-2.

[48] Fins JJ, Wright MS, Bagenstos SR. Disorders of consciousness and disability law. Mayo Clin Proc. 2020;95:1732-9.

第 8 章 宣布脑死亡

Declaring Brain Death

茹德文 译，刘振洋 审校

鉴于脑死亡判定的重大意义，评估必须确凿无误，否则，后果是难以想象的。我们应该牢记以下原则：排除主要混杂因素，确定昏迷原因，确定任何医学或神经外科已干预无效，测试任何运动反应的缺失，准确地测试脑干各个层面的反射，确定自主呼吸的缺失，需用药物控制血压稳定和控制尿崩。脑死亡的患者需要加热毯，由于血管张力已经受损，需要使用血管加压药物。同时，由于患者的垂体柄因脑组织移位而受损，失去了大部分功能，很大可能需要应用抗利尿激素。

对可能发展为脑死亡的昏迷患者的评估需要反复训练。只有少数神经病学家或神经外科医师可以每年完成 5～10 次以上的脑死亡检查（儿科医师可能做得更少）。培训显然是有必要的，模拟中心可能在识别主要混杂因素和如何进行呼吸暂停测试方面有潜在作用。然而，每个重症监护医师都应该能够进行全面的临床脑死亡检查。如果符合以上要求，我们有理由相信检查者在各个方面都是完全了解且能胜任的。

本章讨论了对疑似脑死亡患者的全面检查，并给出了美国神经病学学会指南的建议，以适应已知的困难情况[1]。最终，医师判定脑死亡必须依赖他自身的最佳判断。系统有序的检查有助于确保全面评估，避免遗漏任何一项重要的测试。但首先，我们必须正视一些重要的问题。

遵循职业规范

我的医学信念是，脑死亡的临床判定是神经重症专科医师的职责所在。这并非什么新发现。事实上，我们医疗中心，在过去的几十年里，几乎一直在做这些工作[2]。其他专家（当然，他们可以做这些）对此基本上默许，没有太多争论。神经专科医师的参与是有充分理由的。首先，神经科医师的主要优势在于我们能够区分不同的昏迷状态，并识别重型颅脑创伤的预后。脑死亡经常被误判（和误诊）为植物状态或深度昏迷，然而两者并非同一概念。脑死亡是一种永久性的生命丧失，因为大脑最重要的中枢[3]，即脑干，已经不可挽回地停止了功能。脑干功能的完全丧失大多发生在大脑半球损伤之后。这是由于幕上的新发占位（血肿）或弥漫性脑肿胀将损伤转移到幕下的脑干。相反，脑干损伤导致双侧大脑半球坏死也会发生[4]。累及整个脑干的严重损伤可导致反射消失、低体温、多尿、呼吸暂停等非常典型的临床表现，昏迷患者可出现分布性休克。其次，我们与器官移植协调员有良好的工作关系，我们了解他们的需求。我们分工合作，有不同的目标，但我们在需要时会相互联系。这并不是普遍的情况，可能会发生越界的行为，引发过度敏感、不信任或冲突。令人惊讶的是，我注意到

© Mayo Foundation for Medical Education and Research, under exclusive license to Springer Nature Switzerland AG 2021

E.F.M. Wijdicks, *Examining Neurocritical Patients*, https://doi.org/10.1007/978-3-030-69452-4_8

一些医师竟然认为协调员危及了医师与家庭的关系。我们对移植组织工作过程的熟悉有助于避免这些烦恼。

对于我们中的许多人来说，无论是神经科学家还是内科医师，一个其他器官功能完好但大脑无功能（后期液化）的身体，事实上就不再是一个活着的生命。但并非所有人都认同；正如有气候变化否认者和反疫苗者，也有脑死亡否认者；对于持怀疑态度的人来说，无论什么证据都是不够充分的。这个错误的说法导致了许多家庭新的担忧，包括关于呼吸暂停测试安全性的质疑（如果准备充分，这真的不是问题），以及要求家属在自主呼吸测试前签署知情同意书。我对这种隐含的假设感到疑惑——即这些患者不是已经死亡，只是长期昏迷。在越来越多的评论文章中，脑死亡判定被误认为是一种难以理解的模糊。经过几十年精心组织的实践和监督之后，似乎有些人想要重新评估一切。未来，在美国进行临床脑死亡检查的医师现在可能不得不预料到某些情况下会遭到反对。这令人沮丧。

在过去，关于脑死亡的讨论丰富且有争议时，确定全脑脑死亡的生物学标准是唯一站得住脚的方法[5]。这是一个有争议的立场。几十年来，我们已经开始接受，脑干功能丧失本身就足够了。因为脑干死亡不可逆转，所以我们可以把它等同于死亡——即使大脑的某些部分可能仍然表现出轻微的功能[6,7]。这一重要的发现使我们能够集中精力研究脑干反射，以及脑干中控制血压和呼吸的重要中枢。

一旦宣布脑死亡，就会出现完全不同的讨论。这与是否继续治疗无恢复可能的患者的伦理议题不同。脑死亡意味着患者已经死亡，这不同于长期不可逆转的昏迷、生命体征得不到支持而丧失人格。脑死亡是一种无可辩驳的诊断，是神经危重症护理的基础之一，也是生命的"禁忌"。这就像是一个逐步穿越"单向门"的过程[8]。大多数国家都接受这些神经学标准的死亡，尽管有达成共识的良好意图，但在程序技术上的差异将始终存在[9]。这些要求包括由不同专家进行多次检查、辅助检查和延长观察时间。与人们的看法相反，建立一个统一的全球性指南似乎是不现实的[5,10]。日本的做法与印度不同，意大利也与法国不同。智利与墨西哥明显不同。唯一例外的是英国，以其实用性著称，只测试最基本的必需项目[10-12]。在美国医疗实践中，脑死亡标准有一些额外的（不寻常的）限制和扩展，据我们所知，所有这些并非都有意义。希望在美国所有州达成共识可能已经不现实了，更不用说全世界了。

神经科学家和神经外科医师，以及接受过重症监护训练的内科医师，都有能力对脑死亡进行临床检查。它不需要特殊的知识，因为脑干反射的检查可以标准化成一个简单的检查列表；假阴性结果并不常见。但是关于脑死亡的判定有太多的主张、反驳和错误信息。此外，在实际检查中确实会发生错误判定。脑死亡评估不必操之过急，即使有人提出要求，快速完成脑死亡评估也是一种不良医疗行为，容易出错。

评估脑死亡的时机

可以的话就开始——可独立做出合理判定，或者和同事一起（如果他们有空的话）。在许多美国机构中，创伤外科医师和经过呼吸科或麻醉训练的重症医师会要求神经重症医师参与。只有在满足先决条件的情况下才能进行临床检查。

本章提供了一个分步检查表，从而避免陷阱和错误。一个简单的建议是把大部分时间用在核查神经系统检查和呼吸暂停测试的先决条件上。完成检查所需的技术技能并不难；然而，要确定检查是否真实地反映了患者的情况并不容易。

检查者可能会被要求去检查其他重症监护病房的患者，而这些患者对我们来说不如我们自己的神经重症监护病房的患者熟悉。电子医疗记录中的检查表会带来潜在的问题，因为点击完成得很快，而且列表可能不允许输入细微差别。让我们考虑一下，在进行了神经学和全身检查后，我们如何才能最好地宣布一个人死亡。（常听到的术语"因神经学标准而死亡"是不够的——标准远比这复杂。）

应该等多久？答案是准备好了（即满足先决条件时）即可。添加任意的时间间隔（如 12 小时、24 小时或 36 小时）都是毫无根据的。一旦脑死亡，患者不会改变（或变成不死），等待只会使必要的解决方案复杂化（并可能阻碍或拒绝成功的器官捐赠）。

必要条件

昏迷的原因必须是已知的,而且是不可逆转的。不幸的是,这个看似显而易见的说法在实际操作中被忽视了。昏迷的原因通常可以通过病史、查体、神经影像学和实验室检查来确定。从受伤发生开始,应该已经经过了一段时间。医师不应在患者进入急诊室或从其他机构转院数小时后进行确定性检查。在这些情况下,病史往往是零碎的、不可靠的,并且经常变化。此外,镇静或镇痛药物的使用通常是未知或无法证实的,至少在最初的几个小时内是这样。在急性情况下很少进行毒理学筛查,如果原因已经很明显(如大量破坏性脑出血),往往会推迟进行毒理学筛查。尽管 CT 扫描结果异常并提示脑死亡,但这并不意味着可以忽略对干扰因素的排查。药物或酒精摄入可能导致致命的脑损伤(如硬膜下血肿)。

什么是不可逆转性,我们怎么能如此确定?医师需要认识到,当昏迷的患者在发病后不久被发现时,完整的临床情况(和预后)未明朗。应采取积极的治疗措施,如给予渗透性治疗、手术清除血肿引起的脑干(尤其是小脑)移位、脑室造瘘术、去骨瓣减压术或其他降低颅内压的措施。如果患者没有明显的自主呼吸,脑干反射消失,并且除了毁损性病变外不存在其他可逆性因素。在这种情况下,没有患者会好转。任何干预措施,无论是内科还是外科,都无法扭转这一临床状况。更长的等待时间或重复检查不会让患者更不可逆转地死亡。"奇迹"或"意外"只存在于未能确认所有先决条件而匆忙得出结论,或是纯粹的临床判定能力不足。不可逆性的经验证据是绝对充分的,因为全世界 50 年来对脑死亡判定的研究并未发现恢复的实例,即便是那些长期躯体支持的病例也是如此。脑死亡的类似表现,如果有的话,是非常罕见的。最常见的鉴别表现(如严重的、意外的体温过低或严重的药物中毒)与脑死亡的临床表现并不相同,CT 扫描通常是正常的。某些疾病确实与脑死亡截然不同,例如,即使在严重的吉兰-巴雷综合征病例中,患者的病情进展是有规律的。患者总是保留呼吸驱动,尽管在没有呼吸机辅助的情况下不足以呼吸。

神经影像学表现

CT 的结果不应该令人惊讶或引起任何怀疑。在大多数昏迷患者中,CT 扫描显示新的占位伴明显中线移位,多发半球病变伴脑水肿,或仅伴弥漫性大面积脑水肿。尽管这种情况很少发生,但在心跳或呼吸骤停后不久及暴发性脑膜炎或脑炎的患者中,CT 扫描可显示正常。然而,当考虑进行脑死亡检查时,复查 CT 必须显示弥漫性脑水肿并导致基底池消失。此外,在严重感染的情况下,脑脊液(CSF)检查应显示严重中枢神经系统感染的诊断结果,如白细胞增多、红细胞计数升高或革兰染色阳性。一些病毒、寄生虫和细菌可以通过聚合酶链反应(PCR)检测到,尽管不是在适当的时候。同样,如果最终结果是脑死亡,大脑将因感染和脑梗死而出现大面积肿胀。

解释疑似脑死亡患者的 CT 扫描需要了解脑死亡相应的特征性 CT 模式。例如,在创伤性脑损伤的情况下,多发挫伤或硬膜下或硬膜外血肿应该存在,造成明显位移。脑沟和白质或灰质的消失可表现为灰白质分界消失,没有脑脊液间隙(CT 扫描正常脑结构消失),此时存在弥漫性、深度脑水肿。当临床检查与 CT 扫描仍有较大差异时,需要再次进行 CT 检查;通常,复查 CT 将显示占位扩大、移位增加或预期的脑水肿。如果 CT 扫描仍然与脑功能丧失不符,则可能是其他因素,特别是药物、毒物或严重的内分泌、酸碱或电解质异常。当被问及长期缺氧损伤后是否需要 CT 时,我的回答是肯定的。当我们知道先决条件的建立有充分的理由时,跳过它们是愚蠢的。如果 CT 扫描不能解释昏迷,我们就不应该继续手术——高度的谨慎是不够的。但是,脑干的原发性损伤与幕上病变继发的脑干损伤具有同样的破坏性[13]。

镇静药物因素

通过病史、毒理学筛查及使用药物半衰期的 5 倍计算清除率[假设肝功能、肾功能、体温正常,且之前未使用靶向温度管理(TTM)],可以排除镇静药物作用的存在。法定的驾驶员酒精含量的阈值是血液酒精含量 0.08%;在此水平以下可以进行可靠的检查。如果可能,应测量血药浓度。常用的药物包括短效苯二氮䓬类药物和阿片类药物，但在接受 TTM 治疗的患者中，半衰期可以延长。将 5 倍的半衰期加倍可能过于保守，而且是一个大胆的猜测。对于病情稳定、刚刚恢复体温的患者，在进行全面检查之前，应再进行几天的观察。同样需要强调的是，心肺复苏后出现缺氧缺血性脑病的患者往往（＞90%）不符合脑死亡标准；因此，即使在最坏的情况下，患者进行 ECMO，先验概率也很低[14]。

肌松药物因素

肌松剂常在气管插管时使用，通常效果短暂。由于严重的潜在副作用，它们在外科和内科 ICU 中的使用很少。停药后，消除情况因人而异。神经肌肉阻滞作用消除可以通过最大的尺神经刺激产生的 4 次抽搐来证实。更简单的验证方式是肌腱反射的存在排除了神经肌肉阻滞剂仍有作用的可能[15,16]。

严重的酸碱平衡、电解质或内分泌紊乱

这个标准很重要，因为一些严重的异常会影响结构损伤患者的临床评估。①如果 CT 扫描没有明确显示严重异常；②如果昏迷病因不明确，则排除更有意义。坦率地说，我们不应该走到这个阶段，因为其他"排除标准"可能已经出现了。之所以包括这些标准，是因为它们通常不被考虑。没有明显的严重电解质或内分泌紊乱。主要的酸碱紊乱可能表明摄入的化合物未在药物筛选中被发现。代谢性酸中毒可见于对乙酰氨基酚、醇类、水杨酸、异烟肼、氰化物、可卡因、士的宁、罂粟碱和甲苯。呼吸性酸中毒见于阿片类药物、乙醇、巴比妥类药物和其他麻醉剂。一些患者可能因解偶联氧化磷酸化（水杨酸）、癫痫发作（异烟肼、可卡因）或厌氧糖酵解（氰化物）而酸中毒。代谢性或呼吸性碱中毒很少是中毒的表现。如果心肺复苏后有严重代谢性酸中毒的证据，则不应进行临床检查。

确保核心温度正常

在明显体温过低的患者中不能进行脑死亡的诊断。除非核心温度降至 27 ℃ 以下，否则脑干反射在低温情况下无法引出。在深度低温患者（＜20 ℃）中，所有脑干反射都可能丧失，如在重型脑损伤患者的环境暴露后。为了将膀胱核心温度提高到 ≥36 ℃，通常用保暖毯或直接接触垫来纠正体温过低，这是非常简单的。此外，为了避免 $PaCO_2$（新陈代谢的结果）上升的延迟，在呼吸暂停测试中，核心温度正常或接近正常为佳。

确保收缩压不低于 100 mmHg

使用血管收缩剂如苯肾上腺素或血管加压素以达到正常血压［收缩压（SBP）＞100 mmHg］。周围血管张力丧失或低血容量（尿崩症）引起的低血压是常见的。当收缩压 ≥100 mmHg 时，神经学检查通常是可靠的。

记录自主呼吸消失的情况

呼吸机应该显示患者没有自主呼吸。观察通常是不可靠的，而感知到的触发可能实际上是"呼吸机后备通气"[17]。这种错误的触发可能比人们普遍认识到的更为常见，我们在许多脑死亡检查中观察到后备通气。在压力触发呼吸机模式下，患者吸气时气道压力的降低触发呼吸机提供呼吸。在流量触发模式中，气体在呼吸机回路内连续流动（流量）。患者获得呼吸的努力要少得多，因此流量触发模式成为首选设置。然而，流量触发模式非常容易受到干扰。呼吸机可以感知回路中流量的变化并提供机械通气。呼吸机的自动触发可能是由电路中的泄漏或电路中冷凝水的流量波动造成的。气管内插管或呼吸机管路的泄漏，或者简单地说，胸管的存在也是常见的触发因素。这些变化通常在灵敏度设置较低时触发，降低触发灵敏度水平将导致这些呼吸消失。改为压力触发是最简单的解决方案，但增加压力支持和低压敏感性设置后，后备通气仍可能发生。心脏跳动也可引起后备通气，因为气道压力与心跳同步下降。因此，将流量触发的呼吸机设置更改为压力设置可能并不总能解决问题。通常情况下，可能需要另一次与呼吸机断开连接的呼吸暂停测试来区分两种可能性。真正令人担忧的是，一些"呼吸驱动保留"的患者被排除在正式的检测之外，或者更糟的是，长时间等待呼吸动力消失可能会导致潜在器官捐赠者的心脏过早停搏。

脑死亡的临床判定

接下来是实际的检查,即在进行过程中需要检查所有步骤。脑死亡检查更像脑力劳动而不是体力劳动,比数字检查更基本(图 8.1 和图 8.2)。脑死亡的判定是基于全面的临床评估,需要 25 项评估。这个方案没有出现任何脑功能恢复的情况,即使是难以察觉的恢复。辅助测试对于确认脑死亡的临床诊断是有帮助的。

宣布患者脑死亡的 25 项评估

必备条件(必须全部检查)		呼吸暂停试验(必须全部检查)	
1	☐ 原因明确且不可逆转的昏迷	17	☐ 患者血流动力学稳定(收缩压≥100 mmHg)
2	☐ 神经影像学可以解释的昏迷	18	☐ 呼吸机压力正常($PaCO_2$ 35~45 mmHg)
3	☐ 排除镇静药物的影响(如不明确,可进行毒理学检测)	19	☐ 患者预吸纯氧 10 分钟(PaO_2>200 mmHg)
4	☐ 无麻痹性药物的残留效应(如不明确,可使用外周神经刺激器)	20	☐ PEEP 值设定为 5 cmH_2O 以维持患者氧合(如果达不到,考虑采用肺复张策略)
5	☐ 没有严重的酸碱、电解质或内分泌紊乱	21	☐ 脱离呼吸机
6	☐ 正常或接近正常体温(核心温度≥36℃)	22	☐ 通过气管插管向气管隆突处提供 6 L/min 的氧气,或者使用带有 CPAP 阀门的 T 形接头(压力设定在 10~20 cmH_2O)和复苏袋
7	☐ 收缩压≥100 mmHg		
8	☐ 无自主呼吸	23	☐ 自主呼吸消失
体格检查(必须完成全部检查)		24	☐ 重新连接呼吸机,在 8~10 分钟后抽取动脉血气
9	☐ 瞳孔对光反射消失(通常瞳孔处于中间位置且直径 5~7 mm)	25	☐ $PaCO_2$≤60 mmHg 或从正常基线值上升 20 mmHg 或出现呼吸暂停,并需要进行辅助检查(如脑电图或脑血流研究)以确认病情
10	☐ 角膜反射消失(同时使用生理盐水喷射和组织接触)	**文件记录**	
11	☐ 眼球固定,头眼反射消失(仅在确保颈椎结构正常的情况下进行测试)	● 死亡时间(最终血气结果时间或辅助检查完成时间)	
12	☐ 眼前庭反射消失(依次向双侧外耳道灌注 50 mL 冰水)	**免责声明**	
13	☐ 眶上神经或颞下颌关节受压时面部对伤害性刺激无反应(新生儿鼻根反射消失)	● 专业组织的指南是一种指导工具,而不是命令	
14	☐ 呕吐反射消失(戴手套的示指触碰咽后部)	● 美国州法律可能有额外的要求(专业类型差异,需要由单独的体检者进行重复测试)	
15	☐ 吸气时咳嗽反射消失(至少 2 次)	● 世界各地存在着重大差异	
16	☐ 四肢对伤害刺激无运动反应(三屈反射是最常见的脊髓介导的反射)	● 可能存在宗教和文化上的冲突	

图 8.1　宣布脑死亡所需的测试

瞳孔对光反射消失

双眼对强光的瞳孔对光反射均消失。圆形、椭圆形或不规则形状的瞳孔都可能导致脑死亡。"固定和散大"一词不够具体;事实上,有一半是误诊,几乎所有脑死亡的瞳孔都在中间位置(4~6 mm)。血肿扩大的患者,瞳孔最初变大是伴随第Ⅲ对脑神经的副交感神经纤维功能障碍或动眼神经核功能障碍所致。瞳孔过大与脑死亡是相容的,因为与瞳孔括约肌径向排列的纤维相连的颈椎交感神经通路可能保持完整。

许多药物可以影响瞳孔的大小,但对光线的反应基本保持不变。高剂量的氯胺酮或异丙酚可能会缩小瞳孔,使准确评估反应变得困难。在常规剂量下,静脉注射阿托品对瞳孔反应没有显著影响。短期神经肌肉阻滞药物对瞳孔大小没有明显影响,

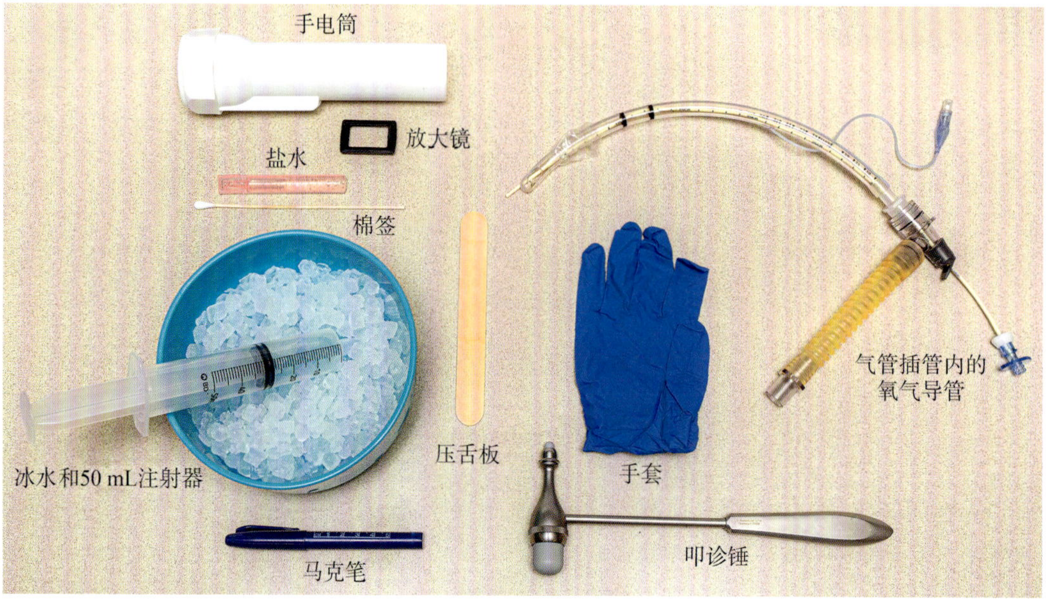

图 8.2　宣布脑死亡所需的工具

但一份关于阿曲库铵和维库溴铵剂量增加的研究提示对光反射消失和瞳孔缩小[15]。局部滴注药物和角膜或眼球外伤可引起瞳孔大小异常，并可产生瞳孔反射消失。应排除先前存在的虹膜解剖异常或既往白内障手术的影响。

角膜反射消失

角膜反射消失应该通过向角膜上喷水或用棉签触摸来确认。用棉签压在角膜上是获得反射最灵敏的技术。眨眼需要完整的脑干反射通路，脑死亡时不会出现。严重的面部和眼部创伤伴眼睑肿胀可能限制或影响对角膜反射的解读。最近的一项调查显示，很大一部分（神经）重症监护医师不知道如何进行适当的测试[18]，尽管调查可能很容易对调查对象做出误导。

头眼反射消失

尽管可能会采取稍微偏斜的姿势，眼球通常是不动的。向一侧凝视通常也意味着额叶或脑桥病变。大多数情况下，眼睛似乎固定在眼窝里；因此，自发眼动，包括眼球震颤，确实表明脑干功能完整。头眼反射是通过双手抓住头部，同时用拇指或示指保持眼睑张开来引发的。反射性眼球活动（与头部运动相反）是由头部从中间位置快速转向两侧各 90°。头眼反射不能在有创伤性脑损伤和潜在颈椎损伤的患者身上进行测试。

眼前庭反射消失

在用冰水进行测试后也不应该有眼球运动。在对每侧鼓室进行冰水冲洗时，最好将头部抬高至 30° 进行测试。头位 30° 抬高后，水平半规管变为垂直。鼓室冲洗的最佳方法是将一根小的吸引导管插入外耳道，并将其连接到一个装有冰水的 50 mL 注射器上。冷刺激会导致内淋巴的沉淀和毛细胞的刺激。昏迷患者的正常反应是眼睛缓慢转向冷刺激侧。这种反应在脑死亡中是不存在的。没有眼球运动可能很难识别，利用标识参考可能会有所帮助（在瞳孔水平的下眼睑上放置笔标记）。注射后应观察 1 分钟，每侧刺激之间的时间应至少 5 分钟，以减少对侧冲洗可能产生的干扰。

耳内血凝块或耳垢可能降低热反应，需要重复检测。谨慎的做法是直接检查鼓室，并记录冷水注射的通道。存在鼓膜破裂会增强热反应，但只有在极有可能发生脑死亡的情况下才允许这样做。从理论上讲，先前暴露于某些有毒水平的药物可能会减少或消除冰水刺激反应。典型的例子是氨基糖苷类、三环类抗抑郁药、抗胆碱能药、抗癫痫药和化疗药物等，但在实践中很少考虑这些混杂因素。更常见的是，如前所述，眼睑水肿和结膜化脓可能限制眼球的活动。颞骨岩部基底骨折仅单侧消除冰水刺激反应，可通过耳后瘀血斑（Battle's sign）来鉴别。它不应该是一个排除标准。

面部对有害刺激的反应缺失

用钝器在甲床上施加深度压力，或在眶上神经上施加压力，或在颞下颌关节水平的双髁上施加深度压力，可以用来记录有害刺激时面部运动的缺失。下颌反射也应该不存在。新生儿不出现觅食反射和吸吮反射。

咳嗽和咽反射消失

在经口插管的患者中，使用压舌板可能难以引起呕吐反应，但将戴手套的手指深深插入口腔应该是一个足够的刺激。应通过将吸痰管穿过气管插管至少 2 次并提供数秒的抽吸压力来证明对支气管抽吸没有咳嗽反应。虽然不是必需的，也未经过验证的测试，但 2 mg 阿托品未能增加心率将证实中枢副交感神经通路的破坏。

双上肢对有害刺激的运动反应消失

昏迷的深度可以通过使用标准疼痛刺激检查眼睛和运动反应来评估，如压迫眶上神经、压迫甲床和压迫颞下颌关节。其他疼痛刺激，如胸骨摩擦、指关节摩擦腋窝肋骨、掐捏手臂或肩膀的皮肤可能同样有效，但尚未被接受为常规。在重复测试中，所有四个肢体都不应出现对疼痛的运动反应。除了脊髓传导的反射，有害刺激不应产生任何运动反应。颈段脊髓离断可能导致运动反应缺失，这可能在普通 X 线片上有所提示[19]。脊髓反应与大脑活动存在相关的运动功能保留的临床区分需要专业知识。在疼痛刺激后和呼吸暂停测试期间，尤其是当低氧血症或低血压干预时，运动反应可能自发发生。这些脊髓反应包括上肢短暂、缓慢的运动、手指弯曲、细指颤抖或手臂抬起。它们同真正协调的去大脑或去皮质反应不同[20-23]，并且会随着重复刺激而减少。偶然注意到眼部"微震颤"和眼睑张开。已经观察到头部缓慢转向一侧，但同样极为罕见。在胸肌、手臂和腹肌上观察到类似束状肌的细小抽搐，很可能是由脊髓前角细胞缺血引起的。病理征通常不存在，但可能会发生一些脚趾屈曲，通常伴有三屈曲反应。脚趾上翘很少被发现，但假设起源于脊髓，巴宾斯基反射与脑死亡非常一致。

准备呼吸暂停测试

呼吸是生命存在的根本，在这种情况下，没有呼吸证实了大脑功能的停止。呼吸暂停氧合弥散是最常用的显示呼吸动力不足的技术。这个过程包括在气管中放置一个 100% 的氧气源，通过对流，导致氧气流入肺部。它遵循预氧合，这消除了储存在呼吸道中的氮，促进了氧气的运输。在动物实验和临床观察的基础上，提出了最大限度刺激延髓呼吸中枢的目标 $PaCO_2$ 为 60 mmHg。这是基于这样的假设，即脑干损伤引起的功能障碍会导致呼吸中枢重置到更高的水平。这个目标实际上要低得多；少数报道的断开呼吸机后开始呼吸的患者 $PaCO_2$ 水平在 30～40 mmHg 范围内。呼吸可以很容易地通过胸部扩张、锁骨抬高和腹部偏移来检测，但它也可能表现为一次短暂的喘息，在这段短暂的测试期间可能会出现，也可能不会出现。$PaCO_2$ 的升高是双相过程，由于动脉二氧化碳与混合的中心静脉二氧化碳的平衡，最初几分钟急剧增加。在呼吸暂停测试的气管支气管阶段，氧气流量确保肺毛细血管吸氧，但不会呼出二氧化碳，因此，由于二氧化碳的代谢产生，$PaCO_2$ 迅速升高（每分钟 3～6 mmHg）[16,24-26]。$PaCO_2$ 升高导致脑脊液 pH 降低，由延髓的呼吸中枢感知，当它们发挥作用时，会导致呼吸驱动。高于 60 mmHg 或高于基线 20 mmHg 的 $PaCO_2$ 最大限度地刺激了这些中枢，因为 CSF 不能用血液碳酸氢盐快速缓冲酸中毒，因为它的扩散速度比二氧化碳慢。但是，脑干中也有 $PaCO_2$ 受体，刺激不仅仅通过酸中毒。

如何安全地进行呼吸暂停测试

神经重症医师和神经外科医师更倾向于断开呼吸机，让氧气通过气管内放置的导管进入[27,28]。除了监测血氧饱和度、脉搏和血压，检查者还应观察患者胸部和腹部的运动。这是确保呼吸暂停的唯一方法，特别是当呼吸机显示屏上存在自主呼吸误判的可能性时。如果准备充分，并发症较少[29-31]，如果准备不充分[32-35]或方法不标准，并发症较多[36,37]。

将呼吸机切换到 CPAP 模式并监测呼吸暂停是一种不太理想的方法[38]。大多数现代 ICU 呼吸机在进入后备容量或压力控制通气模式之前有 60 秒的最大呼吸暂停时间,这是无法关闭的。此外,解释呼吸机显示的流量和压力波形仍然很困难,区分假 CPAP 呼吸和真呼吸需要特殊的专业知识。

另一个小组提出了一种可能很有吸引力的二氧化碳增加方法,以减少观察时间,但过度使用可能会导致潜在的高碳酸血症、酸中毒和心律失常,这是一个令人担忧的问题。使用经皮装置监测二氧化碳水平可以减少二氧化碳水平超标,但经皮和动脉二氧化碳之间的差异可能很大。

另一种方法是通过低通气和呼吸末二氧化碳监测装置来控制 $PaCO_2$ 升高。它可能很麻烦,不仅因为无法预测 $PaCO_2$,还因为该方法可能导致脑脊液逐渐缓冲,因此不能在脑脊液间隔室产生急性酸中毒。对于因挫伤或肺水肿而肺功能处于边缘的患者(例如,由于无法确保足够的氧合),呼吸暂停测试可能很难进行。

如果采取谨慎的预防措施,呼吸暂停测试通常是安全的。首先,体温过低应从 32 ℃(确定脑死亡的先决条件)纠正为常温(36~37 ℃)。在体温过低的情况下,二氧化碳的产生可能会因为新陈代谢减少而延迟。此外,在低温下,氧合血红蛋白解离曲线左移,导致氧气释放减少。其次,应纠正持续性低血压;这通常需要静脉注射 5% 白蛋白或增加静脉多巴胺剂量。在血压下降时,谨慎使用 200 μg 的苯肾上腺素(但很少需要)。在进行呼吸暂停测试之前,收缩压在 90~100 mmHg 是可以接受的。在断开呼吸机之前,将呼气末正压(PEEP)降至 5 cmH$_2$O。如果这不会导致血氧饱和度降低,则可以预期在充氧过程中维持氧合状态。如果遵循这些严格的指导原则,呼吸暂停测试通常是安全的。

在呼吸暂停测试开始时,$PaCO_2$ 最好在正常范围内(35~45 mmHg)。可以预期 $PaCO_2$ 每分钟增加 3~6 mmHg。对呼吸暂停测试安全性的担忧仍然存在。过早停止呼吸暂停试验可能与所使用的方法、患者的易感性,以及(最常见的)预测心血管和呼吸状态有关。所有临床使用的呼吸暂停试验都会引起高碳酸血症,导致伴随的呼吸性酸中毒,这种酸中毒会在试验后期引起并发症。

预测呼吸暂停测试可能失败的五个确定因素是:①预氧合不足;②高 A-a 梯度(>300);③T 管给氧(与隆突水平的给氧不同);④低血压(收缩压<90 mmHg);⑤基线酸中毒(动脉 pH<7.30)。在两项研究中,测试前低氧血症是主要的危险因素。在一项研究中,尽管给予 100% 氧气,风险仍然存在。然而,预充氧(提供氧气储备和清除肺泡氮)促使我们大多数呼吸暂停测试的安全完成。另一项研究表明,试验前酸中毒可能易患低血压,但过早中止呼吸暂停试验的发生率仍然很低(<5%)。酸中毒是如何导致低血压恶化的还不是很清楚。[呼吸暂停测试期间的经食管超声心动图(结束时的 pH 约为 7.0)未显示任何左心功能障碍的证据。]呼吸暂停试验仍然是一项非常棘手的程序,适用于多发伤后的年轻患者,并在胸管到位的情况下进行。这些患者由于多发性创伤而血流动力学状态不稳定,可能已经失去了所有的脑功能,但呼吸暂停试验实际上是不可能进行的。

虽然这种情况很少发生,但由于气胸的突然发展,呼吸暂停试验可能会中断。高氧流量(>10 L/min)或大的气体导管可能会使气体积聚;此外,尖锐的导管尖端插入也可能会损伤支气管壁。

主要关注的是在未充分准备或未对潜在风险进行临床评估的情况下进行呼吸暂停试验。患者的血容量、血压都应该是正常的;预氧合应使 PaO_2 至少为 200 mmHg。应评估呼吸机的参数,特别是应确定在低 PEEP(5 cmH$_2$O)要求下有足够的氧合。当这些前提条件满足时,呼吸暂停测试很少被中止。

呼吸暂停试验的中止通常是由于在断开呼吸机连接后未能维持足够的氧合和血压。通常,呼吸暂停试验的前几分钟就能明确试验是否可以继续。血氧饱和度下降通常在呼吸机断开后相当快地发生,导致 SpO_2 读数降至 85% 以下。如果收缩压降至 90 mmHg 以下,呼吸暂停试验也会中止。然而,低血压可能是短暂的,静脉注射 200 μg 的苯肾上腺素后反应良好。当血压处于临界状态,每 2 分钟可以使用 100 μg 的苯肾上腺素(由于酸中毒降低血管反应性而比正常频率高)。谨慎仍然是必要的,因为收缩压可能会迅速且不可逆转地下降,导致心脏停搏。

突然出现低血压后的心搏骤停是非常罕见的，在我们的梅奥诊所没有出现这样的病例。如果呼吸暂停试验没有及时终止，并且医师未及时意识到迅速发展的低氧血症或低血压，就会发生心血管衰竭。气胸也可能发生心血管衰竭，特别是未及时发现和治疗的情况下[39]。

可以考虑进行另一次呼吸暂停试验，但增加了T管、10 cmH₂O的CPAP呼吸支持和100%氧气，流量为12 L/min。一些证据表明，这种技术可以更好地确保氧合[40,41]。我们已经成功地使用恢复策略（即每三次呼吸以5 cmH₂O的增量增加PEEP水平至最大25 cmH₂O）完成了最初中止的测试[40]。

在招募操作后的床旁即时i-STAT®测试应在进行之前证明有足够的氧合。然后断开呼吸机，通过吸氧导管以6 L/min的流量提供氧气，并将20 cmH₂O CPAP阀连接到气管插管的末端。

氧气注入导管优于连接到氧气源的吸痰导管。有了氧气注入导管，可以更准确地确定位置（通常放置在气管插管尖端外1 cm处）。在插入后的最初几分钟内，进行操作之前应密切观察氧合情况。较高的流速可能导致导管摆动，并可能造成创伤，甚至气胸。一些氧合问题仍然难以克服。这些患者可能不能被宣布脑死亡，因此，在决定撤回支持后，可能成为DCD方案的候选者。

当$PaCO_2$在正常范围内时，断开8分钟应足以达到60 mmHg的目标水平或产生较基线20 mmHg升高[42]。呼吸暂停只能通过目视检查来确定。如果有呼吸且呼吸稳定，则应将患者重新连接到呼吸机上，以测量潮气量。胸腔和腹部的视觉检查通常可以显示与心跳同步的微小运动；较少见的情况下，上胸部有一些肋间回缩。

根据我们使用氧气扩散技术的经验，呼吸暂停测试是安全的，在212次测试中只有3%的测试失败[43]。低血压是呼吸暂停试验最常见的并发症，当收缩压急剧下降至70 mmHg时，患者应重新连接呼吸机。在呼吸暂停试验中，预充氧失败仍然是低血压的一个重要原因。然而，酸中毒可使心肌收缩力降低，通常在pH达到7.2时发生。经食管超声心动图检测，与呼吸性酸中毒相关的中度高碳酸血症不会引起心室功能障碍。呼吸暂停试验期间无低氧血症的低血压通常表明$PaCO_2$明显超过60 mmHg。在呼吸暂停试验期间未通过补充氧气纠正低氧血症的患者通常会发生心律失常。在神经系统疾病的演变过程中，出现心律失常的患者在呼吸暂停测试期间可能没有出现心律失常，但心律失常的存在不应将呼吸暂停测试排除在外。

ECMO患者的呼吸暂停试验

由于体外膜肺氧合（ECMO）的使用越来越多，这个问题相对较新，而且非常相关。根据体外生命支持组织（Extracorporeal Life Support Organization，ELSO）ECLS登记报告2015年至2019年的数据，接受ECMO治疗的患者脑死亡合并整体神经系统并发症的发生率从呼吸衰竭的约1%和5%到心源性休克的约2%和7%，再到心肺复苏术后的6%和16%。考虑到这种治疗是为病情最严重的患者保留的，以避免几乎肯定的死亡，这一比例低得惊人。最近注意到[44]，成功的呼吸暂停测试很少实现，辅助测试远没有帮助（近1/5的测试患者失败）。

ECMO是什么？将二氧化碳混合到体外氧合器的气相中，具有长期被证明的安全实践历史。一种名为碳合氧的气体混合物是二氧化碳和氧气的混合物。混合气体使早期氧合器的二氧化碳浓度达到正常水平。

将二氧化碳混合到体外氧合器中至今仍是常用的方法，特别是在实施pH设定的深度低温循环骤停时。通过pH设定方案，血气值被校正为患者的核心体温。在低温期间，氧合器的二氧化碳流量被控制以维持正常的"校正"pH和动脉二氧化碳张力。使用pH设定技术进行血液管理可显著增加动脉二氧化碳张力，从而导致脑血管舒张，增加脑血流量（CBF），并改变区域CBF分布。

很容易证明，晶体原液通过体外循环电路与氧合器和6%的二氧化碳体积的氧供气流产生45～50 mmHg的PCO_2。同样，8%体积的二氧化碳产生65～70 mmHg的PCO_2，10%体积的二氧化碳（用于pH-STAT管理）产生85～90 mmHg的PCO_2。如果不能将二氧化碳送入体外回路，则只能通过将氧供气流减少到非常低的水平来增加二氧化碳。在严重低饱和或严重低血红蛋白的情况下，这种技术存在缺氧的风险。向氧合器中加入二氧化碳可以安全地改变二氧化碳水平,而不会改变氧合器的氧气输出。

由于置换原理,血液 PO_2 会随着 PCO_2 的升高而略有下降。然而,这种下降并不明显,并且仍然保证有足够的氧气水平。8%的二氧化碳容量将产生类似的二氧化碳水平,与患者的血流量、ECLS回路容量或氧合器大小无关。这种技术无需改变任何呼吸机设置即可工作。它还保证了快速的结果,并消除了对氧供气流需要在哪里的"猜测",这通常会导致抽取多个血气。通过将 CO_2 混合到体外充氧器中,$PaCO_2$ 的增加程度和速度是非常可预测的(图 8.3)。

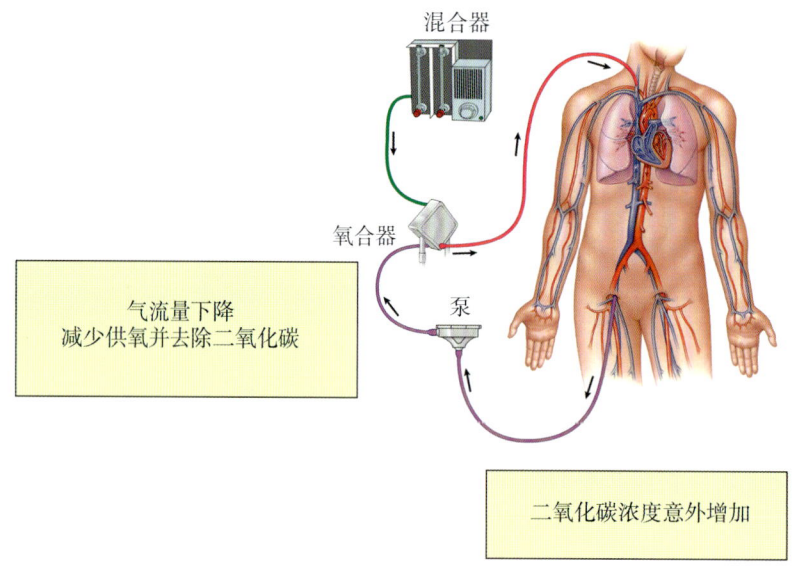

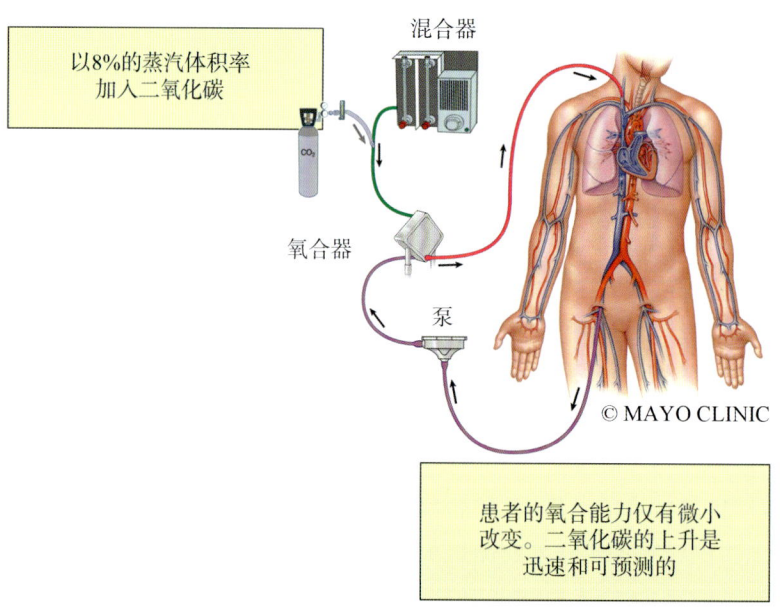

图 8.3　ECMO 中的呼吸暂停试验。改变扫频与 CO 混炼技术

新生儿和儿童

新生儿脑死亡的判定极为罕见,在主要医疗中心每年最多只有一两个病例。确定脑死亡在年幼的儿童中也非常罕见,但在年龄较大的青少年(与机动车事故有关)中的发病率接近成年人。大多数儿科医师在宣布早产儿脑死亡时都感到不确定,而

且在很大程度上缺乏经验。37周的胎龄是合理的。否则，年龄（1岁以后）不应成为判定脑死亡的影响因素，儿科医师可以遵循成人指南。外伤性脑损伤和窒息性缺血缺氧性损伤是儿童脑死亡的主要原因。用于确定儿童脑死亡的SCCM/AAP/CNS指南与成人指南相似（例如，2个月以上的神经系统检查），但在某些方面（如观察时间和检查次数）也有所不同。

新生儿和儿童的神经系统检查原则上与成人相似，但有显著差异。任何儿科医师、小儿神经科医师或神经外科医师都认识到观察瞳孔反应（新生儿瞳孔较小）、角膜反射（由于脱水反应较弱）和热量测试（耳道狭窄）的困难。一般来说，角膜反射是可以获取的，但是小的睑裂会给一些新生儿带来困难。严重的面部创伤或肿胀，事实上妨碍了对这些反射的准确评估。脑干反射的测试还包括对正常新生儿存在的吸吮和觅食反射的评估。觅食反射包括转动头部，将嘴巴朝向手指，交替放置在嘴角和上下嘴唇上。正常婴儿通常在抓检查者的手指后表现出牵引力反应，但不会出现脑死亡（可能在昏迷时已经消失）。脑死亡的婴儿不应该出现Moro反射（巨大的噪声或对他/她躺着的表面的打击做出手臂伸展反应）。需要完整迷路控制的颈项强直反射缺失。呼吸暂停试验与成人试验相似，$PaCO_2$指标也具有可比性。低血压和尿崩症与成人并无太大区别。

确定儿童脑死亡的标准与成人指南在进行更多检查和使用确证试验方面存在差异。多年来，医师们甚至对诊断新生儿和儿童脑死亡都持谨慎态度。问题很简单：这涉及医师对幼儿大脑可塑性的不确定，以及在遭受重大损伤后，难以接受某些症状组合的不可逆性。同样，与成年人相比，家庭在情感上可能更不愿意接受孩子的死亡，有些人可能根本不了解临床情况。多名医师的参与是不可取的，也会让家长感到困惑。

临床试验的缺失或不可靠因素

最终，判定脑死亡的医师将不得不依靠自己的最佳判断。仅凭脑干反射缺失是否应该启动辅助检查尚存疑问，但延髓功能的丧失（低血压、呼吸暂停、呕吐和咳嗽反射）是最重要的，因为：①它是脑干的最后一部分；②它确定了脑干反射消失后的不可逆性。重点必须放在脑干下部的功能上，因为随着时间的推移会出现垂直性的丧失，首先是瞳孔反射、角膜反射、头眼反射的丧失，最后是咳嗽、呼吸动力和血管张力的丧失。由于相关的创伤性脊髓断裂而导致的运动反应缺失也会使检查中断，但应注意脑干的功能。如果任何一项测试遗漏导致一个模棱两可的结论，将是非常令人担忧的。临床医师必须对每位患者的具体情况下判断，哪些临床检查的缺失是可以接受的，从而决定是否进行辅助检查，但他们可以最终决定完全取消测试，继续使用心脏/循环死亡（DCD）方案进行器官捐赠，而不是脑死亡后捐赠。

辅助测试的错误解读

辅助测试可分为脑电功能的测试和脑血流的测试[45]。如果使用辅助试验来证实临床检查，则试验的可靠性应该相同。因此，具有适当记录设置的等电位脑电图，对任何形式的刺激没有反应，或者脑血流研究中没有颅内血流，应始终与呼吸暂停和所有脑干反射的缺失相一致，没有患者可以恢复。然而，事实并非如此，在符合脑死亡临床标准的患者中发现了持续的脑血流和脑电图活动。此外，必须通过临床检查来证明病情有改善，而不是通过实验室检查（例如，文献中有多个等电位脑电图患者临床改善的例子）。对于使用任何替代性的检查来最终判定脑死亡，应该持谨慎态度。ICP增高的患者可能存在残余呼吸驱动。ICP增高并不总是与颅内血流缺失相对应；通常，它必须显著升高（超过70 mmHg），才能导致脑血流消失。使用存在混杂因素的脑血流量测试来诊断患者的脑死亡必然会导致错误。没有人希望在临床检查和假阳性血流量测试的患者中再次出现脑功能改善。辅助测试有太多的陷阱。除了作为诊断保障，对疑似脑死亡的成人进行辅助测试的最常见适应证是未能完成呼吸暂停测试。在美国，辅助测试不是强制性地用于成人或儿童。在大多数其他国家，单一的神经系统检查的综合评估是足够的。在我看来，继续认真考虑脑死亡的辅助测试，而不是将这些检查视为过时的遗留手段，是不可思议的。只有当不能进行呼吸暂停测试时（根据我的经验，这种情况大约是50例中有1例），才应该进行辅助测试。但是，一般来说，辅助测试不能取代充分的临床检查。

更多思考

脑死亡的临床检查需要反复训练，最终才能熟练掌握。已经有人提出了培训计划，但没有证据支持这些计划的有效性。事实上，创建在线培训网站（并收费）似乎是自私的。在模拟中心进行脑死亡判定存在先天不足。虽然目前使用的人体模型可以表现出异常的生命体征（它们确实是异常的，没有呼吸，低血压和多尿），但大多数脑干反射尚未内置到设备中，因此，无法对这些反射进行检查。瞳孔的大小是固定的，也不是应有的中间位，这就是它的局限所在。在人体模型上进行疼痛刺激并宣称它不存在，这也让人感到相当尴尬。最重要的是，那些还没有达到脑死亡标准的患者的临床情况，那些有一些反射能力的人，是无法模拟的（除了保留呼吸动力的人体模型除外）。但是，我们可以模拟脑死亡的全身性表现（即尿崩症、体温过低和低血压）。我们和其他研究者发现，开发一套通过模拟来确定脑死亡所需的技能是可行的，但只是向学习者展示更轻的诊断评估，如何识别常见的陷阱，或者如何与家庭成员沟通脑死亡[46-49]。通过充满陷阱的经验，这些学习者可能对评估患者的程序和复杂性有新的认识。在模拟中心的学习者可以展示对氧气扩散方法的生理学的理解。模拟场景还可以包括与家人的讨论，以及在宣布脑死亡后涉及器官捐赠机构的后勤工作。

我们认为以下失误构成失败的模拟测试结果，需要纠正：①未询问酒精或药物；②未识别和纠正体温过低或低血压；③在药物代谢清除前进行检查；④未正确准备呼吸暂停测试；⑤不正确执行呼吸暂停测试。但是，尽管做出了很大的努力，我们还没有确定和公认的方法来证明程序能力（这是所有重症医学中尚未充分研究的一个主要领域）。当我们探讨谁失败了以及为什么失败时，几乎总是不及格（这是所有重症监护医学中一个未被充分研究的主要领域）。当我们研究失败的患者和失败的原因时，几乎总是没有询问药物或酒精的影响。

在少数患者中，临床检查无法完成，宣告脑死亡可能会（表8.1）存在困难。同样，诊断的核心是CO_2试验后脑干反射和自主呼吸的缺失，并存在需要使用药物维持的证据。同样重要的是，要知道脑干功能的丧失是向下发展的——首先是中脑（瞳孔），最后是延髓（呼吸暂停和血管张力丧失）。大脑半球遭受重型损伤后，脑干损伤必然随之而来。因此，无法可靠地检查延髓背侧的功能远比无法检查中脑重要得多，应该进行辅助检查，或者更合乎逻辑地，决定不宣布脑死亡。几乎所有的呼吸暂停试验都显示呼吸暂停。值得注意的是，在呼吸暂停试验中自主呼吸存在是如此罕见，以至于需要三十年来频繁的脑死亡判定才能找到少数患者。有人可能会说，一旦患者在正常或升高的PCO_2断开呼吸机，并且不呼吸，患者以后就不太可能再呼吸了。使患者可能出现低血压、心律失常（酸中毒）和低氧血症（由肺水肿引起的异常扩散）是不必要的风险，尽管这种风险很小，但需要采取适当的预防措施。然而，几分钟的呼吸暂停比快速断开或切换到自发模式更具诊断性。CO_2和酸中毒对延髓和桥脑中的CO_2感受器和H^+呼吸感受器的刺激具有良好的生理意义。

表8.1 临床检查引起关注的原因

由于创伤无法检查瞳孔
由于面部肿胀无法检查角膜反射
由于颈项圈放置无法检查眼前庭反应
由于血凝块无法检查眼前庭反应
无法维持稳定血压
无法在预氧合后获得足够的起始动脉血气
无法判断由脊髓切断而导致的运动反应

至少，我们相信检查者知道他/她在做什么，如果不确定性仍然存在，就推迟宣布脑死亡。只做了几道题的检查者不应该过于自信，应该请求确认。没有神经学或神经外科专业知识的检查者有一些局限性，需要在指导下进行大量的测试。这些警告将减少误判。脑死亡检查应该是一个多学科、多参与、多观察者的评估（图8.4）。团队中应该有一位呼吸治疗师，一位每隔8～10分钟抽取一次血气的

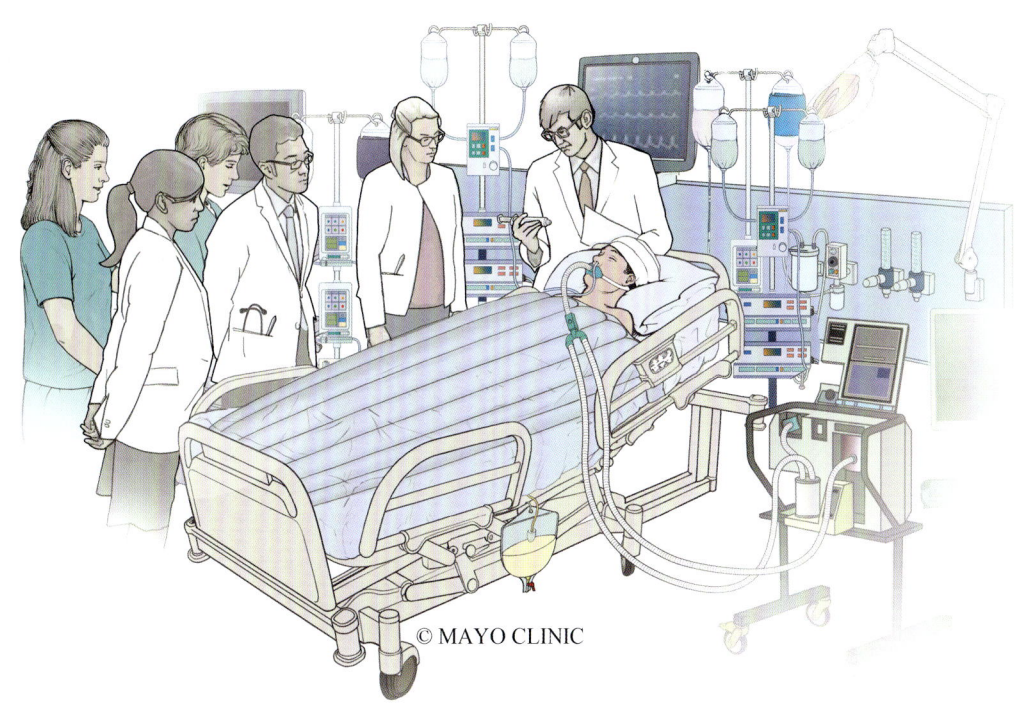

图 8.4 床旁脑死亡测试

实验室技术员,以及一台快速血气分析仪。神经危重症护理人员或危重症护理人员可在会诊医师的直接监督下指导检查。护理人员和任何其他受训者都可以在场,我们将解释我们在做什么,为什么我们要做某个测试,以及结果(即没有反射)意味着什么。我们将解释脊髓运动反应(主要是三重屈曲反应)。我们将解释呼吸暂停测试的所有步骤,以及在断开连接的最初几分钟内(即血压和血氧饱和度下降)我们可以预期的情况。应患者的要求,家属可以在场,但前提是告知他们我们将做什么(如施加有害刺激、冰水灌入、在提供氧气的同时将患者脱离呼吸机一段时间)。根据我的经验,大多数家庭成员决定离开这个房间,尽管,偶尔一些家庭成员觉得观察一个完整的脑死亡检查是有帮助的。它对决定是否进行器官捐赠几乎没有影响,也没有以任何方式让亲人在不确定的情况下相信他们的亲人已经去世。然而,一次全面的检查就足够了,坦率地说,两次检查对器官捐献有重大的负面影响。由于生命体征持续不稳定,延迟进行第二次检查会减少可移植器官的数量[50]。

最后,用辅助测试来解决临床不确定性是很糟糕的做法,这实际上根本不是解决办法。(坦白地说,全世界的)每一个医疗机构都应该开始讨论,是否愿意放弃脑死亡判定中的所有辅助检查判定,转而采用通过仔细检查脑干功能来确定是否无效或不可逆转的诊断原则。在少数国家,辅助("确认性")测试仍然是强制性的,作为一种保障措施,或者在无法完成呼吸暂停测试时。这些辅助测试可能是从脑死亡作为一种新的神经系统状态对每个人都不那么清楚的时代倒退而来的。对许多从业者来说,进行技术测试是证明大脑"真的"死亡的唯一确凿证据。其他人则认为没有必要对临床检查提出特别的质疑。此外,辅助测试的研究一直缺乏适当的控制;测试之间的比较显示出主要的差异和技术问题(甚至是不可用性)。

在若干国家,需要反复进行全面评价。时间间隔是强制性的,从同一天到几天变化很大。没有基于文献的证据支持与第一次检查相矛盾的第二次检查。没有可靠的证据表明更长的等待时间可以检测到恢复。相反,更长的等待时间可能会导致供体的损失(由于心搏骤停)或合适器官的减少(由于长时间缺血或其他损伤)。然而,在调查中,1/3 在实践中例行进行脑死亡检查的医师仍将辅助测试作为其标准评估的一部分[51]。进行辅助测试有多种原因。有些是当地医院政策要求的，而另一些则是为了对诊断结果感到更"舒服"或逃避责任。家庭成员很少要求进行辅助检查。

提示和要点

- 宣布脑死亡需要丰富的经验。
- 只有全面的神经系统检查才能宣布脑死亡。
- 问自己三个问题：我是否竭尽所能来改变临床表现？我可以继续了吗？我会被误导吗？
- 检查的重点是通过中脑、脑桥和延髓的回路测试 7 种脑干反射。
- 如果检测前经过精心挑选和准备，呼吸暂停测试是非常安全的。
- 呼吸暂停测试在 ECMO 中非常容易进行（尽管最初存在顾虑）。
- 辅助检查永远不能取代临床检查。
- 错误往往与忽视潜在混杂因素有关。

参考文献

［1］ Wijdicks EFM, Varelas PN, Gronseth GS, Greer DM, American Academy of N. Evidence-based guideline update: determining brain death in adults: report of the Quality Standards Subcommittee of the American Academy of Neurology. Neurology. 2010;74:1911–8.

［2］ Daneshmand A, Rabinstein AA, Wijdicks EFM. The apnea test in brain death determination using oxygen diffusion method remains safe. Neurology. 2019;92:386–7.

［3］ Wijdicks EFM. Historical awareness of the brain-stem: from a subsidiary structure to a vital center. Neurology. 2020;95:484–8.

［4］ Marcellino C, Braksick SA, Wijdicks EFM. How does the brain die after a massive posterior fossa lesion? Neurocrit Care. 2021;34:686–90.

［5］ Bernat JL. Comment: is international consensus on brain death achievable? Neurology. 2015;84:1878.

［6］ Wijdicks EFM. The transatlantic divide over brain death determination and the debate. Brain. 2012;135:1321–31.

［7］ Wijdicks EFM, Varelas PN, Gronseth GS, Greer DM. There is no reversible brain death. Crit Care Med. 2011;39:2204–5.

［8］ Wijdicks EFM. Deliberating death in the summer of 1968. N Engl J Med. 2018;379:412–5.

［9］ Greer DM, Shemie SD, Lewis A, et al. Determination of brain death/death by neurologic criteria: the world brain death project. JAMA. 2020;324:1078–97.

［10］ Wahlster S, Wijdicks EFM, Patel PV, et al. Brain death declaration: practices and perceptions world-wide. Neurology. 2015;84:1870–9.

［11］ Lewis A, Bakkar A, Kreiger-Benson E, et al. Determination of death by neurologic criteria around the world. Neurology. 2020;95:e299–309.

［12］ Lewis A, Kreiger-Benson E, Kumpfbeck A, et al. Determination of death by neurologic criteria in Latin American and Caribbean countries. Clin Neurol Neurosurg. 2020;197:105953.

［13］ Manara A, Varelas P, Wijdicks EF. Brain death in patients with "isolated" brainstem lesions: a case against controversy. J Neurosurg Anesthesiol. 2019;31:171–3.

［14］ Bronchard R, Durand L, Legeai C, Cohen J, Guerrini P, Bastien O. Brain-dead donors on extra-corporeal membrane oxygenation. Crit Care Med. 2017;45:1734–41.

［15］ Kainuma M, Miyake T, Kanno T. Extremely prolonged vecuronium clearance in a brain death case. Anesthesiology. 2001;95:1023–4.

［16］ Hanks EC, Ngai SH, Fink BR. The respiratory threshold for carbon dioxide in anesthetized man. Determination of carbon dioxide threshold during halothane anesthesia. Anesthesiology. 1961;22:393–7.

［17］ Wijdicks EFM, Manno EM, Holets SR. Ventilator self-cycling may falsely suggest patient effort during brain death determination. Neurology. 2005;65:774.

［18］ Maciel CB, Youn TS, Barden MM, et al. Corneal reflex testing in the evaluation of a comatose patient: an ode to precise semiology and examination skills. Neurocrit Care. 2020;33:399–404.

［19］ Waters CE, French G, Burt M. Difficulty in brain-stem death testing in the presence of high spinal cord injury. Br J Anaesth. 2004;92:760–4.

［20］ Conci F, Procaccio F, Arosio M, Boselli L. Viscerosomatic and viscero-visceral reflexes in brain death. J Neurol Neurosurg Psychiatry. 1986;49:695–8.

［21］ Marti-Fabregas J, Lopez-Navidad A, Caballero F, Otermin P. Decerebrate-like posturing with mechanical ventilation in brain death. Neurology. 2000;54:224–7.

［22］ Ropper AH. Unusual spontaneous movements in brain-dead patients. Neurology. 1984;34:1089–92.

[23] Saposnik G, Bueri JA, Maurino J, Saizar R, Garretto NS. Spontaneous and reflex movements in brain death. Neurology. 2000;54:221-3.
[24] Dominguez-Roldan JM, Barrera-Chacon JM, Murillo-Cabezas F, Santamaria-Mifsut JL, Rivera-Fernandez V. Clinical factors influencing the increment of blood carbon dioxide during the apnea test for the diagnosis of brain death. Transplant Proc. 1999;31:2599-600.
[25] Engel GL, Ferris EB, Webb JP, Stevens CD. Voluntary breathholding. II. The relation of the maximum time of breathholding to the oxygen tension of the inspired air. J Clin Invest. 1946;25:729-33.
[26] Ferris EB, Engel GL, Stevens CD, Webb J. Voluntary breathholding. III. The relation of the maximum time of breathholding to the oxygen and carbon dioxide tensions of arterial blood, with a note on its clinical and physiological significance. J Clin Invest. 1946;25:734-43.
[27] Rohling R, Wagner W, Muhlberg J, Link J, Scholle J, Rosenow D. Apnea test: pitfalls and correct handling. Transplant Proc. 1986;3:388-90.
[28] Ropper AH, Kennedy SK, Russell L. Apnea testing in the diagnosis of brain death. Clinical and physiological observations. J Neurosurg. 1981;55:942-6.
[29] Goudreau JL, Wijdicks EF, Emery SF. Complications during apnea testing in the determination of brain death: predisposing factors. Neurology. 2000;55:1045-8.
[30] Pitts LH, Kaktis J, Caronna J, Jennett S, Hoff JT. Brain death, apneic diffusion oxygenation, and organ transplantation. J Trauma. 1978;18:180-3.
[31] Yee AH, Mandrekar J, Rabinstein AA, Wijdicks EFM. Predictors of apnea test failure during brain death determination. Neurocrit Care. 2010;12:352-5.
[32] Ebata T, Watanabe Y, Amaha K, Hosaka Y, Takagi S. Haemodynamic changes during the apnoea test for diagnosis of brain death. Can J Anaesth. 1991;38:436-40.
[33] Jeret JS, Benjamin JL. Risk of hypotension during apnea testing. Arch Neurol. 1994;51:595-9.
[34] Saposnik G, Rizzo G, Vega A, Sabbatiello R, Deluca JL. Problems associated with the apnea test in the diagnosis of brain death. Neurol India. 2004;52:342-5.
[35] Wu XL, Fang Q, Li L, Qiu YQ, Luo BY. Complications associated with the apnea test in the determination of the brain death. Chin Med J (Engl). 2008;121:1169-72.
[36] Lang CJ, Heckmann JG. Apnea testing for the diagnosis of brain death. Acta Neurol Scand. 2005;112:358-69.
[37] Perel A, Berger M, Cotev S. The use of continuous flow of oxygen and PEEP during apnea in the diagnosis of brain death. Intensive Care Med. 1983;9:25-7.
[38] Busl KM, Lewis A, Varelas PN. Apnea testing for the determination of brain death: a systematic scoping review. Neurocrit Care. 2020; https://doi.org/10.1007/s12028-020-01015-0.
[39] Gorton LE, Dhar R, Woodworth L, et al. Pneumothorax as a complication of apnea testing for brain death. Neurocrit Care. 2016;25:282-7.
[40] Hocker S, Whalen F, Wijdicks EFM. Apnea testing for brain death in severe acute respiratory distress syndrome: a possible solution. Neurocrit Care. 2014;20:298-300.
[41] Levesque S, Lessard MR, Nicole PC, et al. Efficacy of a T-piece system and a continuous positive airway pressure system for apnea testing in the diagnosis of brain death. Crit Care Med. 2006;34:2213-6.
[42] Marks SJ, Zisfein J. Apneic oxygenation in apnea tests for brain death. A controlled trial. Arch Neurol. 1990;47:1066-8.
[43] Wijdicks EFM, Rabinstein AA, Manno EM, Atkinson JD. Pronouncing brain death: contemporary practice and safety of the apnea test. Neurology. 2008;71:1240-4.
[44] Migdady I, Stephens RS, Price C, Geocadin RG, Whitman G, Cho SM. The use of apnea test and brain death determination in patients on extracorporeal membrane oxygenation: a systematic review. J Thorac Cardiovasc Surg. 2020;S0022-5223(20)30640-1.
[45] Kramer AA, Wijdicks EFM, Snavely VL, et al. A multicenter prospective study of interobserver agreement using the Full Outline of Unresponsiveness score coma scale in the intensive care unit. Crit Care Med. 2012;40:2671-6.
[46] Douglas P, Goldschmidt C, McCoyd M, Schneck M. Simulation-based training in brain death determination incorporating family discussion. J Grad Med Educ. 2018;10:553-8.
[47] Hocker S, Schumacher D, Mandrekar J, Wijdicks EFM. Testing confounders in brain death determination: a new simulation model. Neurocrit Care. 2015;23:401-8.
[48] Hocker S, Wijdicks EFM. Simulation training in brain death determination. Semin Neurol. 2015;35:180-7.
[49] MacDougall BJ, Robinson JD, Kappus L, Sudikoff SN, Greer DM. Simulation-based training in brain death determination. Neurocrit Care. 2014;21:383-91.
[50] Varelas PN, Rehman M, Mehta C, et al. Comparison of 1 vs 2 brain death examinations on time to death pronouncement and organ donation: a 12-year single center experience. Neurology. 2021;96:e1453-61.
[51] Braksick SA, Robinson CP, Gronseth GS, Hocker S, Wijdicks EFM, Rabinstein AA. Variability in reported physician practices for brain death determination. Neurology. 2019;92:e888-94.

第9章 识别急性脊髓损伤

Recognizing Acute Spinal Cord Injury

张全 译，余纯 审校

急性脑损伤的临床识别需要技巧，而急性脊髓损伤需要技巧和能力。急性脊髓病变（以及马尾神经压迫）的早期表现并不总能被认为是紧急的。一些临床表现相当轻微，直至恶化，若未能尽早识别，正如许多临床上令人困惑的病例，则仍是引发诉讼的原因。急性脊髓损伤的诊断时间可能并不总是关键的，但是不能完全不考虑这个因素。最为人诟病的是脊髓硬膜外脓肿的诊断延迟，但公平地说，对一个正在接受脓毒症休克治疗的患者，医师可能未能合理怀疑该诊断。这些病例中，将近2/3表现为肠道或膀胱功能障碍，而不是初始运动或感觉障碍[1]。此外，对责任外科医师来说，手术时间延迟超过48小时，风险就会大大增加。内科医师、住院医师和急诊医师也面临着由这些情况导致的法律难题[2]。不知道为什么脊髓损伤往往被单独提出，但新发的、潜在可预防的瘫痪确实是一种重大残疾。因此，了解急性脊髓损伤的临床表现至关重要，因为这些临床表现表明了哪些节段受累。而且反过来可以指导恰当的MRI扫描。而在可能的、预期的病变区域之外进行脊柱磁共振成像，总是令人感到奇怪。脊髓的查体并不烦琐，但是也不应该是敷衍了事的，特别对于有早期临床症状的患者，因为认为对于脊髓查体不可能正确，医师们可能采取敷衍的态度。没有什么可以替代早期全面的神经系统检查，但患者对感觉或运动缺失的觉察可能会受到酒精、非法药物的使用或意识障碍（当脊髓损伤是多发伤一部分）的影响。在紧急插管患者，由于无法表达新发的神经功能缺损，判断尤为困难。

提示可能出现急性脊髓损伤的情况是严重的外伤或主动脉瘤修复术。脊髓损伤最常见的原因是外伤并最常见于年轻男性（20多岁到30岁出头）。肿瘤引起的脊髓压迫是另一个不幸的常见损伤原因。为了更好地理解脊髓损伤，我们首先需要了解脊髓的运动和感觉束的结构，其次，如何用特定类型的损伤来解释不同功能障碍的组合。然后，我们可以很好地使用临床神经病学检查，对有恶化迹象的患者，动态随访不同时间的检查结果。

急性脊髓损伤的另一个主要评估内容是预测是否会出现机械性呼吸衰竭，气道控制的灾难性丧失是急性脊髓损伤令人担忧的主要原因。急性脊髓损伤影响中-高颈段（C3—C5）及膈肌运动神经元以上水平，导致吸气肌和呼气肌的完全瘫痪，并立即需要依赖机械通气。低于C5水平不影响连接膈肌的神经，但由于额外影响腹肌和肋间肌，呼气力度明显减弱。此外，急性自主神经异常对呼吸功能的影响最近才被认识到。在急性期，交感神经被打断，而迷走神经占主导地位，导致潜在的气道阻塞和气管支气管分泌物的增加。此外，无拮抗性的副交感神经输入可能会促进气道的狭窄。因此，急性脊髓损伤的患者需要一个复合的系统临床检查方案,而且许多这样的患者在到达重症监护室时可能非常不稳定。早期进行分期并做出相应的应对是至关重要的。

脊髓的解剖

脊髓基本上是一个圆柱体,输出的神经根按节段排列。当损伤发生时,往往是在一个单一的水平上与脊髓的某一节段相对应。当病理学家检查脊髓时,他们看到了白质(深色区域)和灰质(浅色区域),呈蝴蝶状。简单而言,脊髓中的白质含有所有的运动功能(向下)和感觉功能(向上)传导束,灰质包含连接运动单元,离开脊髓成为神经根。这些神经根有独立的背侧和腹侧部分合并成脊神经。双侧有31对腹侧和背侧神经根——8对颈神经(8)、12对胸神经(12)、5对腰神经(5)和6对骶神经(6)。感觉神经根进入背侧区域,而运动神经根则从脊髓的腹侧发出。脊髓被硬膜囊所包围,前部为椎体和椎间盘(髓核和纤维环),后方为脊柱后突,外侧为椎弓根和椎板。在骨性硬膜囊和脊髓外层(硬膜)之间是硬膜外间隙,包含脂肪和静脉丛。胸腰部硬膜外空间最宽,含有最多的脂肪;因此,胸腰部是硬膜外脓肿最常见的部位。硬膜下间隙是硬膜和蛛网膜之间的一个潜在空间。蛛网膜和软脊膜之间是蛛网膜下腔,含有脑脊液。白质束被分为三个不同的区域,称为后索、外侧索和前索或柱。主要的白质束是后柱(负责本体感觉、振动和两点辨别觉)、脊髓丘脑束(痛觉和温度觉),和皮质脊髓束(运动)。后(背侧)柱上升,并在薄束核和楔束核换元,并最终投射出纤维形成脑干的内侧丘系。脊髓丘脑束位于侧柱(图9.1),接受背根神经节细胞的输入,在脊髓中延续,在上升一个或多个节段后交叉。脊髓丘脑束内有进一步的组织,来自手部的纤维比来自腿部的纤维更位于中心,痛温觉纤维比触觉纤维更靠近背部。

脊髓的位置解释了病变进程。前部病变导致运动功能丧失;背侧和外侧的病变导致感觉缺失。自上而下是运动束。来自大脑皮质区域的皮质脊髓束下行并在延髓水平交叉,继续在脊髓外侧下行。但也有少数纤维束不经交叉而下行,形成皮质脊髓前束。这种较高的交叉水平意味着脊髓束的病变可引起同侧无力和在手臂上三角肌、肱三头肌、腕伸指伸肌的肌肉无力,髋关节屈曲、膝关节屈曲和足部背屈的无力,呈金字塔形分布,脊髓的堆叠结构解释了颈部脊髓的偏心病变可引起胸段的症状。

脊髓的血液供应很复杂。在纵向上,一个相当

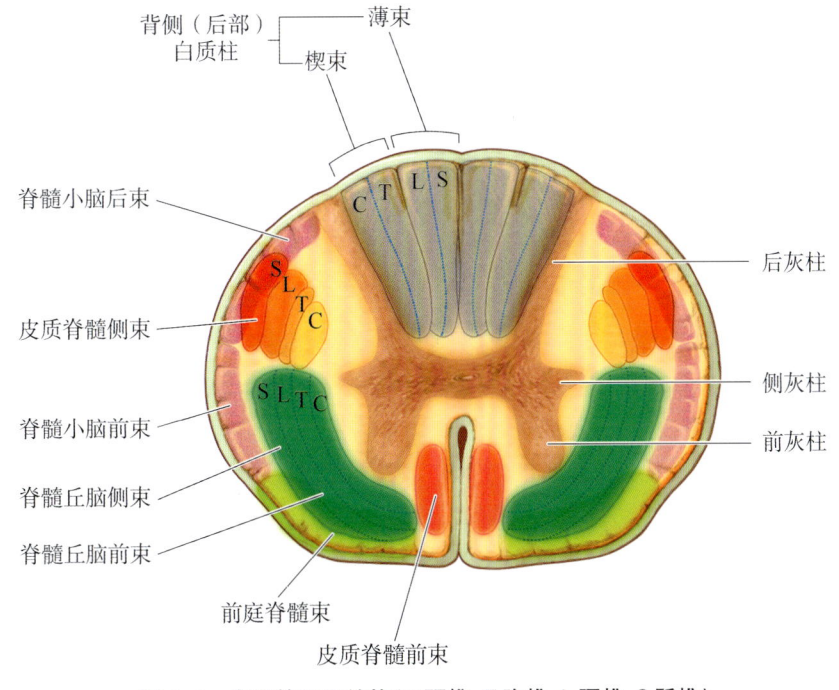

图9.1 脊髓的组织结构(C 颈椎,T 胸椎,L 腰椎,S 骶椎)

一致的血供系统已被确认。肋间或腰部的动脉分支，衍生出前根动脉和后根动脉，向脊髓供血。这些动脉分支汇入三条纵向的动脉主干。脊柱前动脉和两条脊柱后动脉调节整个脊髓的血液供应。脊柱前动脉提供脊髓约75%的血液，位于脊髓腹侧面中线，在上端由颈部椎动脉的双侧分支结合而成。成对的脊柱后动脉供应白质后柱的主要部分。来自主动脉的节段性根动脉通过椎间孔进入脊髓[3]。这些动脉提供额外的血流，其中最大的动脉是Adamkiewicz动脉，供应T9—T12节段。脊髓丘脑侧束接受其来自冠状动脉的血流供应，因此，在典型的脊柱前动脉综合征中受累。脊髓中的三个主要部分动脉血供已被明确，但不同水平仍存在解剖学变异。颈胸区包括颈部脊髓和前两个或三个胸段。脊柱前动脉和脊柱后动脉是椎动脉和肋颈干的分支。在T3以下水平，来自主动脉的肋间动脉供应胸部各节段，血管数量变化很大。尽管脊髓血管的纵向划分可能意味着在胸中部（T4—T8）存在一个脆弱的分水岭，但胸部任何一级都可能受到影响。

临床脊髓综合征

急性脊髓病变有何临床表现？精明的医师会观察到双腿无力，臀部感觉异常，以及括约肌功能异常，从而得出诊断。无力是主要的表现，排尿和排便困难是逐渐发生的。许多患者表现为排尿启动困难，排尿无力，而且，可能有进行性排便困难。

应遵循定位的原则，并且在长传导束的组织上要有合理的一致性。一些直接的线索提示脊髓受周围肿块压迫。在中心脊髓压迫病变中，手部无力比腿部无力更严重。一般来说，患者在病变水平以下无力，常伴有上下运动神经元体征，括约肌功能异常，和所有类型感觉丧失。骶部皮节受累是因为脊髓束纤维位于靠近脊髓表面的地方，首先受压。

运动无力是比感觉丧失更好提示病变脊髓水平指标。某些肌肉群的无力定位脊髓病变。值得注意的是完全性四肢瘫发生在C4—C5水平，保留手部功能的瘫痪通常发生在C6—C7水平。最重要的是，膈肌是由膈神经支配的，由于膈神经起源于C3—C5脊神经，可以被高位颈椎病变损伤。此外，

对于颈椎病变，我们首先要注意到腿部瘫痪，然后区分哪些关键的手臂肌肉无力。如果三角肌的外展和肱二头肌的屈曲保留，定位在C5级。如果保留了肱桡肌和桡侧腕长伸肌的伸肌功能，定位于C6水平，肱三头肌正常，则为C7。只有手部无力并伴有腿部瘫痪，手腕和手指的屈肌，以及手内在肌无力，则病变部位在一或二个水平以下，在C8或T1水平。

感觉平面通常是在上胸部为C3和C4水平，乳头在T4水平，脐部在T10水平。当感觉平面存在时，可能有束带感，但在该水平以下麻木。温度觉丧失可能是当接触到水（淋浴或洗澡）时发现感觉缺失。感觉平面可能提示压迫平面；但是它也可能涉及病变以上的几个节段。这一点很重要，因为脊柱的磁共振成像通常只包含脊髓的一个狭窄节段，如果未完全成像，其他节段很容易遗漏（例如，腰部MRI扫描不会对胸椎的绝大部分进行成像）。因此，任何有脊髓压迫的患者都应该进行整个脊柱的MRI检查，以避免漏诊任何一个可通过手术治疗的病变。这是最常被错失的机会之一，即仅仅在感觉平面的指导下，未对病变部位进行成像。

目前已经报道了几种脊髓综合征。包括脊髓中央索综合征，患者有中央灰质的损害但没有长束的损伤。患者手部下运动神经元体征更明显，但没有长束征。通常见于髓内脊髓肿瘤或创伤性脊柱损伤后。前索综合征，脊髓前动脉阻塞，导致截瘫或四肢瘫痪，没有疼痛、病变部位以下的温度感觉丧失，后柱功能保留，振动觉和位置觉正常。一侧皮质脊髓束和后束功能障碍，对侧痛温觉障碍，诊断为脊髓半切综合征，提示外伤或脊髓压迫性病变，也被称为Brown-Séquard综合征，可能见于放射性骨髓病、有关节突交锁的外伤，最常见于穿透性刺伤。Peacock等发表了一个大型的刺伤队列，报道说，大多数不完全性脊髓损伤的患者都有Brown-Séquard综合征。Brown-Séquard综合征虽然罕见（以经典表型出现的），但仍是穿透性脊髓损伤中最常见的神经系统表现，见于几乎2/3的病例[4,5]。Brown-Séquard综合征的临床特征是病变对侧痛温觉丧失（定位于交叉的脊髓丘脑束），病变水平同侧位置觉和振动觉丧失（上升的后束受累），以及更明显的腿部无力（皮质脊髓束），患者可能会一条腿麻木，另一条腿无力。变异类型包括脊柱中

线综合征。在一个有详细描述的病例中，一枚大钉子将胸椎水平的椎管分成两半，可能受累的中线结构包括薄束，灰质前联合和后联合，白质前联合和脊髓前动脉；然而，患者只表现为感觉障碍[6]。

最常漏诊的是马尾综合征。下肢无力程度较轻，但有严重的括约肌异常和鞍区(S3—S5)感觉缺失[7,8]。有一些明显的经验法则。第一，手部没有任何神经系统的症状。第二，没有感觉平面。第三，仔细查体可发现下肢反射和跖反射减弱或消失，下肢近端和会阴部鞍区有相当典型的感觉丧失。患者有下肢近端无力，最初足部功能正常后来变得无力。马尾综合征的膀胱功能障碍表现为排空不全。如果是进行性的，会导致尿潴留和充盈性尿失禁。硬膜外肿瘤或中央型椎间盘脱垂是压迫脊髓并导致马尾症状的病因。双侧腿痛也是一个重要的线索。患者结局主要取决于患者在发病时是否能行走。虽然严重的脊髓疾病患者，也可能出现过远期改善。

神经系统的检查应关注以下几个原则。如果皮质脊髓束中的运动纤维受累，预计会先出现肌张力下降，之后出现张力增高，腱反射增强，直至肌阵挛。如前所述，进行性肌无力具有典型的上运动神经元(锥体)的典型分布，影响腿部屈肌和手部伸肌。肌张力增高，肌肉牵张反射增强，直至阵挛，更慢性的表现为巴宾斯基体征阳性。皮质脊髓束、锥体束、脊髓丘脑束和前角受累导致腿部肌肉活动完全丧失。许多患者下肢有轻微的肌束震颤，通常在几天内消失。针刺觉和冷热觉减弱，但轻触觉和位置觉保留。

在感觉检查中，应评估针刺觉。针刺觉缺失是异常的(与面部针刺比较是非常有用的)。正如前面所提到的，有一些容易记住的标志：锁骨在C3，乳头在T4，肚脐在T10，以及手臂中部到胸部(C4—T2边界)。因为T3和C4的皮节可能会有变化和重叠，所以在这里常会出现错误。此外，高位颈椎C2病变定位于在头的前部和后部的三叉神经边界。这种不寻常的水平可能不容易被发现。对生殖器和直肠的感觉检查是非常重要的，但(可以理解)不经常进行。重要的检查应包括提肛反射(划针导致肛门收缩)。感觉皮节定位如图9.2所示，图9.3所示为已知的异常模式。

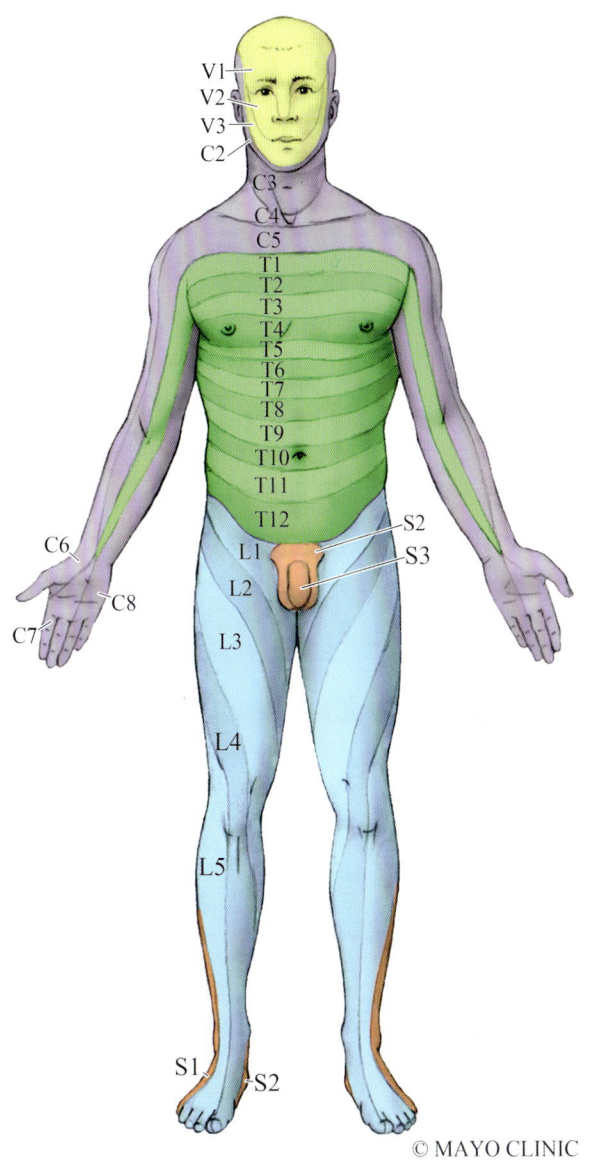

图9.2 感觉皮区。V,三叉神经分部；C,颈椎；T,胸椎；L,腰椎；S,骶椎

运动检查可以进一步通过测试20块肌肉(所谓的"关键肌肉")，并应区分自主运动和非自主运动(痉挛可能是常见的)。触诊肌肉以检测收缩情况。有几块肌肉可以表明异常的区域：三角肌和肱二头肌代表C5，肱桡肌和桡侧腕长伸肌代表C6，肱三头肌代表C7，腕部和手指屈肌代表C8，手部固有肌代表T1，股四头肌代表L3，股四头肌和胫骨内侧肌代表T4，踇长伸肌代表L5、腓肠肌代表S1。

这些异常组合也有助于确定病变的异常情况。另一个与不完全性脊髓病有关的标志是 Beevor 征。当患者试图坐起来或从卧位抬起头时，肚脐向

神经重症患者检查

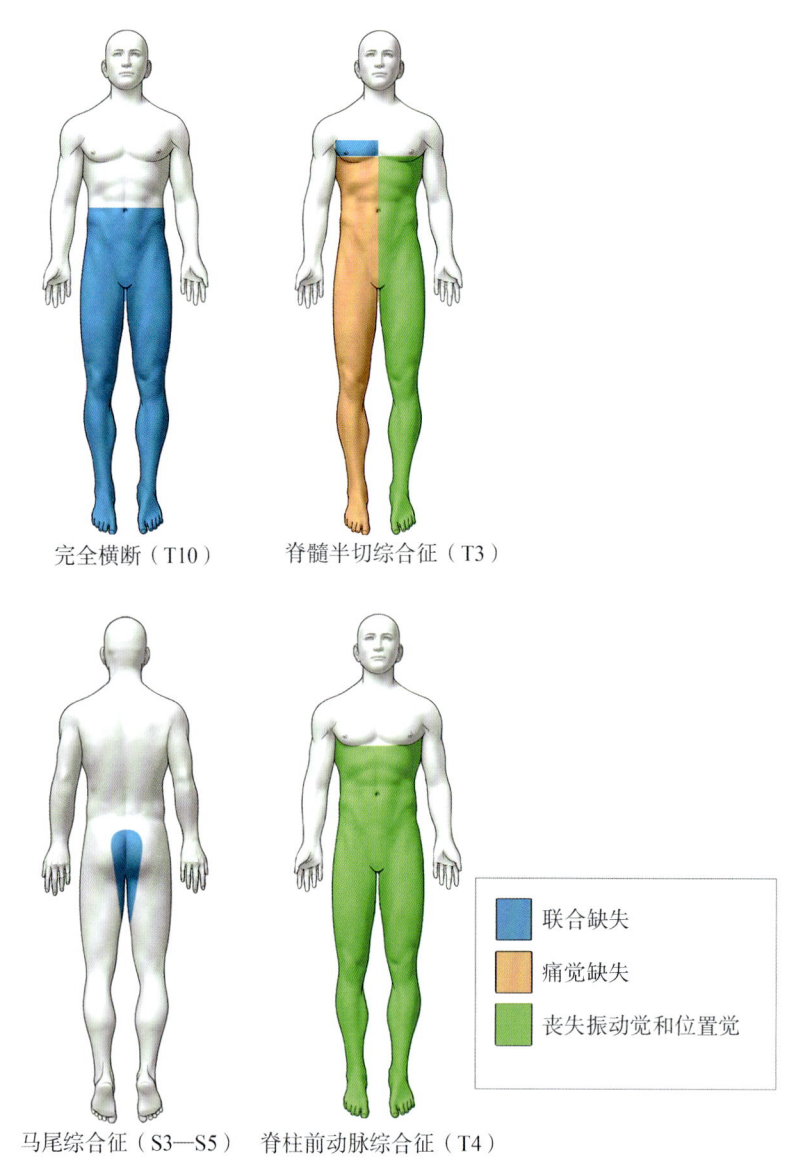

完全横断（T10）　　脊髓半切综合征（T3）

马尾综合征（S3—S5）　　脊柱前动脉综合征（T4）

■ 联合缺失
■ 痛觉缺失
■ 丧失振动觉和位置觉

© MAYO CLINIC

图 9.3　感觉丧失的模式

上移动（下腹部肌肉相对上腹部肌肉相对薄弱）[9,10]。自主神经水平偶尔可以通过纵向抓挠背部脊柱旁区域的皮肤来测试皮肤划纹试验。在有脊髓病的患者中，在脊髓损伤水平以下皮肤划纹反应消失，提示该水平以下的自主神经功能紊乱。电子直肠检查可能不一定是任意患者的首选检查，但它必须以某种方式进行评估。直肠感觉比评估直肠张力更重要，因为后者变化太大，除非完全松弛，否则在临床上没有用处。然而，在一项回顾性研究MRI证实的马尾综合征的患者，直肠张力与马尾综合征并不相关[11]（这项电子直肠检查评估直肠张力的研究表明，医师在确定人工肛门的张力降低

时，使用血压计的准确性非常有限）。

异常情况最好分为完全或不完全状态，并评估ASIA 等级（表 9.1）[12,13]。ASIA A 级提示恢复的可能性很低，只有不到 5% 的人能够恢复到功能强度[14]。不完全性截瘫大大增加了运动功能恢复的可能（约有 2/3 的患者）。一般来说，幸存的功能，要么在若干天内恢复，要么在发病时就存留，增加了远期改善的可能。在涉及低位颈髓到中位胸髓（C1—T6）的病变中，交感神经和副交感神经输出的微妙平衡向迷走神经倾斜，导致低血压（交感神经小动脉张力降低）和心动过缓（迷走神经不受拮抗）。T5 以上的脊髓病变影响交感神经和骶骨副

交感神经功能的张力和反射性调节,不仅导致直立性低血压,而且还经常出现心动过缓。许多患者有变温性(温度随环境温度波动)。由于缺乏寒战(失去交感神经张力)和显著的血管扩张,可能发生低体温,一些患者可能不会注意到核心温度下降到33℃。交感神经对汗腺的控制失调导致的无汗,可能导致高热。然而,病变部位以上的出汗常常可防止高热。

表 9.1 脊髓损伤的 ASIA 损伤分级

A	完全	在 S4—S5 节段没有运动或感觉功能保留
B	不完全	只保留了包括 S4—S5 级水平以下的感觉
C	不完全	在损伤水平以下运动功能保留(超过一半的关键肌肉<MRC 3)
E	不完全	感觉、运动完全正常

请按以下步骤进行:
1. 确定感觉水平(最尾部)
2. 确定运动水平(MRC≥3 的最低关键肌肉)
3. 确定完全或不完全

急性脊髓损伤的呼吸衰竭

虽然呼吸困难可能一开始不是很明显,但会很快就会显现出来。需要强调,感觉平面可以让临床医师预测膈肌的功能。一个简单的经验法则是肩锁关节平面的感觉功能。针刺感觉的存在强烈地提示膈神经功能保留,即使临床表现为膈肌功能障碍,膈肌功能会恢复。

Bach[15-17]描述了三类脊柱损伤并发的呼吸衰竭。第一类包括高位脊髓损伤(C1—C4)的患者,受伤时即有呼吸困难。如果这些患者在最初的损伤中幸存下来,他们需要长期通气。这类患者中约有60%的患者最终可以脱机,但这可能需要长达5年的时间。第二类患者无论受伤水平如何,在发病时有有自主呼吸。这些患者有很高的发生呼吸衰竭的风险,可能在伤后12小时或更长时间内发生。超过50%的颈椎受伤的患者需要插管。这些患者的呼吸衰竭可能会长达5周,而且大多数患者可以脱机。第三类患者是包括受伤后没有立即出现通气障碍或入院期间没有出现通气障碍,但可能在多年后出现肺部并发症,包括呼吸衰竭。无创通气可能对急性脊髓损伤有帮助,甚至对有睡眠呼吸障碍的患者也有帮助。

呼吸系统并发症在至少有 1/5 的患者是非常普遍的[18,19]。此外,急性脊髓外伤常伴颅脑创伤(意识水平明显下降,降低呼吸道驱动),同时合并胸部创伤、成人呼吸窘迫综合征,以及在不太严重的病例下,通气支持不足加剧焦虑。疼痛常常导致大剂量阿片类药物使用,导致无创治疗失效。

四肢瘫痪者的呼吸模式通常是潮气量减小,呼吸频率增加,但每分钟通气量不变(图 9.4)。C2 水平以上的完全性颈椎病变,其肺活量无法检测,膈肌的超声检查将显示没有移动。在 C5—C6 完全病变的患者,坐位时,肺活量下降约 30%,卧位时则

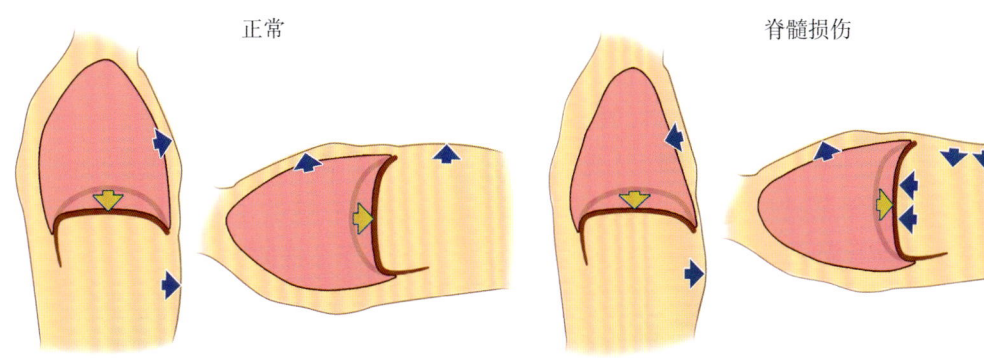

图 9.4 参与程度(膈肌 vs.膈肌与肋间肌)决定了体位的变化对呼吸的影响。因此,急性脊髓损伤和机械性呼吸衰竭时的平卧位导致不同变化。在颈部急性脊髓损伤时,膈肌可以收缩,但没有肋间肌或腹肌的收缩、导致胸部的反常内移。这种情况在平卧位时得到改善,此时腹部内脏推高了膈肌。平卧位时,SCI 患者的肺活量更强,因为腹腔内容物使膈肌向头侧移位,延长了膈肌的长度,到一个更有利的长度-张力位置。如果膈肌非常虚弱或完全瘫痪,附属肌肉可以为肺部通气,但很勉强(注意箭头显示方向)

下降更多。坐位时肺活量下降,因为腹腔内容物下垂和膈肌活动度减少,产生负压使空气进入肺部减少。另一方面,膈肌无力但辅助肌功能相对保留的患者坐着时潮气量增加。

化学感受器功能异常可能会削弱对高碳酸血症的反应。早期的呼吸系统并发症包括迅速发展的肺不张和肺炎,超过50%的患者会出现这种情况,同时患病率随着ICU住院时间的延长而增加。当患者接受颈椎前路手术时,局部水肿可能会大大压迫气道,特别有3个或4个颈椎平面暴露的话。许多患者术后可能需要长时间的插管(1~2天)。大多数C2—C3平面损伤的患者膈肌功能都会恢复,并且最终可以成功脱机。

综上所述:当病变涉及C3和C4颈部脊髓节段时,患者呼吸驱动的能力受到非常严重的影响。患者常常会出现呼吸急促,呼吸费力,以及感到呼吸困难和胸闷。当病变达到C3时,膈肌扩张功能和腹肌功能缺失,需要快速插管和完全机械通气。这些肌肉的神经支配总结如下:膈肌(膈神经,C3—C5)、肋间肌(T1—T12)和腹肌(T7—L1)[20]。因此,有效的咳嗽是由受伤的程度决定的。

临床急症:脊髓压迫症

接下来,需要考虑病因。在实际工作中,将急性脊髓压迫分为外伤性和非外伤性两种,并将非创伤性的分为与肿瘤有关的和其他原因。选择性后柱功能障碍见于梅毒性脊髓病(脊髓痨)、脊髓后动脉梗死、多发性硬化、外伤,以及以铂为基础的化疗后。梅毒也会导致背根神经节受累,这可能是造成闪电样疼痛和远端反射减弱的原因。一个单独的综合征是后柱合并皮质脊髓束功能障碍,即所谓的后外侧柱综合征。这种临床综合征的特点是病变水平以下双侧皮质脊髓束样的无力,振动和位置觉减弱,但疼/温觉不受影响。这种临床模式常见于维生素B_{12}缺乏症、铜缺乏症、人类免疫缺陷病毒(HIV)相关的空泡性脊髓病、肾上腺脊髓神经病HTLV-Ⅰ相关的脊髓病变、甲氨蝶呤中毒和脊髓硬脊膜动静脉瘘(表9.2)。

表9.2 急性脊髓病的常见诊断考虑

病变	诊断实验
脊髓病	
压迫性脊髓病	脊柱MRI
急性坏死性脊髓病	脊柱MRI、活检
空泡性脊髓病	CSF(PMN)、HIV-1
脊髓前动脉闭塞	脊髓MRI、RF、SLE、ANA
亚急性坏死性脊髓炎	脊柱MRI、脊柱血管造影
放射性脊髓病	辐射场,辐照剂量
副肿瘤性脊髓病	胸腹部CT扫描、骨髓检查、甲状腺扫描
脊髓炎	
急性播散型脑脊髓炎	CSF(MN)、脑部MRI
感染后脊髓炎	柯萨奇病毒、艾柯病毒
脱髓鞘性脊髓炎	CSF(蛋白质,IgG寡克隆带)
视神经脊髓炎	VEP、脊柱MRI、CSF蛋白
病毒性脊髓炎	带状疱疹病毒、CSF(PCR)、HTLV-1
细菌性脊髓炎	FTA-ABS、CSF(细胞、蛋白)
热带脊髓炎	血循环抗原,粪便(血吸虫病,旋毛虫病)

注:ANA,抗核抗体;CSF,脑脊液;CT,计算机断层扫描;ELISA,酶联免疫吸附试验;FTA-ABS,荧光性螺旋体抗体吸附试验;HIV,人类免疫缺陷病毒;PMN,多核细胞;VEP,视觉诱发电位。

急性脊髓损伤往往是由于脊髓受压。体征可能很容易识别(不能站立或行走)或非常难以发现(发热、背痛而没有明显的初始临床症状)。脊髓压迫的诊断随着脊髓磁共振的出现而得到了很大的进展(几乎是革命性的)。事实也是如此,临床检查并不总是完美地预测病变。脊椎MRI扫描不仅可以检测到压迫,还可以识别髓内病变和异常血管。然而,现实情况是MRI可及性受限,特别是在下班后。更常见的是,医师们仍然常常遗漏了体征和症状与急性脊髓损伤的关联。神经内科医师和神经外科医师应该能够快速识别脊髓压迫,而这其中隐含着对神经解剖学和特定综合征的充分认识。脊髓压迫仍然是最重要的神经系统急症之一,因为随着时间推移脊髓压迫具有非常真实和重大的潜在的不可逆转性。急性脊髓压迫通常见于三种情况:肿瘤、血液或脓肿。任何有新发的腿部无力既往有已知的癌症转移的患者应进行脊髓压迫的筛查。在脓肿的情况下,普通的 X 线平片检查是有用的,且常常是诊断性的,引导向确定性 MRI 检查。但在其他情况下,其表现可能更难识别。精明的临床医师可能会在有明显的胸腔或腰部疼痛的抗凝药物服用患者中怀疑急性硬膜外血肿的发生。但最难识别的脊髓压迫是主要表现为脓毒症和进行性低血压的患者。在这些患者中,处理脓毒性休克,包括液体复苏和血管活性药的治疗,应优先考虑。识别明显的肢体无力取决于医师的经验水平、警惕性和对未解决的临床问题的探求。这样的病例可能会让经验不足的医师完全措手不及。脊髓压迫是很严重的临床情况,而且脊髓不能耐受数小时的急性压迫。脊髓硬膜外脓肿的表现与其他原因引起的脊髓压迫有明显区别。有些患者明显存在风险因素,如那些最近进行过脊柱手术的、留置脊柱置入物的、糖尿病、静脉注射毒品、有慢性肝脏或肾脏疾病,以及其他已知的部位感染。椎体骨髓炎在这些患者中并不少见。硬膜外脓肿在免疫功能低下的患者中更为常见。

约有 90% 的患者被发现有背痛,但许多人在生病时可能不会提及。当我们问诊时,我们会听到症状发生得相当快,在几天到一个星期内,出现背痛、发热,然后,往往有一个放射痛和刺痛的阶段。大约有 2/3 的患者有发热症状,但在免疫功能低下的患者和曾经使用过静脉注射毒品的患者更少见。

硬膜外脊柱脓肿的临床特征与它的部位相对应。多数情况下,四肢开始呈松弛性无力,腱反射消失的。可能有相对的低血压,不完全是由脊髓休克引起的(只有突发严重的四肢瘫才会有),而更多的时候是由于出现了脓毒血征。在许多情况下,会出现锥体和马尾综合征,通常表现为偏瘫、括约肌功能丧失,以及在腰部感觉平面的几个腰椎皮节的感觉丧失。马尾神经也显示出感觉减退,从骶骨鞍区开始,进一步至腹股沟区。骶尾部感觉保留一个重要的标志,提示髓内病变(在脊髓中骶骨纤维分布非常外围;因此,针刺觉和温度觉在急性脊髓中央病变中可能保留)。

在 ICU 中近期主动脉瘤修复术的患者会诊最多见的原因(尽管不常发生)是急性脊髓梗死。急性脊髓梗死的表现为急性,但正如在第 1 章中提到的,最初的症状可能会逐渐出现("运动不顺"),然后突然出现运动障碍,通常发生在最初发病后 12 小时。常见的问题从镇静和插管的 ICU 患者中识别出此病并确定截瘫的发病时间。我们经常发现 MRI 已经显示出早期的纵向高信号,提示持续缺血。急性脊髓病变的模式已经被确定,最常累及前 2/3 的脊髓,导致瘫痪、分离性感觉丧失和自主神经症状(重要的是要认识到低血压可能是一个临床标志,需要使用血管活性剂)。受累的部位可能严格地定位在前角水平,因此,感觉和括约肌功能是完整的。然而,在心搏骤停发生或长期低血压后,偶尔会出现更中心的脊髓梗死灶,由于它是一个分水岭区域,其临床表现包括双侧脊髓丘脑束感觉缺失,而后柱不受影响。无运动功能缺失和括约肌功能障碍[21,22]。不幸的是,许多有严重长时间低血压的患者,合并先前已知的(或未知的)严重的主动脉硬化疾病的患者,会表现出更典型的截瘫和感觉平面症状。

最后,在大型转诊中心经常见到的是功能障碍,功能障碍可能是在无关的手术后发生[23],或在无关的事件或外伤(我曾见过在冰上滑倒受伤后的几天内突然出现功能障碍)。要么是突然出现完全四肢瘫或伴有失去所有感觉缺失的四肢瘫痪,往往感觉平面和皮节不对应。可以看到振动觉分离现象(患者在一块骨头的一部分振动觉存在而同一骨头的另一部分振动觉消失)。在不太严重的临床表现中,会出现全身无力,同时影响到屈肌和伸肌,因此不符合上运动神经元病的无力模式。此外,患者在平卧位和坐位时不能移动任何肢体,但在三脚架位却表现出上肢的肌肉活动。由于激活了腹部和躯干的肌肉,患者可以坐正并保持相当的平衡。相反,神经系统疾病而导致四肢瘫痪的患者,除非有医护人员的支持,否则坐在床边时无法支撑自己。如果不通过 MRI 仔细排除损伤,就不能诊断为功能性无力,因为功能无力可能叠加于真正的损伤患者中。

更多思考

识别急性脊髓病变不需要一个伟大的临床医师，但它也不是一个容易发现的临床综合征。识别需要结合临床病史（急性发病、外伤、血管手术、发热和伴严重背痛的败血症）和临床发现如患者的手、腿或两者均不能动。事后看来，我们总是能找到足够的线索，但问题是我们是否能够及时地识别它们。除了少数值得注意的几个例外，教科书中很少涵盖完整的脊柱查体。大多数章节的重点是MRI模式和神经外科干预措施。然而我们需要意识到马尾综合征或演变中的硬膜外血肿或脓肿等重要隐患。

功能障碍的程度也取决于对病因的紧急处理。立即逆转抗凝剂和12小时内进行清除术可以恢复良好的行走功能和膀胱控制。对于硬膜外脓肿，在手术探查后进行紧急引流，然后进行为期8周的抗生素治疗的预后较差。在一些患者中，可能与延迟诊断有关，但并非所有患者均是如此。这是一种非常严重的损伤，除了尝试引流脓腔（通常是多个），几乎没有其他选择。当有脊髓缺血时，我们提高平均动脉压（MAP）并通过腰穿引流降低脑脊液CSF压力。

在我们的模拟中心，我们确实预计到对先前未诊断的硬膜外脓肿，一些学习者可能会把注意力集中在颈部强直上，从而认为是急性细菌性脑膜炎，并进行腰椎穿刺，这将使临床症状恶化，甚至导致完全截瘫。其他人则不能识别出这是一种神经外科急症。

脊髓损伤评估的另一个常见错误是缺乏对呼吸事件的预见性，而倾向于在呼吸系统恶化后才做出反应[24]。绝大多数高级别脊髓损伤患者在伤后12小时至6天都需要呼吸机支持，由于脊髓休克和急进性的脊髓水肿会暂时加剧神经系统损伤的程度。脊柱手术后的一些神经功能恶化（通常是暂时性的）很常见，而在手术当天拔掉插管可能是不明智的，只能在有肺活量达到15 mL/kg的情况下拔管才能进行。此外，人们普遍认为吸氧会减弱呼吸驱动力，同样当合用阿片类药物时更明显。膈肌瘫痪恢复的时间可能是几个月，而只有呼吸ICU提供长期脱机的流程。许多ICU提供了一个严格的呼吸拓展计划，这将保持肺部容量和顺应性，直到膈肌恢复功能。脊髓损伤患者的肺部并发症和死亡常由慢性误吸引起的。由于有创气管插管和未充分预防和治疗的上呼吸道感染，在由于无效咳嗽而无法排痰的患者中，这些因素导致严重的黏膜充血、肺不张和肺炎。

提示和要点

- 任何肌肉无力合并有长束征，提示脊髓病诊断。
- 分离性感觉障碍提示脊髓病的诊断。
- 感觉平面在临床上相对比较容易发现，是脊髓病的一个等效的临床征象，但在定位上可能不太精确。
- 检查关键肌肉可以帮助确定所涉及的平面。
- 特殊的脊髓综合征可进一步辅助定位。
- 神经系统检查对确定脊柱的哪一部分应该用磁共振成像进行检查是绝对必要的。
- 绝大多数高颈段脊髓损伤患者在受伤后12小时内都需要呼吸支持。

参考文献

[1] French KL, Daniels EW, Ahn UM, Ahn NU. Medicolegal cases for spinal epidural hematoma and spinal epidural abscess. Orthopedics. 2013;36:48-53.

[2] DePasse JM, Ruttiman R, Eltorai AEM, Palumbo MA, Daniels AH. Assessment of malpractice claims due to spinal epidural abscess. J Neurosurg Spine. 2017;27:476-80.

[3] Carmichael SW, Gloviczki P. Anatomy of the blood supply to the spinal cord: the artery of Adamkiewicz revisited. Perspect Vasc Surg Endovasc Ther. 1999;12:113-22.

[4] Thakur RC, Khosla VK, Kak VK. Non-missile penetrating injuries of the spine. Acta Neurochir. 1991;113:144-8.

[5] de Villiers JC, Grant AR. Stab wounds at the craniocervical junction. Neurosurgery. 1985;17:930-6.

[6] Sarkar B, Ahuja K, Choudhury AK, Jain R. Penetrating spine injury bisecting thoracic spinal canal with no significant neurological deficits-the midline cord syndrome. Spinal Cord Ser Cases. 2018;4:102.

[7] Fraser S, Roberts L, Murphy E. Cauda Equina syndrome: a literature review of its definition and clinical presentation. Arch Phys Med Rehabil. 2009;90:1964-8.

[8] Korse NS, Pijpers JA, van Zwet E, Elzevier HW, Vleggeert-Lankamp CLA. Cauda Equina syndrome: presentation, outcome, and predictors with focus on micturition, defecation, and sexual dysfunction. Eur Spine J. 2017;26:894-904.

[9] Pearce JM. Beevor's sign. Eur Neurol. 2005;53:208-9.

[10] Mathys J, De Marchis GM. Teaching video neuroimages: Beevor sign: when the umbilicus is pointing to neurologic disease. Neurology. 2013;80:e20.

[11] Sherlock KE, Turner W, Elsayed S, et al. The evaluation of digital rectal examination for assessment of anal tone in suspected cauda Equina syndrome. Spine (Phila Pa 1976). 2015;40:1213-8.

[12] International Standards for neurological classification of spinal cord injury. 2019. https://asia-spinalinjury.org/wp-content/uploads/2019/10/ASIA-ISCOS-Worksheet_10.2019_PRINT-Page-1-2.pdf. Accessed 4 Nov 2020.

[13] Kirshblum SC, Waring W, Biering-Sorensen F, et al. Reference for the 2011 revision of the international standards for neurological classification of spinal cord injury. J Spinal Cord Med. 2011;34:547-54.

[14] Metastatic spinal cord compression: diagnosis and management of patients at risk of or with metastatic spinal cord compression. Cardiff (UK): National Institute for Health and Clinical Excellence: Guidance; 2008.

[15] Bach JR, Burke L, Chiou M. Conventional respiratory management of spinal cord injury. Phys Med Rehabil Clin N Am. 2020;31:379-95.

[16] Bach JR. Prevention of respiratory complications of spinal cord injury: a challenge to "model" spinal cord injury units. J Spinal Cord Med. 2006;29:3-4.

[17] Bach JR. Alternative methods of ventilatory support for the patient with ventilatory failure due to spinal cord injury. J Am Paraplegia Soc. 1991;14:158-74.

[18] Peterson P, Brooks C, Mellick D, Whiteneck G. Protocol for ventilatory management in high tetraplegia. Top Spinal Cord Inj Rehabil. Aspen Publishers, Inc. 1997;2:101-6.

[19] Jackson AB, Groomes TE. Incidence of respiratory complications following spinal cord injury. Arch Phys Med Rehabil. 1994;75:270-5.

[20] Martirosyan NL, Feuerstein JS, Theodore N, Cavalcanti DD, Spetzler RF, Preul MC. Blood supply and vascular reactivity of the spinal cord under normal and pathological conditions. J Neurosurg Spine. 2011;15:238-51.

[21] Zalewski NL, Rabinstein AA, Krecke KN, et al. Characteristics of spontaneous spinal cord infarction and proposed diagnostic criteria. JAMA Neurol. 2019;76:56-63.

[22] Yadav N, Pendharkar H, Kulkarni GB. Spinal cord infarction: clinical and radiological features. J Stroke Cerebrovasc Dis. 2018;27:2810-21.

[23] Scheitler KM, Robin CR, Wijdicks EFM. Charcot in the ICU: functional tetraplegia after surgery. Pract Neurol. 2020;20:476-8.

[24] Hassid VJ, Schinco MA, Tepas JJ, et al. Definitive establishment of airway control is critical for optimal outcome in lower cervical spinal cord injury. J Trauma. 2008;65:1328-32.

第10章 梳理神经肌肉疾病

Sorting Through Acute Neuromuscular Diseases

王越 译，段山山 审校

重症监护医师大多认为，急性神经肌肉疾病会因其产生呼吸衰竭而成为危重症。虽然大部分情况确实如此，但急性神经肌肉疾病也可能通过影响自主神经系统，从而影响其他器官系统，从而致病。某些肌肉疾病会导致需要进行急性干预的心脏疾病。此外，神经病变还会影响血管的舒缩调节。

当这些患者被收入医院时，作为重症监护医师和神经重症监护医师，在接收来自急诊科或神经科的大多数患者时有着明显的优势，因为关于神经科的诊断在这些患者中已经非常明确。初次入院的未明确诊断神经系统疾病患者可能首先出现呼吸衰竭。常有这样的情况，当患者患有未明确诊断的肌萎缩性侧索硬化症；之前接诊过的医师可能不确定（因此不愿意）做出具有灾难性后果的诊断，他们可能单纯因为未综合考虑，将迅速发生的肌肉萎缩误以为是体重减轻导致的，一些患者在接受急性神经肌肉疾病治疗时发生严重误诊，随后从病房转入重症监护病房。不幸的是，这些患者在病房中可能需要紧急插管，并在严重情况下进展为心脏停搏，这种情况需要紧急心脏复苏[1]。

建立对急性神经肌肉疾病及其不同临床表现的综合认识，对许多医师来说具有挑战性[2,3]。对一个出现体重减轻、吞咽困难、头部下垂、下颌和眼睑下垂的患者中，诊断重症肌无力需要花费很长时间，这让人感到沮丧（一些患者已经就诊过胃肠科医师、耳鼻喉科医师和肿瘤科医师）。同样令人不安的是，有多少早期吉兰-巴雷综合征（GBS）的年轻患者因被诊断为"过度通气和肌肉功能性虚弱"而被送回家，仅仅几小时后又出现更多无力症状和之前被忽视的关键体征——进一步检查发现的腱反射消失。由于上述两种情况相对常见，本章将解决两个主要问题。首先，我们如何更好地对急性神经肌肉疾病进行检查、量化和诊断？我们如何将所有临床发现整合成一个可行的诊断？依靠神经传导速度（NCV）和肌电图（EMG）等检查结果进行诊断可能看似方便，但我们应该认识到，在急性神经肌肉疾病诊断中，临床查体特别是优于任何一种实验室辅助检查。这条原则在急性神经肌肉疾病中尤为重要，因为NCV/EMG可能过于复杂或受先前疾病（如糖尿病或先前的神经根病变）的干扰[4]（然而，与神经或肌肉活检相比，NCV/EMG在确认肌萎缩性侧索硬化症方面非常有帮助，而神经或肌肉活检很少有用）。

其次，我们如何在床旁更好地识别和量化神经肌肉呼吸衰竭？如何完善我们的观察技巧？急性神经肌肉呼吸衰竭是否需要呼吸辅助，其完全取决于如何在床边对患者进行评估，并不仅仅依赖脉搏血氧饱和度、动脉血气分析或甚至胸部X线。结果是显而易见的——如果有任何令人担忧的原因并且呼吸功能出现衰竭，应将患者转移到重症监护病房。在情况变得更糟之前进行插管。

急性神经肌肉疾病的谱系

在外周神经病变中存在多个不同的分类。对许多医师来说，包括非神经病学家在内，最合乎逻辑的方法是根据神经的受累部位寻找特定的疾病[5]（图10.1）。

在最基本的水平上，急性神经病可以分为多发性神经病（双侧对称功能障碍）、局灶性神经病（单一神经功能障碍）和多灶性神经病（因多个单独神经受累而导致的非对称功能障碍）[6]。这种临床分类还有助于确定多发性神经病的常见原因，包括毒素、营养缺乏、系统性代谢或内分泌疾病，以及遗传因素。另一方面，局灶性和多发性神经病的原因可能是神经受压、机械损伤、血管损伤，以及一些肿瘤、肉芽肿或浸润性疾病。

分类还取决于首先受累的结构（轴突、髓鞘或神经节）。轴突损伤始于大直径纤维的末端，随后是脱髓鞘和肌肉失去神经支配。髓鞘损伤首先涉及髓鞘，然后是施万细胞、结节间，最终是轴突。神经节或神经元细胞体神经病是一种略微特殊的神经病变类型，可见于全身性疾病（如干燥综合征或系统性红斑狼疮）、HIV感染或癌症及其治疗，尤其是顺铂和免疫检查点抑制剂。更精细的分类基于大小，将神经纤维划分为小纤维或大纤维。临床上，大纤维神经病的特征是位置感丧失，导致假性舞蹈症（闭眼时更明显的缓慢扭动运动）、触觉丧失和典型的下运动神经元受累（反射消失、肌肉萎缩、肌束震颤）。小纤维神经病涉及髓鞘和无髓鞘纤维，肌力和反射保留，但主要表现为灼热和刺痛、共济失调和自主功能障碍；尽管这些症状很少导致患者被送入重症监护病房，但潜在的疾病常常会引起这种情况。然而，在这些病例中，有一半无法确定病因，提示自身免疫存在作用。不幸的是，神经元坏死一旦发生，治疗肿瘤和使用免疫抑制剂将不再有效，这通常在疾病发生几周后出现[7]。

通常情况下，免疫介导的神经病在急性情况下表现不同。之前正常的神经突然出现急性异常，机制可能是急性脱髓鞘或功能阻滞神经肌肉连接处的信号传导。一般将这些急性神经病分为免疫介导的急性脱髓鞘神经病（经典的吉兰-巴雷综合征）、免疫介导的急性轴索神经病（急性运动轴突神经病和急性运动感觉神经病），以及急性神经元病

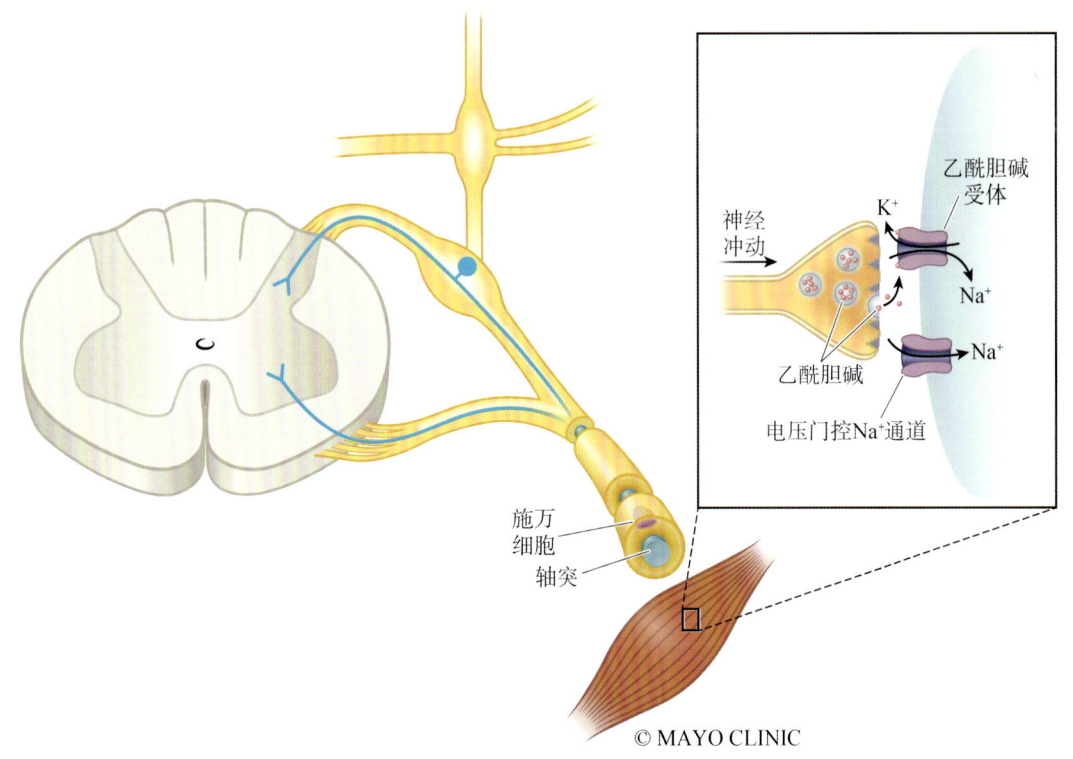

图10.1　运动单元和神经肌肉接头

（自身免疫神经节病）。有这三种疾病的患者可能因呼吸肌无力、严重的自主功能失调或全身并发症而进入重症监护病房接受治疗。

慢性肌病最终会涉及口咽部肌肉和膈肌功能；常见的例子主要有肌营养不良症（杜氏型、肢带型）、麦芽酸酶缺乏症和代谢性肌病，如X连锁肌管肌病。中心核性肌病可以在成年时期表现出呼吸衰竭、眼肌麻痹和关节挛缩。在肌无力症中，肌张力障碍、典型的面部特征（双面神经麻痹、颞部脱发）和主要的远端无力是临床线索，但呼吸衰竭常常被低估[8,9]。这些患者应该通过临床上特征性的前额脱发、颞肌萎缩、双侧面部麻痹导致的悲伤表情，以及抓握时的肌张力发作来识别。

线粒体脑病伴有乳酸酸中毒及卒中样发作综合征（mitochondrial encepholomyopathy with lactic acidosis and stroke-like events，MELAS）可能会早期表现出呼吸衰竭。主要表现为膈肌无力的患者必须进行波姆病的筛查；血斑筛查具有很高的特异性，基于肌酸（Cre）和肌酸酐（Crn）之间的比值，以及酸性-α葡萄糖苷酶（GAA）的活性计算。这种表现很少是急性的，渐进性的口咽部无力需要气管切开术。遗传性肌病包括其他有趣的肌病。肌蛋白巨蛋白基因突变是早期出现呼吸衰竭的遗传性肌病的众所周知的原因，呼吸衰竭是主要特征，与有时轻度的远端无力不成比例[10-13]。梅奥诊所在十年间收治了10例有慢性肌病和早期呼吸衰竭的患者，这表明即使考虑到转诊偏倚，这种情况也非常罕见。这些患者中没有一个需要气管插管或机械通气，只需使用BIPAP治疗[14]。

在诊断急性神经肌肉疾病时，无论是新诊断还是疾病恶化，都清楚地发现感染先于神经肌肉表现。这在吉兰-巴雷综合征（GBS）中最为明显，这种疾病通常与呼吸道感染，以及通常包括近期寨卡病毒和SARS-CoV-2病毒在内的病毒感染有关，尽管没有确凿的证据表明COVID-19（或疫苗接种）导致GBS显著增加[15-17]。其他感染也可能与后发GBS相关，包括巨细胞病毒、流感、肺炎支原体、登革热和沙门病毒。尽管所有感染中，嗜酸菌性胃肠炎占主导地位，约占1/3的病例[17,18]。

应该考虑其他一些疾病（表10.1）。然而，尽管存在所有这些罕见（有时是极为罕见）的疾病，但重症监护病房中急性神经肌肉疾病患者的最常见主要诊断主要包括肌萎缩性侧索硬化、吉兰-巴雷综合征和肌无力症，因此我们应该寻找其特征性的临床表现。

表10.1　导致急性虚弱和呼吸衰竭的非常见原因

蜱虫麻痹（眼睑下垂、发病速度非常快）
肉毒杆菌中毒（眼睑下垂、眼肌麻痹）
有机磷中毒（瞳孔缩小、肌肉颤抖）
鱼类中毒（河豚毒素）（严重的麻刺感）
蛇咬伤（眼睑下垂、口喉部虚弱）
血管炎（皮肤病变、更多的不对称）
低磷血症（早期呼吸衰竭、面部刺痛）
低钾血症/高钾血症（颈部和躯干虚弱）
高镁血症（眼睑下垂、口干、面部潮红）
急性卟啉症（发热、严重腹痛）
急性鼠李神经病（脑脊液正常、食用植物果实）

注：斜体字为特殊症状。

急性神经肌肉疾病的检查

对虚弱患者进行神经肌肉疾病检查时，首先要观察皮肤和肌肉运动，以确定肌肉是否具有正常的体积。急性神经肌肉疾病很少影响皮肤（关于皮肌炎的皮疹请参见第3章），但在系统性疾病如硬皮病导致的慢性神经病中，皮肤表现更为常见。一些人注意到低镁血症（由肾脏疾病、过量镁摄入或锂治疗引起的低镁血症）会导致进行性肌无力和反射消失伴有面部潮红。砷和铊中毒可导致脱发和横纹白色指甲，但在吉兰-巴雷综合征中，这种情况非常罕见。然而，根据罕见病例报告中的描述，由于都表现为四肢瘫痪、面部和口咽部肌肉无力，它看起来可能非常相似[19]。应注意舌部和四肢的抽动它们通常可以通过敲击肌肉来诱发，在运动神经元病（ALS）中，它们很容易被发现。抽动是随机重复的抽搐。舌部的抽动看起来像蠕虫在皮下蠕动，伴有萎缩和无力（舌肌无法使颊部膨胀）是ALS的高度特征性表现。肌肉痉挛（常见于面部肌肉无力）也表现为肌肉的重复而不规则的抽搐。手部腱和胫骨的突出(例如肌萎缩性侧索硬化)表明周围神经损伤导致严重的肌肉萎缩。

首先进行肌张力检查,通常是减弱或正常的。肌张力减低是神经肌肉疾病的特征,但由于患者可以进行放松,肌张力减低在一定程度上具有主观性(要求患者放松通常会使他们相反)。一般来说,肌张力减低是指在髋、膝或肘的被动运动中感觉不到的阻力缺失。肢体是否容易下垂仍然是一个好的判断标准(弯曲膝盖,用一只手将膝盖固定,用另一只手抬起小腿并让其下垂)。还可以尝试摇晃和摆动肢体,观察其增加的摆动幅度。是否可以被认为是无力的,这取决于观察者的主观判断。另一个诀窍是突然在大腿上屈曲,这样就不会使脚跟从床上抬起。双侧肢体(双臂更常见)的松弛性瘫痪可能表明脊髓的急性病变,尤其是如果存在更多脊髓病征,如肛门反射消失或体温低但皮肤温暖、勃起和自主神经功能紊乱。

肌力可以进行评估,但由于患者配合度不高,力量通常只能近似判断。几乎普遍使用MRC分级系统(请参见第3章),但其他一些专门疾病的评分工具和量表更适合对涉及的肌肉及其程度进行分类。肌力测试常常不正确,更注重握力和脚力("握紧我的手,摇摆你的脚"常规检查),而不是关注主要受累的近端肌肉,这在急性多根神经根病和肌病中往往是主要表现(记住,神经病中常见的是远端无力,急性炎性多根神经根病中常见的是近端无力)。在重症肌无力中,颈部屈曲无力比伸肌无力更常见,严重无力时颈椎旁肌无力出现在10%的患者中,这通常是后发性的表现[20](颈椎旁肌无力更常见于运动神经元病或炎症性肌病[21])。如果发现力量良好,应测试疲劳能力。可以通过"泵手柄"测试或所谓的Jolly测试来进行(给血压袖带充气,并要求患者反复挤压袖带。数次挤压后,血压计上的水银水平将下降。这仍然是一个有用的替代方法,但这种设备可能已被自动设备所取代)。许多患有重症肌无力的患者表现为口咽部无力和鼻腔的发音困难。当他们大声朗读一段较长的文章时,会越来越明显地出现发音困难,且容易疲劳;在2~3分钟的过程中,他们变得越来越难以理解。发音不清楚是由于明显的鼻音;也就是说,软腭肌肉无力导致空气通过鼻腔而不是口腔进行发音。

进食时,患者可能会注意到口腔肌肉在长时间咀嚼过程中变得无力,并且有时液体会从鼻腔漏出。声音可能变得嘶哑;可以通过要求患者说"eeee"来检测这一点。如果患者闭合下颌并用拇指和示指捏住颊部,制造出一种比张开口腔更容易接受的姿势,下颌无力可能已经明显可见。眼睑下垂很常见,而且常常是不对称的。持续抬眼凝视2~3分钟后,眼睑下垂会加重,用冰袋或用冷水洗脸可以改善。眼肌麻痹也存在。通常,拉动眼睛向内的内直肌的无力占优势,但它表现为全身性无力,而不是第三对脑神经的病变,因为瞳孔没有受到影响,眼睑也没有下垂(图10.2)。值得注意的是,进展到神经肌肉呼吸衰竭的急性炎症性脱髓鞘多发神经病会出现双面瘫。它的存在增加了口咽部无力和将来需要机械通气的可能性。

神经肌肉疾病会导致感觉丧失,通常涉及所有已知的感觉形式。感觉丧失可能表现为患者不自觉做出面部扭曲或收缩的反应,评估感觉水平有时是不可靠的。其他诊断也可能出现感觉异常,如脊髓病变,患者需要充分注意以供医师寻找可能的胸椎水平的刺痛缺失。感觉测试涉及多种方式:轻触、刺痛、振动和位置感,后两者指示脊柱后束的功能。感觉可能完全丧失或部分丧失。在多发神经病中,感觉丧失主要是远端的(经典的手套和袜分布)。感觉丧失的进展更多地涉及近端(到膝盖和肘部),但在腹部和更常见的顶部也常见到感觉丧失区域。它可能涉及全身到乳头,并可能模仿脊髓病变的感觉水平。一些遗传性神经病在腰肌旁区域有感觉丧失的特点。腱反射对诊断有帮助,当存在腱反射时,将排除GBS和一些非常罕见的疾病(图10.3)。

当我们在其他重症监护病房进行会诊时,神经病学家也会见到许多神经肌肉疾病。在内科或外科重症监护病房中,要在危重患者中确诊神经肌肉疾病可能需要一些时间,但一旦发现,就会请神经科会诊。重症监护病房的护士可能已经注意到患者在日常卫生习惯中不能自发地移动肢体或进行抗阻力动作。其他患者无法耐受从机械通气机脱离,这种失败应该引起主治重症医师对先前未诊断的神经病的警惕。迅速进展的高碳酸血症通常表明膈肌无力。重症肌无力(和神经病)在脓毒症中

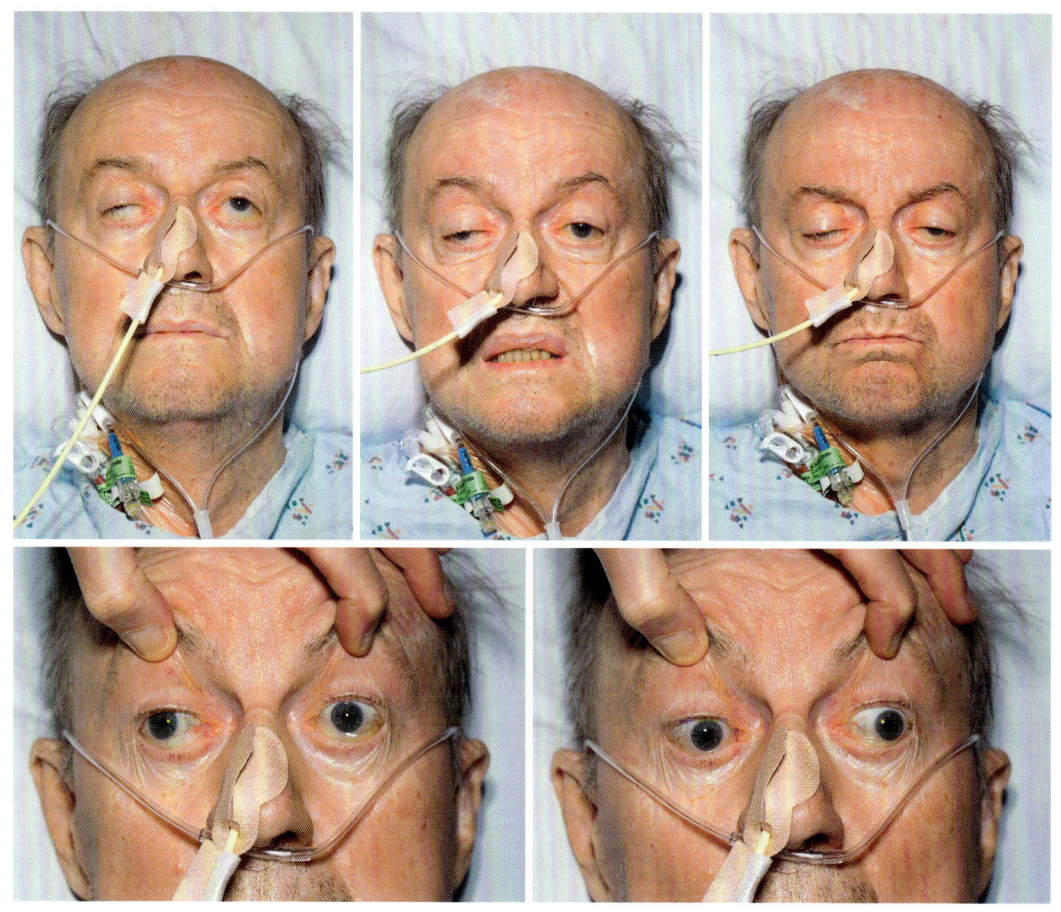

图10.2 重症肌无力伴有一些关键的发现。双侧(通常不对称)的眼睑下垂在长时间向上凝视时恶化;面部双面瘫,咆哮时露出牙齿,无法鼓起腮,以及假性核性眼肌麻痹症状

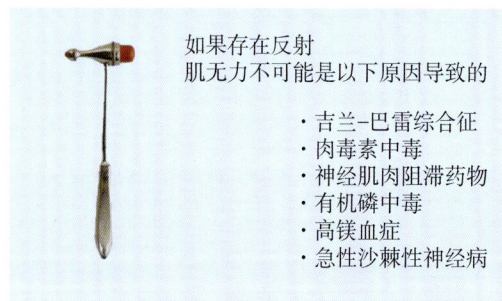

图10.3 腱反射在排除疾病中的效用

很常见,但系统性综述发现糖皮质激素或神经肌肉阻滞剂与肌无力或神经病的发生之间没有关联[22]。用于治疗急性呼吸窘迫综合征的泼尼松似乎也没有提供保护作用[23]。不幸的是,许多有未诊断的神经肌肉呼吸衰竭的患者,包括广泛的抽动、舌颤动和萎缩、肌间有明显萎缩、腱反射亢进的上运动神经元受累的征象,最终被诊断为肌萎缩侧索硬化(ALS)。遗憾的是,根据我的经验,与重症肌无力或多发性肌病相比,ALS的发病率更高。

一旦这些发现被记录和整理,结合肌无力、感觉方面和反射方面的常见症状体征,我们可以得出一个诊断:急性神经肌肉病、肌无力或神经肌肉接头障碍。最常见的呼吸衰竭通常见于吉兰-巴雷综合征和重症肌无力,而在ALS中相对不常见。大多数已经确诊的ALS患者,通常拒绝入住重症监护病房[24]。肌无力患者的呼吸困难更难以识别。患者可能已经过量使用胆碱酯酶抑制剂,并可能出现过多的唾液和出汗、腹部绞痛和尿急。

与肌特异性酪氨酸激酶(MuSK)抗体相关的重症肌无力表现出更突出的眼球和球部无力症状,尽管最终也会出现更广泛的无力症状。MuSK抗体阳性的重症肌无力对乙酰胆碱酯酶抑制剂的反应较差[25,26]。

在重症监护病房中很少见到慢性神经肌肉病,因为痉挛、肌痛和僵硬不是生命威胁的症状。然而，在后期阶段，这种情况最终将涉及口咽部肌肉和膈肌功能。许多肌病与许多相关临床特征相伴（如畸形特征、心脏功能障碍、结缔组织疾病病征、骨骼收缩和骨骼畸形，包括佩吉特病）。最近发现的一个非常严重的问题是免疫检查点抑制剂引起的肌炎，严重的会导致呼吸衰竭[27-30]。

急性神经肌肉疾病

我们需要认识到呼吸衰竭可能是中枢性或外周性的。图 10.4 显示了呼吸机械的中枢和外周部分的解剖学，以及上颈椎区、膈神经、神经肌肉接头和膈肌疾病对其的影响。识别急性神经肌肉呼吸衰竭存在困难和限制。比如患者无法呼吸，晚上需要多几个枕头，走上坡、斜坡甚至爬楼梯时会喘不过气来。患者在说话时无法一口气说完句子（试试在你快速爬了 10 层楼梯后说话，你会有同样的感觉）。如果呼吸无力持续并且 $PaCO_2$ 升高，患者可能会感到"空气饥渴"，这与呼吸驱动力的增加有关。最终，患者会昏昏欲睡，并因明显的高碳酸血症（"CO_2 中毒"）而喘不过气来，就像鱼儿离开水一样。这是严重的神经肌肉呼吸衰竭的晚期表现，强烈表明早期的临床线索已被忽视。

我们需要做出许多困难的决策，包括评估呼吸衰竭的严重程度，对患者进行分级，如何指导护理人员识别恶化情况，以及需要进行哪些测试，这些测试不仅应该有助于诊断，还应该预测未来可能出现的严重问题。

因此，让我们更仔细地看一下呼吸力学，以及涉及吸入空气和扩张胸腔以实现肺部扩张的内容。在呼吸过程中，肺部可以通过膈肌的向下和向上运动而扩张和回缩，从而改变胸腔的容积。肋骨的上下抬升和下降则增加和减少胸腔前后直径[31-33]。正常的静息呼吸主要通过膈肌的收缩来完成。一般来说，膈肌负责约 2/3 的通气工作以产生吸气。它可能会由辅助吸气肌肉，包括外侧肋间肌、斜角肌和胸锁乳突肌补充。呼气主要是由胸廓的回弹引起的，但腹壁肌肉也对产生有力的呼气起着必要的作用，并负责有效的咳嗽[34-36]。

尽管上气道肌肉不能直接促使胸廓扩张，但它们对于在呼吸过程中保持气道通畅至关重要。它们在防止吸气时咽部塌陷和吞咽时误吸中起着重要作用。

除喉部肌肉外，口咽部肌肉的快肌纤维比例较高。因此，在急性神经肌肉疾病早期，可以早期观察到它们的无力，因为与慢肌纤维相比，快肌纤维由于其高度氧化代谢而具有更高的疲劳抵抗能力。另一方面，膈肌由慢肌和快肌纤维组成的比例相等，这与小的纤维大小、高度的有氧氧化酶活性和大量毛细血管有关，使其对疲劳更具抵抗力[37]。

呼吸的另一个主要组成部分与胸壁力学有关。要在肺容积产生显著变化，需要一个大的肌肉板，如膈肌。在膈肌收缩时，膈肌会向前/后方向倾斜和扁平。膈肌功能也受腹腔内压（如创伤性腹腔间隔综合征）和胸壁弹性（如晚期帕金森病）的影响。最常见的是，明显的肥胖（更具体地说是"大肚子"）可能导致仰卧位时腹腔内压增高，使膈肌上移并增加胸膜压力。这会增加呼吸的负荷。

将空气移入肺部取决于呼吸负荷（吸气流阻力、胸壁和肺的阻力及峰值呼气压的正压力之和）。当吸气肌肉收缩时，负压克服这种呼吸负荷，导致

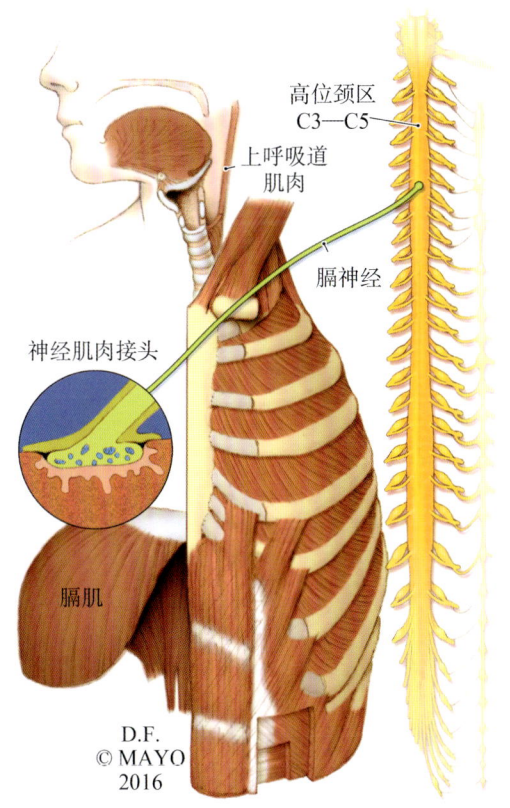

图 10.4 呼吸的神经肌肉单位

空气向内移动。顺应性的倒数被定义为弹性。神经肌肉无力基本上是一种降低的胸腔顺应性,而最大吸气流量受到肌肉力量和肺部和胸壁的不良顺应性的限制。因此,神经肌肉呼吸衰竭遵循可预测的模式:膈肌和肋间肌无力,随后通过使用辅助肌肉来补偿,但最终导致低通气和肺不张,进一步导致分流和缺氧。呼吸肌无力导致潮气量减少("浅表"呼吸)和气体交换差,导致呼吸加快,随后出现高碳酸血症。这些患者的死腔通气也增加。快速呼吸是来自异常、无力的呼吸肌肉对呼吸中枢发出的信号的结果。通常情况下,由于这种快速呼吸,$PaCO_2$ 浓度会下降;然而,当呼吸肌肉强度超过正常值的 25％时,动脉二氧化碳浓度会升高。

因此,膈肌无力的第一个迹象是肺泡低通气和二氧化碳交换受损。当患者入睡或进行简单的锻炼时,肺泡低通气可能更明显。这些变化随着呼吸频率的增加而紧随其后,作为维持分钟通气的代偿机制。随后,面颈部的辅助肌肉被动员起来以应对增加的通气需求。严重呼吸无力会出现矛盾呼吸,也称为胸腹不同步。正常情况下,腹部和胸部以同步的方式扩张和收缩。在吸气时,膈肌的向下运动将腹部内容物向下和向外推动,同时扩张和抬起肋骨边缘,使胸腹部同时抬起。而在膈肌无力或瘫痪时,吸气时膈肌上移而不是向下,腹部在胸腔抬起时收缩。在临床上,患者在说话时会经常停顿。典型情况下,呼吸困难在直立位时会改善。急性神经肌肉呼吸衰竭的呼吸力学变化如图 10.5 所示。

口咽部肌肉无力威胁到上呼吸道肌肉的塌陷。

此外,咳嗽、深吸气、声门关闭和腹部肌肉的收缩因无力而明显减弱,最终可能导致误吸,进一步加重缺氧。单次呼吸计数测试是相当可靠的,尽管从未与肺活量进行比较。它们之间的关系是单调的(方向相同,但速度不同)、非线性的(速度相同,直线)但可能是指数的(弯曲上升)。在重症肌无力患者中已经发现了单次呼吸计数测试和颈屈肌力量之间的相关性[38]。在床边,肺功能测试是评估膈肌功能和呼吸肌肉力量的重要方法。通常包括肺活量、最大吸气压力(MIP)和最大呼气压力(MEP)[39]。肺功能研究通常显示纯通气缺陷,但肺实质通常正常。通气缺陷可能随着肺不张的发展而加重[40]。预期神经肌肉呼吸肌肉无力的呼吸力学通常表现为无法产生或维持正常呼吸压力。

呼吸肌力检查取决于几个因素。首先是姿势,尤其是在急性神经肌肉呼吸衰竭中,向前倾斜的患者可能具有较高的吸气压力,而仰卧位的患者的吸气压力较低。当颊部和颊肌肌肉施加压力时,可能会出现漏气。这可以通过使用面罩装置来防止。

通常需要进行多次重复才能获得有效可靠的测量结果。所有这些测量都是主观的,因此可能取决于患者的努力。如果所有三个测试结果都基本相同或降低,它们更可能代表患者的最大努力[41]。通常,MEP 是 MIP 的 2 倍,当 MEP 小于 MIP 时,可能是由于漏气。可疑的努力可以通过鼻吸气压力操作进行跟进。鼻吸气压力操作更有用,因为对患者来说更自然,更容易理解。一些研究发现该测试在急性神经肌肉疾病中非常有用,但在更严重的

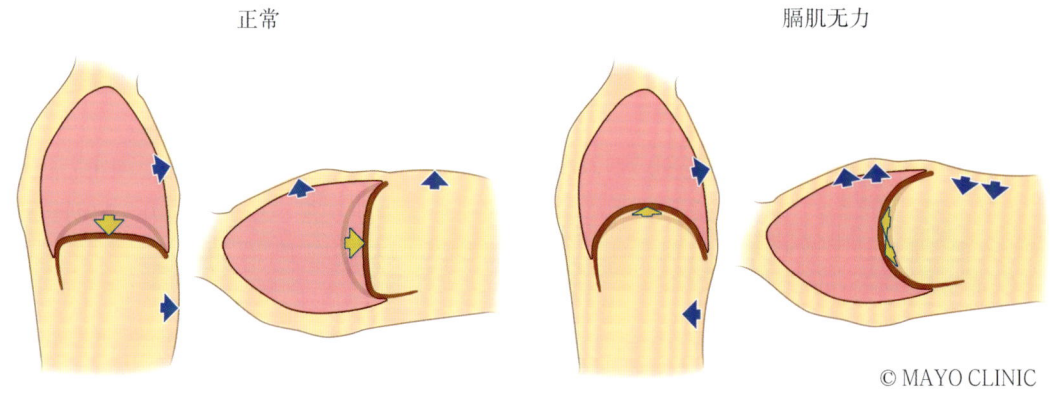

图 10.5 膈肌麻痹时的肺部机制变化。正常情况下,胸部和腹部在吸气时向外运动,而收缩的膈肌将腹部内容物向下推。坐位或仰卧位时没有可测量的变化。在膈肌麻痹中,膈肌不动或轻微向上移动,因为辅助肌肉收缩。这种悖论式的呼吸(胸部向外,腹部向内)在仰卧位时恶化(请注意箭头表示的运动方向)

神经肌肉疾病中可能不如 MIP 优越[42-45]。某些患者的鼻腔通道不足也可能影响这些主观测试的结果[42-45]。较高的 MIP（>80 cmH$_2$O），特别是与肺活量结合使用时，使神经肌肉呼吸衰竭的可能性降低[46]。

在病程较慢的神经系统疾病中，肺功能测试也具有临床重要性，因为如 ALS 中的正常 MIP 或 MEP 意味着患者可以免受机械通气 6 个月。MEP>60 cmH$_2$O 也可能预测神经肌肉疾病患者咳嗽的能力，而在一项研究中，MEP>70 cmH$_2$O 还与预测无气管切开存活率超过 50% 的相关性。这再次强调了呼气压力的重要性；有效的咳嗽减少了黏液堵塞的机会，从而减少了肺炎的发生。

在神经肌肉呼吸疾病患者中，脉搏血氧仪对于任何患者都很重要，但显然它不能识别 CO_2 潴留。快速浅表呼吸导致肌无力患者的慢性高碳酸血症。随着快速浅表呼吸，总体积明显减少，吸气时间缩短，肺活量截断，导致高碳酸血症。动脉血气分析可能是有启示性的，也可能不是。在明显呼吸困难的患者中，它们可能显示低氧高二氧化碳的呼吸衰竭。明显疲劳的患者可能会出现正常的动脉血气。通常情况下，我们会期望呼吸急促的患者 $PaCO_2$ 降低。因此，呼吸急促的患者出现正常动脉 $PaCO_2$，表明由于机械性衰竭，患者无法"排出二氧化碳"。因此，高碳酸血症是急性神经肌肉衰竭的后期特征。换句话说，这导致气道塌陷，导致低氧血症。只有在系统完全失效时，才会出现"正常"的 $PaCO_2$ 升高。$PaCO_2$ 和肺泡通气之间的关系是双曲线的。当通气低于 4~6 L/min 时，$PaCO_2$ 会急剧升高。

与特定疾病有关的问题

在评估危重症患者的神经疾病时，常见的问题是脱离呼吸机不仅时间长，而且有时似乎是无法脱机的。挑战在于区分呼吸肌功能衰竭是由危重症还是由急性或亚急性神经疾病导致的。机械通气可能会造成严重的损害，膈肌的功能衰竭可能在第一周结束时就已经发生。使用超声评估时，大约 30% 的危重症患者出现膈肌功能障碍（以及逐渐发展的萎缩）[47]。

呼吸衰竭和吉兰-巴雷综合征（GBS）的评估与其他急性神经肌肉呼吸衰竭病例一样，可以进行临床评估。其他研究发现，从肌无力发作到住院的时间、面部无力或口咽功能障碍的存在，以及医学研究委员会评分评估的肢体无力的严重程度可以预测呼吸衰竭和插管。这证实了临床观察，即在发病后 3 天内出现快速无力的患者在清除分泌物方面存在较高的呼吸衰竭风险[2,3,31,33,48-55]。同样，在 GBS 中，即将发生神经肌肉呼吸衰竭的迹象包括焦躁不安、心动过速（心率>100 次/分）、呼吸急促（呼吸频率>20 次/分）、使用胸锁乳突肌或斜角肌，说话犹豫或不断中断、呼吸不同步甚至有时出现矛盾呼吸，以及前额出汗的存在[2,3,31,33,48-55]。值得指出的是，即使血气正常，患者仍然会感到气短。当 $PaCO_2$ 升高时，患者将经历"窒息感"，这是呼吸驱动增加和化学感受器对高碳酸刺激的结果。然而，缺氧的感觉可能是不同的，患者会出现"呼吸急促"的感觉。患者常常感到呼吸困难，这提示需要插管[56,57]。

对于因肌无力导致的呼吸衰竭，无创通气通常是第一选择。指征包括临床表现（端坐呼吸、夜间醒来）和肺动脉压力（通常低于预测值的 50%）。无创机械通气可以减轻呼吸负荷，可能逆转高碳酸血症和肺不张。许多伴有球部功能障碍的患者将需要气管切开，这种做法被相当多的 ALS 患者认为是可以接受的。

脱离呼吸机

对于长时间接受机械通气的患者，需要制订一个脱离呼吸机的计划。通常情况下，机械通气的脱机应该是根据肌力的改善和连续肺功能测试数值的正常化来指导的。在尝试脱机之前，需要考虑几个条件。

GBS 可能导致支气管功能受损，因为支气管的收缩和扩张受迷走神经和交感神经支配。有一些证据表明，由支气管平滑肌异常支配引起的收缩和扩张功能障碍可能导致清除已经增多的分泌物的能力严重受损，并进一步导致大片肺组织的肺不张。

在 GBS 中，膈肌的无力可能在肢体无力恢复之前逆转。因此，脱机的时机不应仅根据肢体肌肉力量的恢复来衡量。应尽早进行机械通气脱机，因为长时间插管会导致许多重要的并发症。然而,插管后,呼吸功能参数通常仍然在下降。可以根据治疗医师的判断,采用减少间歇指令的通气频率或降低压力支持水平的脱机方法。然而,应预计需要数周的呼吸机支持。一旦肺活量达到每千克体重 25 mL,自主潮气量达到每千克体重 10~12 mL 时,可以开始进行脱机过程。呼气最大负压(PI_{max})超过 -50 cm H_2O,并且自插管前后肺活量增加 4 mL/kg,这些指标与成功拔管有关。

在重症肌无力中,脱机的一个重要优先事项是满意地治疗肌无力症状。此外,患者不应该有严重的肺部问题、肺不张、胸腔积液或严重的分泌物清除困难。分泌物量、患者在 T 管试验中的舒适程度以及正常的胸部 X 线等多个因素是评估急性神经肌肉呼吸衰竭患者是否成功拔管的良好预测指标。需要找到适当的吡唑斯汀剂量,因为尽管进行了多次静脉免疫球蛋白或血浆置换疗程,但在没有足够治疗的情况下,患者不能从呼吸机上脱离。

重症肌无力患者的脱机过程通常具有波动性,因此往往具有挑战性。再插管并不少见。在一些选定的患者中,可以在脱机过程中使用无创通气以防止再次插管。年龄较大、肺炎和肺不张是不良预后的主要危险因素。

在开始拔管试验之前,重新使用胆碱酯酶抑制剂是很重要的。重新使用吡唑斯汀的时间在神经学家之间有所不同。有些人会在拔管前低剂量使用吡唑斯汀,以优化咽喉和膈肌的力量。在重新引入吡唑斯汀后,需要密切监测分泌物增加的情况。脱机方法可能会有所不同。患者可以切换到连续正压通气(CPAP)和压力支持通气(PSV),每天降低 1~3 cm H_2O。潮气量减少和呼吸和心率增加是疲劳的指标。一旦患者在低压力支持(5 cm H_2O)下表现出良好的耐力,通常持续 2 小时以上,就可以进行拔管,但通常需要进行几次 T 管试验。在拔管后,激励性肺活量测定可以降低肺不张和再次插管的风险。

急性神经肌肉性心脏和循环系统疾病

急性神经肌肉疾病还有其他重要的临床表现。自主神经系统的受累可能导致器官损伤。器官受累的主要机制是无法控制的高血压和心律失常。血压波动和脉搏之间存在复杂的相互作用,这些血液动力学变化(在更严重的病例中)需要神经重症监护医师额外的关注(图 10.6)。作为自主神经功能紊乱筛查的一部分,还应仔细观察患者是否出现肠梗阻的发展。这在大约 10% 的重症 GBS 患者中发生,通过腹部听诊肠鸣音消失、腹围扩大及腹部 X 线上结肠环扩张来识别。结肠穿孔是一个重要的并发症,可以极大地改变可恢复的神经疾病的预后。与中枢性原因(中枢性原因更常见)相同,神经肌肉疾病可以引起应激性心肌病。在 GBS 中,是在自主神经功能紊乱的情况下出现的极端高血压,可能存在急性心室应变;在重症肌无力中,原因尚不清楚。在重症肌无力危象后,可能会出现应激性过度活化和随之发生的心肌病,这是患者感到可能无法自由呼吸时的压力反应。应激性心肌病的诊断是基于心脏超声检查,显示明显降低的射血分数。当区域心壁运动异常超出单一心外膜血管分布时,可能会出现肌钙蛋白和 ST 段抬高,非常类似于急性冠状动脉闭塞,但冠状动脉造影正常。临床上,我们可能会看到"无法解释的收缩压降低"或"低血压伴肺水肿"。低血压的患者应接受心脏超声检查以寻找心肌病[59,60]。

自主神经功能紊乱在重症 GBS 中很常见。GBS 的自主神经功能紊乱表现为血压波动、对药物反应过度、心律失常、分泌亢进、胃肠功能障碍和膀胱功能障碍。有趣的是,强烈的潮红和出汗可能会使一些临床医师考虑存在合并的嗜铬细胞瘤,并且当然,许多患者的尿儿茶酚胺增加。大约 1/4 的 GBS 患者中会出现阵发性或持续性高血压,但不一定是病情严重的患者。由于 GBS 中不会出现新发癫痫或视觉障碍的脑病,对大脑进行 MRI 检查是必不可少的,以寻找后顶叶、顶叶和枕叶白质区域的特征性血管源性水肿。这种极端血压波动的原因尚不完全清楚,但心脏压力感受器异常可能是最好的解释。由于迷走神经的髓鞘脱髓鞘可能会改变压力感受器的敏感性;交感神经髓鞘较少,敏感性的改变导致交感神经过度活跃。来自心房牵张感受器的传入输入的功能障碍也可能影响血压波动[61,62]。

这些血压升高需要治疗,但治疗可能会由于过

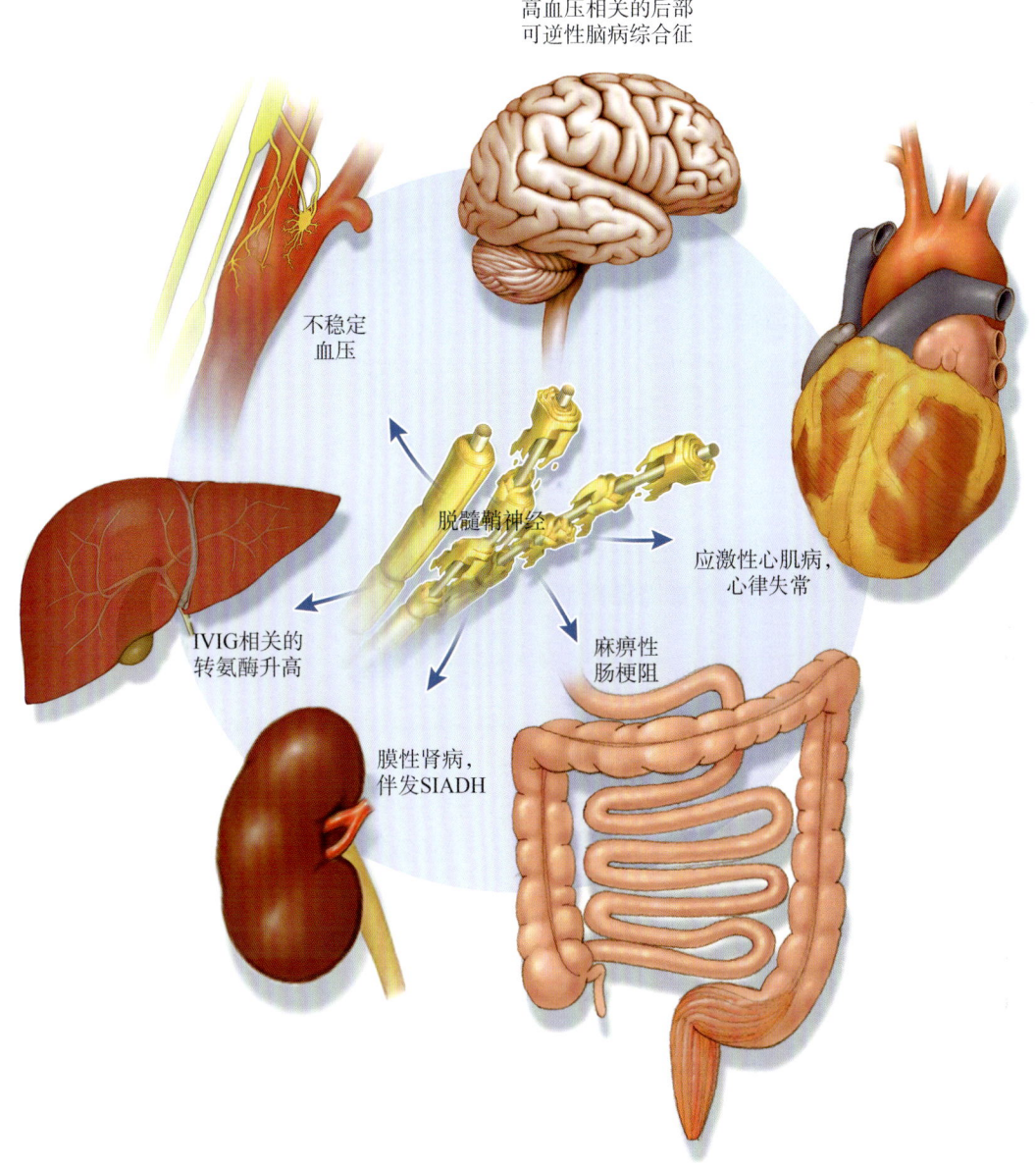

图 10.6　自主神经功能失调（dysautonomia）及其对器官系统和大脑的潜在影响

度药物敏感性而出现明显的低血压。GBS 可以出现全程的心律失常，包括完全性房室传导阻滞[2,63,64]。窦性心动过速（图 10.7）和所谓的迷走神经心动过缓发作在 GBS 患者中最常见。持续性窦性心动过速可能在疾病的任何时候出现，并且通常不伴有低血压或胸痛，但心率减慢的迹象是在心电图上出现心肌缺血的迹象。迷走神经发作是短暂的心动过缓或窦房传导停滞发作，护理人员知道气管吸引是一种触发因素。迷走神经发作通常出现在恶化期和稳定期，但也可能延伸到恢复期。这些心动过缓的发作可能严重到足以引起短暂的停搏。在一些患者中，房室传导阻滞或其他更轻微的心律失常（如二联律）变得明显。如果这些发作症状严重且反复发作，可以考虑安装心脏起搏器[62]。

GBS 中应激性心肌病的机制可能是交感神经过度活跃，导致心脏突然负荷增加，从而导致射血分数明显降低。GBS 的心电图形态学异常并不常见且不特异，但在出现时经常出现 ST 段异常。目前尚不确定它们是否代表心肌损伤。尸检中发现有些致命病例中有心肌炎，但该疾病仍然不太清楚。它可能难以与影响心脏的共同病毒感染区分开来。心动过缓，包括脉搏率的极端降低，可能自

神经重症患者检查

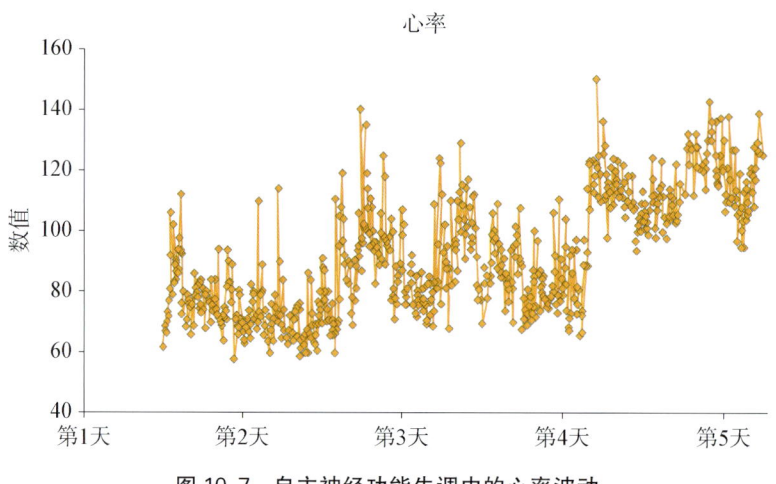

图 10.7　自主神经功能失调中的心率波动

发发生,但停搏的可能性不大[63]。

关于更慢性疾病的一些说明,最终变为急性疾病。心脏受累在大多数遗传性肌病中都需要全面的心脏病学护理。心脏表型(心肌病和心律失常)可能是首次或主要表现。最典型的是肌萎缩性肌病。该疾病会引起心脏传导异常,最常见的是进行性房室传导阻滞,如果不加干预可能是致命的。其他心脏节律异常包括窦房结功能障碍、心房颤动或心室颤动,以及心房扑动。舒张性心力衰竭也已成为肌萎缩性肌病的常见表现。

神经肌肉疾病的心脏表现范围广泛且非常复杂,但在临床检查中需要注意这些相关性[65]。心脏表型可能是扩张性、肥厚性或限制性,存在重叠的可能性。节律失常发生在心肌病或作为独立表现,特别是在肌无力症和肌肉通道病中。最常见的具有扩张和收缩功能不良心脏表型的遗传性肌病包括肌营养不良、肢带型肌营养不良(LGMD)和 Emery-Dreifuss 肌营养不良(EDMD)。肌营养不良患者中扩张性心肌病的患病率较高,几乎所有年轻成人患者都有心脏并发症。早期的静息心电图变化包括右轴偏移、左胸导联的 Q 波和传导障碍。肌营养不良在肢带型肌营养不良中也很常见。肥厚性心肌病在遗传异质性代谢性疾病中较常见,其中引起左心室肥厚的机制与经典(肌节)肥厚形式不同。Friedreich 共济失调和线粒体肌病的特征是能量底物合成和利用受损,伴随着异常细胞器的增生。在糖原贮积病中,能量底物的利用受到损害,导致细胞内积累。成人起病或迟发性 Pompe 病通常出现在第 3 个到第 4 个十年。空腹可能会引发疾病的症状,包括运动耐力下降、疲劳、肌痛、抽筋和僵硬,没有关节挛缩。在肌无力症患者中,由于骨骼肌相关症状和运动后肌红细胞溶解症发作(出现色素尿症状)而被转诊给神经科医师。在少数 LOPD 患者中,可检测到轻度非特异性心脏异常。该疾病具有缓慢进行的过程,尤其是接受酶替代治疗的患者。

更多思考

对于急性神经肌肉疾病,即使是敏锐的重症监护专家也很难评估呼吸衰竭的严重程度和是否需要给患者插管。通常情况下,患者会呈现明显的躁动和挣扎,但这仅是主观感受。患者不一定表现出难受的面部表情、快速呼吸或心动过速,患者的反应存在明显的差异。一旦发生低氧血症,颈动脉体会向延髓发送信号,引起呼吸通气量增加和呼吸困难(这种可能是由于皮质-延髓连接)。但是,这些对低氧血症的反应受到低 $PaCO_2$ 的抑制。我们可能难以理解肢体无力程度并不总是与膈肌受累相关[66]。急性呼吸衰竭的紧急插管通常是由逐步恶化的错误产生的,而不是突如其来的。

临床上,如果我们:①确定运动单位的哪个部分受累;②评估生命体征;③预见肺部和心脏泵功能的问题,诊断急性神经肌肉疾病并不困难,包括引人注目的临床表现和自发的、巨大的血压波动、明显休克等。虽然我个人未遇到与自主神经功能障碍相关的死亡、心搏骤停或需要起搏器的患者,但我仍然对让患有 GBS 和自主神经功能障碍的患者留在病房上感到不安。将患者从呼吸机上脱机也会出现类似的问题。GBS 的悖论在于，我们是否需要等到力量改善才能进行脱机。在重症肌无力患者中，一个重要的优先事项是在将患者脱机之前，确保治疗肌无力症状的效果令人满意。此外，患者不应该有严重的肺部疾病，肺不张、胸腔积液或明显的呼吸道分泌物处理困难。分泌物的数量、患者对 T 管试验的舒适程度，以及完全正常的胸部 X 线是预测任何急性神经肌肉呼吸衰竭患者成功脱机的良好指标。

提示和要点

- 对急性神经肌肉病的检查的主要原则包括评估近端和远端力量，判断肌张力和肌肉体积、反射评分，并观察肌肉颤动。
- 当出现呼吸衰竭、心力衰竭或自主神经功能衰竭时，急性神经肌肉疾病患者可能需要重症监护。
- 注意是否频繁地在说话过程中喘息（即"断奏言语"），以及使用辅助肌肉抬高肩膀。
- 轻度心动过速和轻度呼吸急促可能是由呼吸负荷增加引起的。
- 如果出现口咽部无力，最好预先进行 GBS 患者的插管。
- 当 GBS 快速进展时，最好是在上肢虚弱时就将患者送入 ICU。

参考文献

[1] Alshekhlee A, Miles JD, Katirji B, Preston DC, Kaminski HJ. Incidence and mortality rates of myasthenia gravis and myasthenic crisis in US hospitals. Neurology. 2009;72:1548-54.

[2] Griggs RC, Donohoe KM, Utell MJ, Goldblatt D, Moxley RT 3rd. Evaluation of pulmonary function in neuromuscular disease. Arch Neurol. 1981;38:9-12.

[3] Hutchinson D, Whyte K. Neuromuscular disease and respiratory failure. Pract Neurol. 2008;8:229-37.

[4] Callaghan BC, Kerber KA, Lisabeth LL, et al. Role of neurologists and diagnostic tests on the management of distal symmetric polyneuropathy. JAMA Neurol. 2014;71:1143-9.

[5] Khamees D, Meurer W. Approach to acute weakness. Emerg Med Clin North Am. 2021;39:173-80.

[6] Herskovitz S, Scelsa S, Schaumburg H. Peripheral neuropathies in clinical practice. 1st ed. New York: Oxford University Press; 2010.

[7] Amato AA, Ropper AH. Sensory ganglionopathy. N Engl J Med. 2020;383:1657-62.

[8] Mathieu J, Allard P, Potvin L, Prevost C, Begin P. A 10-year study of mortality in a cohort of patients with myotonic dystrophy. Neurology. 1999;52:1658-62.

[9] Sansone VA, Gagnon C, participants of the 207th EW. 207th ENMC Workshop on chronic respiratory insuffciency in myotonic dystrophies: management and implications for research, 27-29 June 2014, Naarden, The Netherlands. Neuromuscul Disord. 2015;25:432-42.

[10] Newsom-Davis J. The respiratory system in muscular dystrophy. Br Med Bull. 1980;36:135-8.

[11] Palmio J, Evila A, Chapon F, et al. Hereditary myopathy with early respiratory failure: occurrence in various populations. J Neurol Neurosurg Psychiatry. 2014;85:345-53.

[12] Shahrizaila N, Kinnear WJ, Wills AJ. Respiratory involvement in inherited primary muscle conditions. J Neurol Neurosurg Psychiatry. 2006;77:1108-15.

[13] Tasca G, Udd B. Hereditary myopathy with early respiratory failure (HMERF): still rare, but common enough. Neuromuscul Disord. 2018;28:268-76.

[14] Naddaf E, Milone M. Hereditary myopathies with early respiratory insuffciency in adults. Muscle Nerve. 2017;56:881-6.

[15] Smith DW, Mackenzie J. Zika virus and Guillain-Barre syndrome: another viral cause to add to the list. Lancet. 2016;387:1486-8.

[16] Katyal N, Narula N, Acharya S, Govindarajan R. Neuromuscular complications with SARS-COV-2 infection: a review. Front Neurol. 2020;11:1052.

[17] Lunn MP, Cornblath DR, Jacobs BC et al. COVID-19 vaccine and Guillain-Barre Syndrome: let's not leap to association. Brain. 2021;144:357-60.

[18] Poropatich KO, Walker CL, Black RE. Quantifying the association between Campylobacter infection and Guillain-Barre syndrome: a systematic review. J Health Popul Nutr. 2010;28:545-52.

[19] Misra UK, Kalita J, Yadav RK, Ranjan P. Thallium poisoning: emphasis on early diagnosis and response to haemodialysis. Postgrad Med J. 2003;79:103-5.

[20] Sih M, Soliven B, Mathenia N, Jacobsen J, Rezania K. Head-drop: a frequent feature of late-onset myasthenia gravis. Muscle Nerve. 2017;56:441-4.

[21] Burakgazi AZ, Richardson PK, Abu-Rub M. Dropped head syndrome due to neuromuscular disorders: clinical manifestation and evaluation. Neurol Int. 2019;11:8198.

[22] Stevens RD, Dowdy DW, Michaels RK, Mendez-Tellez PA, Pronovost PJ, Needham DM. Neuromuscular dysfunction acquired in critical illness: a systematic review. Intensive Care Med. 2007;33:1876-91.

[23] Steinberg KP, Hudson LD, Goodman RB, et al. Efficacy and safety of corticosteroids for persistent acute respiratory distress syndrome. N Engl J Med. 2006;354:1671-84.

[24] Burakgazi AZ, Hoke A. Respiratory muscle weakness in peripheral neuropathies. J Peripher Nerv Syst. 2010;15:307-13.

[25] Guptill JT, Sanders DB, Evoli A. Anti-MuSK antibody myasthenia gravis: clinical findings and response to treatment in two large cohorts. Muscle Nerve. 2011;44:36-40.

[26] Lacomis D. Myasthenic crisis. Neurocrit Care. 2005;3:189-94.

[27] Haddox CL, Shenoy N, Shah KK, et al. Pembrolizumab induced bulbar myopathy and respiratory failure with necrotizing myositis of the diaphragm. Ann Oncol. 2017;28:673-5.

[28] Shah M, Tayar JH, Abdel-Wahab N, Suarez-Almazor ME. Myositis as an adverse event of immune checkpoint blockade for cancer therapy. Semin Arthritis Rheum. 2019;48:736-40.

[29] Kao JC, Brickshawana A, Liewluck T. Neuromuscular complications of programmed cell death-1 (PD-1) inhibitors. Curr Neurol Neurosci Rep. 2018;18:63.

[30] Touat M, Maisonobe T, Knauss S, et al. Immune checkpoint inhibitor-related myositis and myocarditis in patients with cancer. Neurology. 2018;91:e985-94.

[31] Laghi F, Tobin MJ. Disorders of the respiratory muscles. Am J Respir Crit Care Med. 2003;168:10-48.

[32] Mier-Jedrzejowicz A, Brophy C, Moxham J, Green M. Assessment of diaphragm weakness. Am Rev Respir Dis. 1988;137:877-83.

[33] Moxham J. Respiratory muscle fatigue: mechanisms, evaluation and therapy. Br J Anaesth. 1990;65:43-53.

[34] Derenne JP, Macklem PT, Roussos C. The respiratory muscles: mechanics, control, and pathophysiology. Am Rev Respir Dis. 1978;118:119-33.

[35] Derenne JP, Macklem PT, Roussos C. The respiratory muscles: mechanics, control, and pathophysiology. Part 2. Am Rev Respir Dis. 1978;118:373-90.

[36] Derenne JP, Macklem PT, Roussos C. The respiratory muscles: mechanics, control, and pathophysiology. Part III. Am Rev Respir Dis. 1978;118:581-601.

[37] Polla B, D'Antona G, Bottinelli R, Reggiani C. Respiratory muscle fibres: specialisation and plasticity. Thorax. 2004;59:808-17.

[38] Elsheikh B, Arnold WD, Gharibshahi S, Reynolds J, Freimer M, Kissel JT. Correlation of single-breath count test and neck flexor muscle strength with spirometry in myasthenia gravis. Muscle Nerve. 2016;53:134-6.

[39] Leech JA, Ghezzo H, Stevens D, Becklake MR. Respiratory pressures and function in young adults. Am Rev Respir Dis. 1983;128:17-23.

[40] Estenne M, Gevenois PA, Kinnear W, Soudon P, Heilporn A, De Troyer A. Lung volume restriction in patients with chronic respiratory muscle weakness: the role of microatelectasis. Thorax. 1993;48:698-701.

[41] Hamnegard CH, Wragg S, Kyroussis D, Aquilina R, Moxham J, Green M. Portable measurement of maximum mouth pressures. Eur Respir J. 1994;7:398-401.

[42] Chaudri MB, Liu C, Watson L, Jefferson D, Kinnear WJ. Sniff nasal inspiratory pressure as a marker of respiratory function in motor neuron disease. Eur Respir J. 2000;15:539-42.

[43] Fitting JW, Paillex R, Hirt L, Aebischer P, Schluep M. Sniff nasal pressure: a sensitive respiratory test to assess progression of amyotrophic lateral sclerosis. Ann Neurol. 1999;46:887-93.

[44] Hart N, Polkey MI, Sharshar T, et al. Limitations of sniff nasal pressure in patients with severe neuromuscular weakness. J Neurol Neurosurg Psychiatry. 2003;74:1685-7.

[45] Heritier F, Rahm F, Pasche P, Fitting JW. Sniff nasal inspiratory pressure. A noninvasive assessment of inspiratory muscle strength. Am J Respir Crit Care Med. 1994;150:1678-83.

[46] Polkey MI, Green M, Moxham J. Measurement of respiratory muscle strength. Thorax. 1995;50:1131-5.

[47] Doorduin J, van Hees HW, van der Hoeven JG, Heunks LM. Monitoring of the respiratory muscles in the critically ill. Am J Respir Crit Care Med. 2013;187:20-7.

[48] Durand MC, Porcher R, Orlikowski D, et al. Clinical and electrophysiological predictors of respiratory failure in Guillain-Barre syndrome: a prospective study. Lancet Neurol. 2006;5:1021-8.

[49] Gibson GJ, Pride NB, Davis JN, Loh LC. Pulmonary mechanics in patients with respiratory muscle weakness. Am Rev Respir Dis. 1977;115:389-95.

[50] Misuri G, Lanini B, Gigliotti F, et al. Mechanism of CO_2 retention in patients with neuromuscular disease. Chest. 2000;117:447-53.

[51] Roussos C. Ventilatory muscle fatigue governs breathing frequency. Bull Eur Physiopathol Respir. 1984;20:445-51.

[52] Roussos C. Function and fatigue of respiratory muscles. Chest. 1985;88:124S-32S.
[53] Tobin MJ, Chadha TS, Jenouri G, Birch SJ, Gazeroglu HB, Sackner MA. Breathing patterns. 2. Diseased subjects. Chest. 1983;84:286-94.
[54] Tobin MJ, Chadha TS, Jenouri G, Birch SJ, Gazeroglu HB, Sackner MA. Breathing patterns. 1. Normal subjects. Chest. 1983;84:202-5.
[55] Wijdicks EFM. Short of breath, short of air, short of mechanics. Pract Neurol. 2002;2:208-13.
[56] Galtrey CM, Faulkner M, Wren DR. How it feels to experience three different causes of respiratory failure. Pract Neurol. 2012;12:49-54.
[57] Simon PM, Schwartzstein RM, Weiss JW, Fencl V, Teghtsoonian M, Weinberger SE. Distinguishable types of dyspnea in patients with shortness of breath. Am Rev Respir Dis. 1990;142:1009-14.
[58] Seneviratne J, Mandrekar J, Wijdicks EFM, Rabinstein AA. Predictors of extubation failure in myasthenic crisis. Arch Neurol. 2008;65:929-33.
[59] Fugate JE, Wijdicks EFM, Kumar G, Rabinstein AA. One thing leads to another: GBS complicated by PRES and Takotsubo cardiomyopathy. Neurocrit Care. 2009;11:395-7.
[60] Lichtenfeld P. Autonomic dysfunction in the Guillain-Barre syndrome. Am J Med. 1971;50:772-80.
[61] Flachenecker P, Hartung HP, Reiners K. Power spectrum analysis of heart rate variability in Guillain-Barre syndrome. A longitudinal study. Brain. 1997;120(Pt 10):1885-94.
[62] Flachenecker P, Lem K, Mullges W, Reiners K. Detection of serious bradyarrhythmias in Guillain-Barre syndrome: sensitivity and specifcity of the 24-hour heart rate power spectrum. Clin Auton Res. 2000;10:185-91.
[63] Emmons PR, Blume WT, DuShane JW. Cardiac monitoring and demand pacemaker in Guillain-Barre syndrome. Arch Neurol. 1975;32:59-61.
[64] Greenland P, Griggs RC. Arrhythmic complications in the Guillain-Barre syndrome. Arch Intern Med. 1980;140:1053-5.
[65] Arbustini E, Di Toro A, Giuliani L, Favalli V, Narula N, Grasso M. Cardiac phenotypes in hereditary muscle disorders: JACC state-of-the-art review. J Am Coll Cardiol. 2018;72:2485-506.
[66] Demedts M, Beckers J, Rochette F, Bulcke J. Pulmonary function in moderate neuromuscular disease without respiratory complaints. Eur J Respir Dis. 1982;63:62-7.

第 11 章 临床病程和预期结局

Clinical Course and Anticipating Outcome

戴巍 译，叶相如 审校

希波克拉底语录中有这样一个观点："我认为对于医师而言，掌握预测患者疾病变化与预后的能力是一件好事。因为，在患者身边并能够独立发现并预见其现在、过去和未来的病情，这会使医师更加充满自信，会让他们相信自己了解了某种疾病，而且人们也会因此愿意做出决定——将自己交由他照顾与治疗。"从古希腊到我们这个时代，医师们一直仅根据他们的临床经验来预测预后。医师们对患者病情早期进行的尝试性预估往往比较粗糙但具有决定性作用；例如，称患者为奄奄一息或者严重受伤，并且表现不乐观，这是因为医师们认为对该患者的针对性干预手段不多，以及治愈概率较小。当出现合理的药物治疗与成功的手术干预时，许多疾病的预后都有所改善。这也适用于神经科学，尽管它被讽刺为一个没有有效治疗手段的专业。甚至在该专业成立之前，与该专业有关疾病的治疗方法就已经产生了重大变化（例如，20 世纪 30 年代末发现的苯妥英）。因此，此类疾病的预后也有了改观，并且会随着治疗的成功与护理的改善而继续改变。还有一个重要的注意事项，基于几十年前收集的相关信息而总结出来的结论，这对目前患者情况的评估与预测可能不会起到什么作用甚至是与目前的临床实践毫无相似之处。

随着急诊神经病学成为一个更成熟的分支，在临床实践方面，医师需要预测急性脑损伤会如何影响预后，尤其是昏迷的患者。大脑的结构性损伤是否不可逆？这成为一个亟待解决的问题。是否能使患者和家属获得一个有意义的（一个有争议的术语）预后并非一个无理的问题，特别是当护理水平能够达到很高水平但是患者却几乎不可能完全康复时。一方面，神经科医师试图在其他人认为患者不太可能有明显康复时，为患者争取一个康复的机会。当被要求对其干预措施对患者是否有效发表见解时，神经科医师经常会预测一个相对中性的预后而非最悲观的情况。

20 世纪 60 年代初期，重症监护病房在美国和世界其他国家如雨后春笋般出现。医疗费用的增加，特别是重症监护室的高额费用促使相关部门及人员对无法治愈的有神经系统疾病患者的护理方案进行审查。通常情况下，讨论集中在如何对待持续昏迷患者的长期护理，这很快成为一项亟待解决的问题。对神经病学相关疾病的预后进行系统、正式的前瞻性研究开始于 20 世纪 80 年代。例如，在早期研究中研究人员在美国和英国的几个主要中心观察了 500 名非创伤性昏迷患者。研究者在一年多的时间里，每天参加神经科查房，走访重症监护病房与急诊科，对患者进行了识别与连续研究[1,2]。尽管缺乏 CT 扫描数据，缺乏护理水平及特定疾病组的细节，并且报告的百分比有非常宽的置信区间（由于每个预后类别中的患者群体较少），所谓的 Levy 算法仍成为神经科医师中的常用预测工具。研究发现，在昏迷患者中，瞳孔对光反射消失、角膜反射消失与体温调节能力丧失不仅与患者最终获得独立能力的极低概率（＜5％）相关，并且没有任何一种体征代表着良好的预后。这些研究将如何影响临床实践我们尚不得知，但瞳孔、角膜和眼球反应现在已经成为评估那些结构性损伤相关昏迷患者的昏迷程度与其不同预后概率的临床工具与方法之一。研究者还发现，为了准确地预测预后，脑干损伤的评估至关重要。正如预期的那样，结构性脑损伤患者往往会有最坏的预后，而在因代谢紊乱疾病导致的患者脑功能障碍，他们的预后则会好很多。但是许多预后差的患者仍然存活了超过 6 个月，这表明在医师和家属的立场上，他们并不愿意停止支持性治疗，不会拒绝新的医学干预。这一观察结果表明，不是所有对不良预后的预测都会应验。尽管预后不佳，但是相较于医师而言，家属显得不那么相信命运，他们通常会抓住一切治疗机会（其原因部分是出于否认，部分是由于对医师的严重不信任）。

神经系统的预后多年来仍是以疾病早期的患者状态评估作为基础的，神经外科医师质疑干预的获益，家属要求尊重患者事先明确表示的不使用呼吸机的愿望。而更加普遍的是，当急性神经系统疾病仅仅是一系列严重并发症中最新出现的症状时，医师们会给患者提供缓解痛苦的姑息疗法。即使有了进一步的治疗方案，负责治疗的团队还要从大局出发并且考虑患者的功能状态。在上述的情况中，任何一项都不可能被清楚地衡量出来，并且还有概率出现新的状况。医学事件中的预后评估不能被归结于统计学上的概率或者是在数学方面纸上谈兵。

神经病学界有理由认为，神经病学检查（狭义上理解为神经影像学）决定了预后。其中不仅包括发病时的表现，还有临床症状的后续发展。众所周知，患者最初可能会有体征波动。有些是由观察者之间判断的偏差所导致的——一位医师发现的患者缺陷与另一位医师所发现的不一致——神经科医师会对患者不对称的症状与体征进行讨论与解释。

对于每一种具体的疾病，我们能够看到疾病的临床表现可能在短短的几秒内或者是几个小时内从最开始的一些迹象发展到非常严重的体征或功能等的缺陷状态（参见第 1 章）。在发病后临床表现稳定之后，患者可能又会有所恢复（这是比较常见的）或是临床表现不再改变（处于稳定的平台期）。急性脑损伤患者可能在发病后几个月甚至是几年内都保持发病初期的这种状态，而后才会有一定程度的恢复。时间对于这些患者来说是很重要的：临床症状获得改善的时间若到来得较早，往往预示着他们会有进一步的恢复，而临床症状获得改善的时间较晚则往往预示着患者残疾的可能性更大。

有人说，医师不想预估患者的结局，这是因为他们不知道（或者说他们不想假装知道）。家属们可能会问："他/她几个月之后会变成什么样？"而这就是问题所在，神经科医师可能并不知道那些接诊过的急性脑损伤患者与脊柱损伤患者的未来结局。仔细想想，有多少患者的医师能在他受伤之后不折不扣地随访数年呢？这一点很难确定。换句话说，获得准确的答案是不可能的，除了在那些极其明显的极端情况，即要么患者情况明显好，要么情况特别糟糕，在这种情况下医师对自己的判断才更加自信。而其他的情况下医师则有理由对自己的预测与判断持有一定的怀疑。大多数重型脑损伤后幸存的患者（通常经过了神经外科干预），可能多年甚至是终身无法有所恢复，一直处于不容乐观的情况。然而，我们也看见过一些患者有出乎预料的恢复[3]，甚至有时能看到患者在被送往临终关怀医院之后表现出非常不错的状态[4]。我们看到过患者出乎意料的苏醒，直白地说，就是家属口中所谓的有奇迹发生。医师最不想听到患者说的就是："你们是完全错误的。"但是，有一些患者的情况会违背二元论，不符合医师预估的情况。但是这并不会影响医师履行道德义务，即讨论我们如何对患者病情做出最佳评估，并以此来决定采用对患者来说最为合适的护理（实施全面抢救措施或者不再修改、提高治疗方案的等级）。

在我们对患者进行预估之前，我们会先就其病情做出相应诊断。错误的诊断会导致错误的预后（但不总是这样）。换句话说，经验是很重要的[5]。事实上，一些研究表明，接受来自资深员工（即"见多识广"的"老员工"们)的护理会提高患者的生存率。那些年轻的医务人员可能不敢告诉家属预计会发生什么,他们没有能力回答好(如果有这样的答案的话)如"患者无法脱离养老院而独立生活的可能性有多大"这种问题。准确的预后必须基于良好的判断,而良好判断的关键在于对所有可用信息,以及所有可能变量进行仔细的评估。在一些显而易见(非常容易判断)的情况下,应当做出快速并且合理的判断与决策;而在其他的情况下,最终决策最好还是经过深思熟虑。此外,医师还不能忽略另一个显而易见的问题,即在医师做出预后之前,必须考虑到所有潜在的干预措施。如果医疗或者手术治疗的结果尚不清楚,任何神经科医师都不应该去评估患者的预后。如果医师选择了错误的干预方式或者是未考虑到最正确的干预措施,预后则会很差;对于急诊神经病学疾病预后的评估,绝不应该匆忙进行或者仅仅依靠神经影像学。当患者遭受重大损伤时,CT扫描能使我们清楚地看到具体情况。但当我们评估损伤对患者影响时,临床检查则有着非常重要甚至是关键的作用。可以回忆起一些场景:当走到床边时,脑海里浮现的是严重脑出血的画面,却意外地发现患者耐受这一看上去很严重的疾病。因此,虽然神经影像学使得一切看起来很清楚,但是医师们必须避免过分看重神经影像学。虽然它显示出的异常情况可能支持临床发现,但是这些影像不一定能将患者在近期的实际病情传递给临床医师。

一般来说,我们需要记住神经病学预后的三个原则。第一,预后预测在一些极端情况中是最合适的。第二,预后预测不可能是一个轻易能被推翻的判断。第三,错误的预后预测往往与未能识别混杂因素有关(参见第 3 章和第 8 章)。以下问题对于避免误判很有帮助:"我的判断是否会受到患者用药的影响?"和"患者目前是否还有很多的代谢紊乱需要进一步纠正?"经过医师的最大努力,有些患者能从疾病中挺过去,而有些患者的结局令医师吃惊(然而,在医学的任何领域,不应当发生意料之外的事件,因为医师应当知道哪些情况应该发生。如果医师不知道,那么就不该对患者的预后做出推测与预判)。

急性脑损伤存在许多可能性,在图 11.1 中已做出了总结。包括短期改善(数小时至数周)、长期改善与恢复,以及没有明显改善的长期恢复。患者可能会从重症监护病房转到康复中心或疗养院,在那里经过一段时间的疗养、康复之后,他们的病情会得到缓解。此后,医师及患者家属才会考虑将他们安置在家中继续疗养。患者在每个机构花费的时间在某种程度上表明了受伤的程度,但这种指标并不可靠,因为存在其他不可估计的因素(如患者的家庭财务情况)。其病情通常是进一步恶化,受到更严重的脑损伤患者发生脑水肿、颅内压增高和全身并发症的风险更高,如低氧血症(由于无法充分保护气道或肺水肿)或低血压(在多发伤中)。在一些特定情况下,患者的预后是高度可预测到的(如动脉瘤性蛛网膜下腔出血中的脑血管痉挛)或者几乎无法预测到的(第一次卒中后不久的第二次卒中)。识别临床恶化事件(参见第 6 章)仍然是我们临床上应承担责任的主要部分。在本章中,首先通过回顾了一般原则,然后回顾了个体神经系统症状的恢复潜力,最后提供了按具体神经系统疾病的预后情况,以此来完成确定预后的复杂任务。基于重复的临床评估结果,我们应该做到能够确定患者最终预后。因此,这值得花费本书中的一章来阐述。

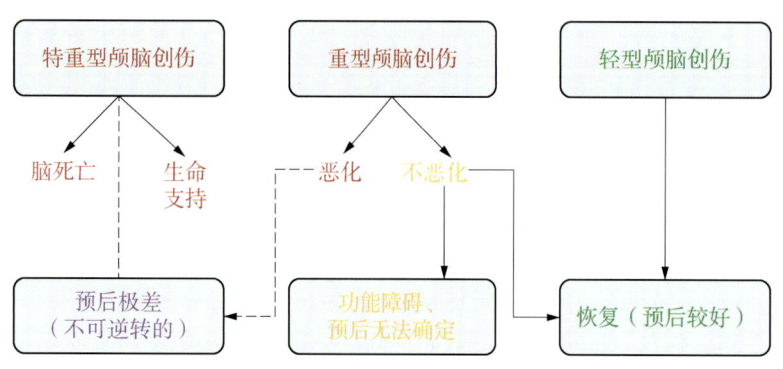

图 11.1 预后轨迹。重型颅脑损伤可能导致 1/10 的脑死亡。如果临床上没有改善,患者家属往往会选择撤掉生命支持仪器(WOS),而幸存的患者预后是永久植物状态或低意识状态,有部分患者可以恢复一些交流能力但生活上仍需要完全依赖密切的护理。任何原因造成的恶化(D)或不恶化(ND)将决定严重创伤的患者的结局,在这组患者中最终死亡的数量有可能会超过预期

绝对的预后不佳

毫无疑问的是，神经重症医师看到很大一部分的脑损伤是很严重的[6]。CT 表现为弥漫性脑水肿，脑室明显缩小甚至消失，而且常有大脑镰下疝、小脑幕切迹疝和由小脑病变导致的小脑扁桃体疝的影像学表现。其他 CT 影像可能显示出有灾难性的、大面积出血或梗死，有占位效应和明显的中线偏移，阻碍了室间孔的 CSF 循环。同样，这些重型脑损伤的临床表现也有相关性，所有这些患者都应该是昏迷的，失去了许多脑干反射，出现过伸反应，或者根本没有反应。上脑干的继发性受累标志着一个转折点，接下来可能会出现所有脑干反射的丧失，但这种情况并不多见（大约每 10 个重型颅脑创伤的患者会出现 1 例）。人们经常使用"无法救治"这个词，的确在某些情况下可以有力地论证这个观点，但不是所有的情况。例如，一个有许多脑干反射缺失和严重脑积水的患者在脑室造口术后可以得到改善。（在严重的第三脑室胶质囊肿中遇到过这种情况。）另外，清除小脑血肿或外伤性硬膜外血肿可以缓解对脑干的压迫，迅速恢复脑干反射。然而，正如第 8 章所述，一旦脑干反射缺失伴有明显的呼吸暂停（通常还需药物进行血压支持），这种情况下损害是不可逆的，没有恢复的可能性（表 11.1）[7]。

表 11.1　预期的不良预后

临床	长期昏迷并伴有过伸的姿势
	脑干反射的连续性丢失并伴有大面积出血（任何类型）
	严重缺损大血管闭塞的血管内修复失败
	大面积硬膜下血肿开颅术后未苏醒
影像	弥漫性脑水肿伴缺氧缺血性损伤
	弥漫性轴索损伤伴胼胝体和中脑脑桥出血
	脑桥出血延伸至中脑和丘脑

一如既往的做法是，临床检查结果必须与相应的神经危重症有关。重要的是要看脑实质的破坏情况，功能区是否受损，以及是否可能因此出现继发性病变。因此，如果丘脑大面积破坏性出血并有突破性渗出，使脑室充盈和扩大，则既不能从清除血肿中获益，也不能通过脑室造口术获得缓解。

是否有对抗疾病的机会

那么，即使可能性很小，但是否存在能带来明显改善的机会呢？患者会不会苏醒？患者的病情会往什么方向发展？这些问题最常见于昏迷患者。当然最理想的情况是尽早识别引起昏迷的并且可干预的病因[8]。预后与干预的时机有关。未治疗的脑积水，血肿带来的长期压迫与占位效应，未经治疗的大血管阻塞，未治疗的（或是未充分治疗）癫痫发作与感染都可能阻碍患者康复。然而，通过及时、积极的治疗之后，患者可能会获得显著改善与恢复（表 11.2）[7]。

表 11.2　预期的恢复

颅骨切开术和肿块切除术（任何）
经过治疗的脑膜炎
经过引流的急性脑积水
经过处理的非惊厥性癫痫持续状态

还有一些不太可控、不太可预测的因素。年龄仍然是一个关键因素：发生在老年人身上的急性脑损伤往往是一个重大的分水岭。（他们的家属会这么回忆："在从梯子上摔下来之前，他的身体一直很好。"）老龄让患者对遭受的伤害更加敏感；年龄的增加使得神经元再生减少，以及使身体其他结构为恢复做出改变的能力下降。在老年人中，任何导致昏迷的重型脑外伤（TBI）的预后一般都很差。老龄和重大创伤（脑部或多发性创伤）仍然是最重要的决定因素和最具指示性的变量[9-11]。

在急性卒中中，情况可能会有很大不同。老年患者在接受急性缺血性卒中的积极治疗后，血管内治疗的效果几乎与年轻患者一样好，但这只涉及一小部分大血管闭塞的患者。大多数神经内科医师和神经外科医师都会考虑到年龄因素，因为随着年龄的增长，会有明显的合并症出现。许多患者受卒中的影响很大，他们的生活会因此突然改变。运动能力和沟通能力仍然是评判卒中后预后的重要因素。毋庸置疑，患者预后很差通常意味着需要被安置在疗养院并完全依赖护理。棘手的是确定对残疾程度较轻的患者该如何做出合理处置,即对于那些"只是生活中部分情况下需要得到他人帮助"的患者。许多急性脑损伤的患者将遭受认知和情感方面的打击,而对体力的丧失则不太在意,这些症状可能持续多年。还有一个问题,就是他们对预后差的主观定义。对某些家庭成员来说可能不是那么"差",而对另一些人来说却绝对是毁灭性的。

哪些情况可能会有良好的恢复

在患者多年密切随访数据中,我们整理出了一些有用的观察结果。首先,在最初的重型脑损伤后,认知和运动能力的完全恢复并不总是使患者免于伤后发生癫痫、严重的情绪波动(创伤后应激综合征)和抑郁症的风险,这些情况往往都需要药物治疗。类似于急性应激反应但很难定义的惊恐和恐惧发作很常见,可能会影响幸存者回归工作。其次,40岁以下的人的恢复潜力是巨大的。尽管他们可能需要找到比受伤前要求低得多的工作(而有些人竭尽全力后仍能从事先前的工作)。在脑外伤、脑膜脑炎和脑出血后,如果在疾病最严重时没有影响到意识水平,患者的恢复情况可能很不错。

其他一些疾病或紊乱的处理和纠正有可能意味着完全恢复。这些疾病包括许多急性神经肌肉疾病(尽管是四肢瘫痪的状态),尽管获得恢复的时间可以长达几个月甚至几年。急性代谢紊乱(如严重的低钠血症或高血糖)可以得到纠正,在纠正这些紊乱中,临床检查显示患者的病情有十分迅速或持续的恢复。

在哪些情况下医师无法预测到患者恢复较差

支持性护理使得患者从脑损伤中恢复过来。入住重症监护室的患者有很高的风险出现并发症,包括预期的和未预测到的。并发症在神经外科手术后更常发生。比方说脑肿瘤切除后的癫痫状态或严重的脑水肿,与颅内占位性肿物诊断性活检有关的大量出血,或大量硬膜下血肿清除术后的再发出血。幸运的是,这些并发症绝大多数都是有因可循的。在药物治疗的急性脑损伤患者中,如果不能对败血症的早期症状做出快速反应,可能会导致多器官功能衰竭和更高死亡率。在一些患者中,一种并发症会导致另一种并发症,这在有严重医疗合并症的患者中更常被预测到,这种情况下新发的急性神经系统疾病会将患者病情推向极端。通常情况下,这些患者之前就有(未被重视的)认知障碍,并且会明显影响发病后的功能恢复。遗传倾向也可能起到一定的作用,但不能以此来影响甚至是改变医师们的决策。

残疾的神经系统体征的恢复

医师如何能可靠地记录预后?尽管已经发表了多种评分和量表,但修改后的 Rankin 量表(表11.3)已被普遍采用,并以二分法显示差与好(或很好)的预后(参见第3章)。该量表可以被直接使用,但任何评估功能的量表,如果没有具体的测试,组间与组内变异性都不会太完美。90 天改良 Rankin 量表已用于许多急性卒中试验,被认为是一个有用的指标[12,13]。改良后的 Rankin 量表以 0~6 的顺序计分,衡量日常活动中的残疾和依赖程度。在每项研究中,恰当地使用 Rankin 量表并了解什么是不良或良好的预后是很重要的。改良 Rankin 量表已被划分为 0~2 分和>2 分、0~3 分

表 11.3 改良 Rankin 评分(mRs)

mRs 评分	定 义
0	无症状
1	无显著残疾;尽管有症状,但能够完成所有日常生活活动
2	轻微残疾;不能完成全部日常活动,但是能够在无人帮助的情况下照顾自己
3	中等残疾;需要他人帮助,但行走不需要帮助
4	中重度残疾;无他人帮助不能照顾自己,满足身体的需要,并且无法脱离他人帮助行走
5	重度残疾;需要持续护理和帮助,卧床不起,二便失禁
6	死亡

和>3分,或0~4分和>4分的Rankin量表,但该量表并非专门针对卒中[13]。

另一个广泛使用的指标是功能独立测量(FIM)得分(表11.4),它评估了进行几个重要的日常生活活动的能力:饮食、穿衣、洗澡、括约肌控制、移动、运动、交流和社会认知。它是一个由8个项目组成的工具,以7分的顺序评分。该量表可用于制表,但最具临床相关性的评分变化(取决于基线评分)仍很难找到。一项研究发现,分数的变化必须很大,才能代表患者改善显著:FIM总分(22分),FIM运动部分的分数(17分),FIM认知部分的分数(3分)[14]。

表11.4 FIM评级量表

FIM评分	定义
1	完全依赖:患者活动中有<25%为主动用力
2	患者能够付出完成活动所需的25%~49%的力,剩下的50%~75%需要指望护理人员或是辅助设备
3	患者能够付出完成活动所需的50%~74%的力,剩下的25%~50%需要指望护理人员或是辅助设备
4	患者能够付出完成活动所需的>75%的力,剩下的<25%需要依赖他人照顾
5	监护——患者需要他人从旁协助、提示、说服(但不需要身体接触)来完成一些活动或任务。而照顾他们的人需要随时待命或者为他们准备防护器具
6	有条件的独立——患者可以使用辅助设备或通过增加时间的方式完成相应活动;不需要护理人员的帮助
7	完全独立

预后可能不仅由患者内在的恢复潜力决定,也取决于是否有接受神经康复的机会。主要的残疾症状,如失语、偏瘫、忽视或眼肌瘫痪的恢复情况不尽相同,这在预料之中,并且恢复幅度较小。因此,毫不奇怪的是当回顾患者一周的病情时,医师们可能发现不了什么,而回顾几个月的病情时就能发现一些变化。神经系统的缺陷可能是残疾的根源,解决它将提高患者的相关功能。其他患者可能有一些神经系统的障碍,如记忆力减退或视力或步态受损,这些症状在如基底动脉闭塞引起的脑干卒中中可以看到。基于许多康复医师所观察到的这些情况,医师们可以预测到什么?此外,是否能够进行归纳?例如,脑外伤引起的偏瘫或失语与卒中引起的类似情况是否会有不同的改善情况,如果有,出血和梗死带来的病情是否有区别?这些问题医师们只能根据已发表的研究结论和个人的观察来处理。

在卒中后的最初2周内,语言表现会有很大的改善,在6个月内可能会有进一步的改善,之后可能会达到一个平稳期。语义学(句子的含义)和句法学(句子的结构)在6周内可能有明显的改善;语音学(说话的声音)和标记测试(对指令的理解)在3个月内可能有改善。在完全性失语症患者中,语言输出能力可能得到改善,但口头交流却明显滞后。在一定程度上,根据失语症的严重程度,语言治疗可能会改善预后,但没有对照研究比较自然过程和语言治疗干预。我们大多数见过言语治疗师工作的人都认为,他们是发掘沟通要素的专家,经过他们的训练可能会加速沟通的恢复。目前,"失语症专家"认为,达到我们所认为的无法预测的恢复是有方法的。左半球病变灶较小的患者周围的语言网络得到恢复,通常预后还不错。而对于较大的病变,左半球病变周围的其他区域得到了激活。而对于严重受损的左半球,对侧右半球的激活也会对他们的恢复产生作用[15,16]。在临床变量中,最初的失语症严重程度似乎是评估失语症预后的最佳因素之一[15,16]。例如,有研究表明,最初的失语商是预测6个月和12个月失语症恢复情况的良好指标[17]。右半球语言网络似乎对左半球卒中后的失语症恢复很重要[18]。右半球(病变对侧)弓状束长段的大小是卒中后语言恢复的重要预测因素。左右半球其他部分的体积与恢复无关[18]。MRI研究表明,右半球对卒中后失语症的恢复有重要作用。有人提出了两种可能的机制:解除已准备好的语言能力或重组右半球语言区。右半球的语言功能可能是由弓状束的一个特定部分介导的。

偏瘫的恢复可能是漫长的,许多患者在发病后6个月身体依然很虚弱并且没能恢复功能。手臂功能在发病后的恢复远不如腿部功能的恢复。

随意伸展手指的能力(卒中后5天内有肩关节外展)提示着很有可能有进一步的恢复[19]。如果这两个动作都不存在,那么只有1/10的人恢复了部分(主要是无功能的)活动能力。增加腿部肌肉的张力使得患者能够站立。能否行走在一开始很难预估,但如果能在很少(如支撑他的手臂)的协助下实现站立,患者未来的恢复情况应该比较乐观。

卒中后的肢体感觉可能会改善,但大约1/3的患者在卒中后一整年仍会有明显的空间定向障碍迹象,这会影响瘫痪肢体的恢复情况。右半球卒中后会出现一些身体意识的障碍,包括肢体认知障碍(即对肢体的不归属感或不认可感)和肢体妄想症(也称为"妄想失认症")[20]。这些障碍显示,看似毫不费力的身体所有权(即"我的"身体属于"我"的感觉)实际上非常脆弱。

持续意识丧失的患者吞咽困难也明显加重,并伴有垂涎和潜在的窒息和误吸风险[21]。卒中后吞咽困难的发生率范围很广,1个月后介于2%与33%,6个月后介于0.4%与50%。对吞咽功能障碍的患者进行床边测试很重要,在测试吞咽过程中吸入稀薄的液体会导致自发性咳嗽,这大大增加了误吸的风险。因此有必要进一步评估吞咽功能,但对于营养储备不足的患者可能必须立即开始给予肠内营养。对严重卒中和头部外伤患者的预后研究表明,早期营养支持可以降低死亡率和院内感染的发生率。营养的主要目标应该是保持肌肉质量并提供足够的液体、矿物质和脂肪[22,23]。一项研究发现,几乎2/3的最初出现严重吞咽困难的卒中患者在7天内无法恢复功能性口服摄入,因此需要进行鼻胃管(NGT)喂养。预测性吞咽评分(PRESS)可用来预测未来几周和几个月内患者是否需要进行经皮内镜下胃造口术(PEG)置入。这一可靠的预后模型是基于前瞻性队列,预测口服的恢复和在第7天和30天恢复到卒中前的饮食的可能性。选择了5个因素,包括年龄≥70岁、入院时的NIHSS评分、额叶的病变、最初的呼吸风险和功能性口服摄入量表的最初得分(表11.5)[24],来开发了一个预后评分系统,并且这个预后评分系统也在多中心方法中得到了外部验证[25]。

表 11.5 经口摄食功能评估量表(FIOS)

等级	临床表现
1	不能经口进食
2	依赖管饲进食,最小量尝试进食食物和液体
3	依赖管饲进食,经口进食单一质地的食物和液体
4	完全经口进食单一质地的食物
5	完全经口进食多种质地的食物,但需要特殊准备或代偿
6	完全经口进食不需要特殊的准备,但有特殊的食物限制
7	完全经口进食,无限制

注:引自Crary等[24]。经许可后使用。

各种神经危重症

每一种神经危重症都有其自身的发展轨迹,其路径决定了预后。预后取决于干预后和稳定后或"神经复苏"后的临床评估结果。换句话说,发病初期看起来很差并不意味着预后很差。此外,如果有新的疗法出现,如果它带来了接近治愈的结局,那么现有的预后预测模型或数据集就会迅速过时。这可能是迅速的,就像从大脑大动脉中取出血栓一样(在血管造影台上被治愈),也可能不那么迅速,如心肺复苏后昏迷患者的低温治疗那样(以在ICU中的天数或恢复到新的功能性基线所需的时间来衡量的改善)。本节将对主要疾病类型进行回顾。

创伤性颅脑损伤

IMPACT(图11.2)和CRASH(图11.3)数据库都发现有几个变量可以持续预测死亡或不良结局;临床上对结局的有力预测是运动反应和瞳孔反应。瞳孔"固定和散大"(通常如第8章所提到的)、圆形或梨形,并有自发过伸姿势的患者可能有严重的弥漫性轴索损伤,并有CT或MRI可以证明白质剪切性病变和挫伤、原发性脑干损伤、蛛网膜下腔和硬膜下腔出血,但这些情况不会因脑水肿而改善或恶化。在这些数据库中,对临床检查结果的依赖程度很低,这是非常令人担忧的。TBI后的康复

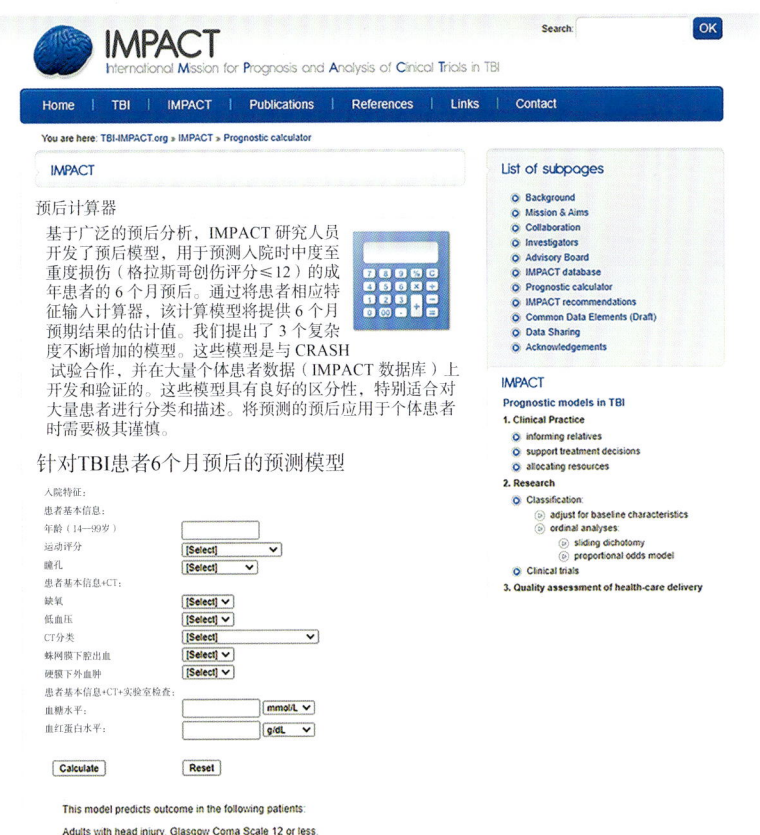

图 11.2　IMPACT 评分计算器

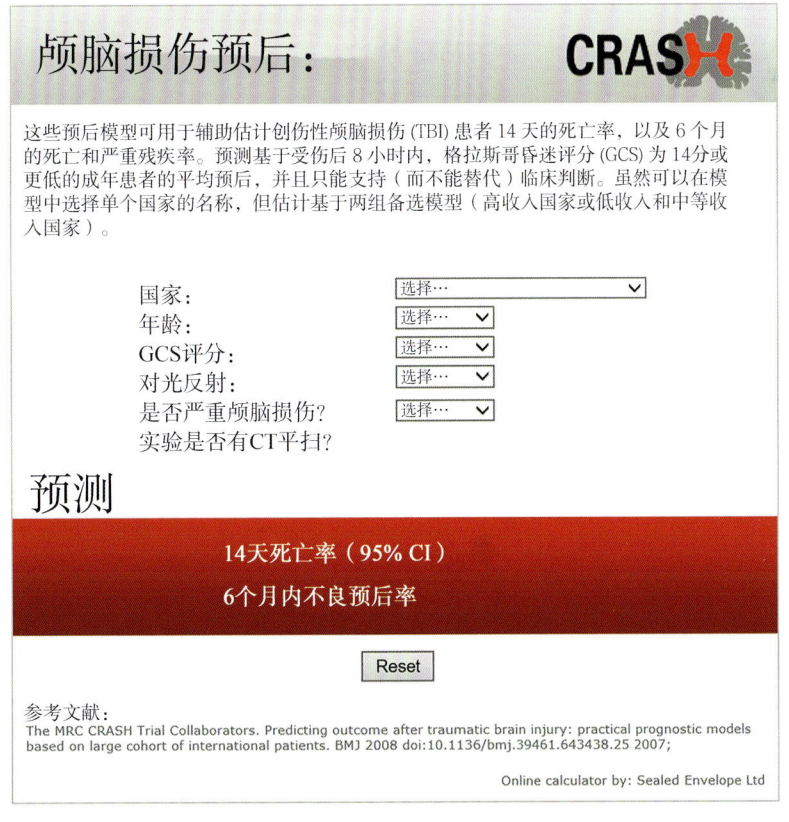

图 11.3　CRAS 评分计算器

轨迹很难预测，而且发生创伤性颅脑创伤的年轻人往往有令人惊讶的恢复力，只有少数年轻人会在养老院接受护理。重型颅脑创伤后严重残疾的患者也许能够回到有保护措施的场所继续工作，通常他们所要承担的工作任务与强度要远远低于受伤之前。脑神经受累导致的视觉障碍、中枢原因导致的眩晕，以及在封闭空间内难以定义的惊恐发作都很常见，因此影响、阻碍幸存者重新参加工作。认知功能障碍在创伤性脑损伤后可能是严重的，是功能独立性较差的原因；具有攻击性的躁动症状也是如此，并且在康复中心收治的70%的患者中常见具有攻击性的躁动。抑郁和冷漠可能同时发生，并可能对多巴胺能药物治疗有反应，如西格列汀、溴隐亭和金刚烷胺，因此多数康复医师会开具精神刺激剂。无论是否有脑损伤的客观诊断，患者都可能发生伴有严重的情绪和行为异常的创伤后应激障碍，而认知康复是退伍军人事务部目前针对退伍军人的一个热门研究领域。

脑外伤数据库可以创建非常大的数据集，作为筛查工具非常有帮助，但绝不应该作为临床实践中的衡量标准，在与家属沟通时，必须交代潜在的合并症、年龄和住院过程，并且谈话内容要具体到患者的个体情况。我们认为这些大数据（即使不那么精细）肯定优于任何一个医师的累积经验，因为它们囊括了成千上万患者的数据。不过，在将这些预测模型应用于单个患者时，还是要特别小心，因为它们只代表概率，对单个患者的预后不具有确定性。

以下是其他一些情况的介绍：住院患者的头部创伤改善情况与专业康复中心患者的改善情况不同。昏迷时间是一个不可靠的预测指标，因为患者可能会因为需要控制躁动、ICP或使用机械呼吸机而强制使用深度镇静药物。一旦患者苏醒，简单的运动技能会随着时间的推移而逐渐获得改善。开颅手术后的患者可能有严重的情绪障碍、头痛和长期的疲劳。他们可能会出现环钻综合征，并伴有延迟的对侧偏瘫，这种情况下颅骨成形术可以改善。

那么，重型颅脑创伤后，患者的情况如何？医师（和他们的家人）可以期待什么样的预后？只需一分钟就能在网上找到"奇迹"患者，被认为已经是没有希望的患者"意外"恢复或从所谓的"植物人状态"醒来。现实是什么呢？在创伤性脑损伤1个月后，当患者睁开眼睛并形成睡眠-觉醒周期时，就可以诊断为持续性植物状态。可能需要一整年的时间才能宣布这是永久性的。从长期的持续性植物状态恢复到反应更快、最低意识状态，已经有几个案例的记录，但无一例外都是年轻的患者。持续性植物状态大多发生在多发伤的危重患者身上，其中其他系统性损伤（长时间休克或难治性低氧血症）是造成最初损伤的原因。第一天的相反情况（高氧血症）并不影响预后[26]。一个更微妙的预后因素是神经外科医师对6个月功能恢复的预后预估和继续手术的决定。一项研究发现，[27]神经外科医师的预后预测有很大波动，仅受到循证风险预测的轻微影响。大多数神经外科医师建议进行开颅手术以清除血肿，但当他们"认为"预后很差时则不建议进行开颅手术。

卒中

由于脑卒中的病因和表现多变，大型数据库无法找到影响缺血性和出血性脑卒中后功能结局的关键预测因素。目前已有如年龄、既往卒中史、意识障碍和发病时的定向力障碍这些普遍适用的预测因素。显然，大脑哪个部位受累是最重要的。后循环的脑梗死大多是良性的，脑干小卒中（有许多临床变异）患者往往有良好的功能恢复。然而，小脑梗死、丘脑梗死（尤其是双侧）或枕叶梗死会影响患者站立、运动、视觉和语言的能力，从而导致严重残疾。后循环中基底动脉的栓塞会导致昏迷或闭锁综合征，这类患者的死亡率高、功能恢复差。一般来说，尽管采用了各种康复措施，但对大面积脑桥梗死患者的长期护理并不能带来良好的预后。大多数闭锁综合征患者将无法脱离轮椅上，头部控制能力差，膀胱和肠道控制能力也会丧失，但吞咽功能可能数月后在拆除胃造瘘后有所改善。双侧PCA梗死可导致终身残疾，导致Balint综合征（无法感知整个视野）或皮质性失明，其恢复期非常长，并且往往只能部分恢复。

急性脑内出血（ICH）的预后与脑出血的大小、位置及出血破入脑室的程度密切相关。在幕下位置的脑出血（由于其靠近脑干并且出血在一个狭小的隔室内）也预示着死亡或生活依赖护理的可能性较高。脑出血的位置至关重要。INTERACT2试验（intensive blood pressure reduction in acute cerebral hemorrhage trial 2）对2066例ICH患者进行的一项大型研究发现，丘脑位置出血更致命，并与卒中结局不佳有关[28]。内囊后肢和球状苍白球/壳核之间的强关联性不仅会导致卒中预后差，不仅在于早期死亡率高，而且会导致残疾。在矫正ICH和IVH体积后，尾状核脑出血位置对功能结局没有明显的影响[29]。此外，涉及内囊后肢、丘脑和幕下部位的脑出血均与低生活质量指数较低有关。

脑出血的诱因不会影响深部出血的预后，因为大多数脑出血都与高血压有关。这些患者脑出血后积极的控制血压（即<130 mmHg）对防止复发很重要。但不幸的是，一旦普通人群康复并进行危险因素控制情况随访，血压控制良好的情况并不多见，最多只有40%~50%的人血压控制得不错[30,31]。对脑淀粉样血管病患者来说，控制血压对减少复发至关重要。只有当脑叶血肿的原因是血管异常，并且可以对异常血管干预并治疗的情况下，才能改善这类患者的长期预后[32]。

年龄仍然是一个主要因素[33]。与年轻患者相比，85岁或85岁以上的患者预后较差，死亡率更高，住院时间更长，并发症发生率更高，尤其是呼吸系统合并症。老年患者由于气道分泌物不易排出，更容易误吸，因此老年患者更容易发生呼吸系统感染。目前尚不清楚相关的合并症或仅由年龄所导致的护理水平下降是否为影响因素[33,34]。

蛛网膜下腔动脉瘤出血

低等级蛛网膜下腔出血最初表现为昏迷并不一定意味着预后不佳；1/5的患者可能预后良好，不会出现严重的致残性认知缺陷[35,36]。约20%的蛛网膜下腔出血后患者仍会出现明显的功能损害（改良Rankin评分为4~5分）。

长期预后可能会改变。出院到疗养院且状况不佳的患者中，有1/3的患者会在入院后的头两年内改善并恢复到具备独立功能。动脉瘤性蛛网膜下腔出血后幸存的患者可恢复功能独立，但约有一半患者抱怨认知障碍以及对生活质量不满意。大约有一半的患者在动脉瘤蛛网膜下腔出血后一年以上仍有记忆障碍。在动脉瘤性蛛网膜下腔出血后的第二年，许多患者可能出现抑郁或焦虑。所有这些并发症都会影响生活质量，影响他们返回岗位重新工作。

缺血缺氧性脑病

在许多有一定规模的预后研究中，明显缺乏有关神经系统查体、镇静剂使用、神经影像、复苏后血流动力学和器官功能的信息，但是所有这些信息对评估患者的预后至关重要。有一条重要的观察结果是：在心肺复苏后，很难获得一个良好的预后。多年来发展预后指标的另一个观察结果是，只有少数临床结论比较突出；自20世纪80年代末以来，没有新的临床研究结论问世[2,38]。大多数临床研究都是由非神经病学专家完成的，这可能导致检查时的只能得出笼统的结论[39]。预后不良的神经影像学检查（MRI上严重的皮质受累）和脑电图检查（阵发性抑制和无反应性）最近作为可靠的指标出现，但这些研究已经有几十年的历史，可能已经被医务人员用于判断缺氧缺血性损伤的严重程度。最新的ERC/ESCIM指南也是对之前首次报道的指南的修改，并且有不错的表现。

缺氧缺血性脑病后的预后可能由多种因素决定，包括早期决定放弃重症监护。大多重症监护医师撤掉生命支持的原因并不完全清楚，可能取决于一些未知因素；但也可能是对神经系统状况和相关检查的审查不严格[40]。一些发病初期神经系统状况不佳的患者在血压恢复到正常水平并持续一段时间之后，瞳孔和角膜反射迅速改善。目前大多数研究侧重于缺乏改善的指标上。脑干通常不受影响，这表明瞳孔或角膜反射消失的情况并不多见。对有害刺激的运动反应是大多数患者损伤程度的最佳指标。对于那些中位瞳孔大小的患者，瞳孔反应的缺失仍然是不良后果的特别指标，反映出脑干缺血缺氧性损伤要严重得多。我们的研究结果证实，在大量复苏后脑病患者中，经过神经科医师诊断的肌阵挛持续状态与不良预后有关。我们的研究结果还表明，并非所有形式的肌阵挛都预示着相同的预后。与非肌阵挛持续状态相比，肌阵挛持续状态是预示着不良预后的，并与其他神经系统的预测因素有关，包括无瞳孔反射、运动检查不佳和不良的脑电图发现。

很少有研究仔细分析了低温治疗后幸存者的认知异常情况。根据我们的经验,大约40%的患者表现出记忆和注意力障碍,但大多数患者都可以重返工作岗位。在匹兹堡最新的一项研究中,向多位专家(第三方神经病学家或神经重症医师)提供了患者的临床病程,然后请他们对患者的预后进行评估;由于其错误的乐观情绪,他们的回答非常具有意义[41];这些提供预后评估的专家们约有1/3的评估是不准确的,而且大多数都错在过于乐观地预测了患者预后。幸运的是,预后是由神经系统因素决定的(89%),包括检查(81%)和脑电图(37%)。其次为非神经系统因素,占73%。

通过采访那些觉得自己的生活受到严重干扰的幸存者,发现了患者们一些主要的担忧[42]。他们的症状包括疲劳、疼痛(在心肺复苏时肋骨骨折)、体重大幅下降、肌肉力量减弱和呼吸困难加剧。认知功能也可能受到影响,例如记忆力差、决策困难和言语问题[43]。许多人对自己虚弱的身体,以及可能再次发病,甚至是面对更糟的情况表示担忧。

认知障碍可能会改善。蒙特利尔认知评估量表(MoCA)或意识障碍评估量表(CAMCI)这两个认知筛查测试有助于识别心搏骤停幸存者的智力损伤差距[44]。对心搏骤停后神经认知功能的评估因数据缺失而明显受阻。主观陈述或电话采访经常被作为证据提出。当涉及MoCA时,只有那些受损最严重的患者可能无法进行测试,而那些认知受损较轻的患者可能会因为测量粗糙而无法被识别出来。这可能会对神经认知障碍及其后果的记录产生偏差。2018年对心搏骤停后6个月的幸存者进行了详细的神经心理学评估,发现26%的患者存在严重的认知障碍(>3个异常的认知领域)[45]。在临床试验中,关于神经认知评估的时间点还没有达成共识,主要是因为缺乏关于纵向变化的证据。2016年,Ørbo等公布了心搏骤停后3个月的详细神经心理学检查结果,结果显示言语和视觉记忆、执行功能和处理速度出现了损伤[46]。在12个月时,他们发现视觉记忆和执行功能有所改善,但其他方面没有改善。他们纳入了更多的心搏骤停幸存者,但进行了较少的神经认知评估测试。

2周时,54%的幸存者在一项或多项测试中出现了障碍。43%的幸存者在3个月和12个月时都出现了认知障碍,而大多数认知能力的恢复发生在心搏骤停后的前3个月。情绪问题是常见的和持续存在的问题。一项研究发现,1/4的幸存者被诊断有精神疾病,其中抑郁症是最常见的,并且女性和年轻患者发病率更高[47]。

中枢神经系统感染

这一类脑部损伤有很强的异质性,无法预测一个准确的临床轨迹。首先,最重要的是患者是否拥有一个健全的免疫系统。免疫力低下的患者的中枢神经系统感染不仅病因多样,而且预后也更差;我们无法预测到其功能完全恢复的轨迹。相反,对于免疫功能正常的患者,尽管临床过程是由识别病因并开始使用适当剂量的抗菌药物治疗所需的时间决定的,但是我们可以预期任何类型的脑部感染都有一个良好的临床轨迹。另一个重要的决定因素是细菌性脑膜炎患者是否已经早期接受了皮质类固醇的治疗。在某些情况下,暴发性脑膜炎的脑水肿对渗透性利尿剂和额外的大剂量静脉注射皮质类固醇反应良好,而急性梗阻性脑积水应通过脑室造口来治疗。

有些感染是神经外科急症。这包括任何颅内或脊柱硬膜外积脓、脑脓肿和脑室炎。这些疾病中都可以得到有效的治疗,包括冲洗或引流,并使用多种抗生素治疗。通过积极治疗,通常数周内就能康复。

近期中枢神经系统感染的患者康复,不论什么原因的感染,都需要时间。如果患者已经处于平台期并且持续了几周,特别是如果没有其他原因导致病情不可能改善,我们绝不能降低护理等级[48]。

单发脑脓肿的预后取决于患者是否适合手术治疗。事实上,大多数有孤立病灶的患者都可以接受手术。如果脓肿位于浅层或位于小脑,那么神经外科手术应该很容易处理这些病灶。抗菌治疗似乎更适用于深部脓肿、多房性脓肿的患者,以及免疫抑制患者的散发性微小脓肿。脓肿的扩大和临床表现逐渐恶化是立体定向抽吸或切除的绝对指征。恢复的机会可能与病变的位置(深部)、干预前是否进展到昏迷,特别是与是否破入脑室有关。当脓肿破裂进入脑室系统并引起暴发性脑膜炎时，患者会迅速衰竭，这种情况往往非常危险甚至致命[49]。

脑炎的长期临床过程仍然难以预测，但年龄、病程和意识水平很重要。年龄小于30岁的患者，如果仍然感觉灵敏、意识灵敏，恢复到感染前正常水平的可能性比意识改变的老年患者要高得多。需要机械通气的患者往往预后不佳——但并非所有；事实上，有些患者在若干年后会有很大程度的改善。然而，我们不可能预测到哪些患者会是这种情况。

我们对后期的临床病程和长期预后不够了解，这是一个很大的知识盲区。大多数数据涉及全身性并发症的死亡率，但缺乏意识、认知障碍及残疾的相关数据。在一些中枢神经系统感染中，没有使用有效的工具对损伤进行系统的筛查，这可能导致分类错误和漏报[50]。

急性神经肌肉疾病

急性神经肌肉疾病可能会迅速导致患者严重瘫痪，患者和家属常常迫切地要求评估预后。了解急性神经肌肉疾病的预后具有重要意义。将良好的预后定义为以下几点：①患者恢复行走；②患者不需要呼吸支持，并且气管造口已经拆除；③患者恢复了吞咽；④患者能够在有或没有纠正措施的情况下阅读；⑤患者没有疲劳或抑郁的迹象；⑥患者没有排尿障碍。这些标准中的每一项都会影响患者的生活质量。

哪些人将会完全康复，为什么？康复的程度是什么？如何衡量这些疾病的残疾程度？例如，在吉兰-巴雷综合征中，一旦患者需要机械通气支持，尽管早期进行了血浆置换或IVIG治疗，但仍可以预计到患者在ICU住院时间会延长，气管切开的可能性很大。尽管如此，机械通气的患者仍有独立行走的能力。大约75%的患者会是这种情况，并且可能在发病2年内康复。在残疾高峰期患者出现上肢瘫痪可能预示着行走的预后较差。尽管如此，患者在一两年后可能会出现临床意义上的改善；因此，支持性治疗和积极的康复是很有必要的。高度强化的康复训练（12个月内几乎每天进行），包括膀胱和肠道训练，以及运动和转移，改善了GBS患者诊断后1~12年的残疾状况。然而，医师们仍然无法预测哪些人最终可以脱离轮椅，哪些人会终生依靠轮椅。幸运的是，大多数人都能重新获得行走的能力。一般来说，在Passy-Muir瓣膜（PMV）置入后，我们预计在6周内首次看到上肢运动，2个月内看到首次说话。脱离呼吸机、恢复下肢运动和行走能力都应在3个月后出现。通常在7~8个月后恢复无障碍行走的能力。

重症肌无力的变异性要大得多。与早发的重症肌无力相比，中年发病的重症肌无力不仅表现较轻，而且完全缓解的概率较低，死亡率较高。恶性胸腺瘤患者的预后较差，但前提是肿瘤突破包膜并转移。最终，生活质量在很大程度上取决于肌肉无力的严重程度，肌肉无力可能包括颈部肌肉无力和头部持续下垂、吞咽困难和咀嚼问题、上睑下垂、复视、语言障碍，以及取决于免疫抑制治疗的继发影响，其中可能包括反复感染、骨质疏松、白内障或多年服用硫唑嘌呤的患者出现恶性肿瘤。

急性脊髓损伤

急性脊髓损伤后的死亡率相对较高，患者往往在被送往医院前就因伤势过重而死亡（约20%）。年龄大于20岁、男性、严重的全身性损伤（损伤严重程度量表≥15分）、并发脑外伤、一种或多种合并症、神经系统状况，以及在非1级创伤中心接受的护理水平是初次住院期间与死亡相关的因素。

正如预期的那样，康复的机会与神经系统损伤的严重程度成反比。在最初的神经系统检查中，只有10%~15%的完全损伤患者会转为不完全损伤状态。不完全损伤的恢复率较好：1/3的ASIA B级患者将转为ASIA C级，另外1/3转为ASIA C级或D级。最初的ASIA C级状态有更好的结果，70%将转为ASIA D级或E级。损伤的程度也影响到神经系统恢复的潜力。在完全性脊髓损伤患者中，与胸椎受伤的患者相比，颈椎水平受伤的患者的神经系统恢复明显更好。颈椎和胸椎脊髓损伤的不完全损伤者的神经系统恢复率似乎差别不大。

在创伤性脊髓损伤的基线中，73%的受试者为ASIA A级，其中15%转化为不完全损伤状态。在这些患者中，T9以下节段的恢复预后变化较大。

功能随年龄下降,没有明确的分界线[51]。

脊髓梗死后的恢复情况不一。在他们最糟糕的情况下,约有一半的患者有严重的损伤(ASIA A级和B级)。在他们病情最严重的时候,超过75%的患者需要坐轮椅才能移动,而且几乎所有的人都留置导尿管治疗。1/3的患者在初次检查时有疼痛。初次检查时的严重损伤(ASIA A 或 B)、没有巴宾斯基征、存在感觉水平、纵向广泛的MRI病变和胸椎最高水平的MRI病变与3年随访时患者是否使用轮椅和导尿管相关。但有一半的患者在若干年后在有或没有辅助工具的情况下也能行走。在这些患者中,绝大部分人有可能实现很不错的康复[52]。

更多思考

对患者预后能够预测,这是所有医师所期望的,也是医学实践中所期望的一部分。

在最糟糕的情况下,重型颅脑损伤往往很快就会表现出可怕的一面。结果往往是降级护理,患者不得不认命。有些患者会脑死亡,可能会成为器官捐赠者。在重型颅脑损伤患者中,死亡通常不太常见。院内死亡可能是由其他的医疗并发症所致。如今的死亡率更是会受到"尸检和回顾"的影响,因为它们会影响医院的评级。有医师认为,我们可以避免任何一个坏的预后,因为对任何不成功的护理事件进行回顾,都会发现存在管理不当或决策错误。然而,严重的、持续的脑损伤总是会出现并发症,其中许多是无法预防或充分治疗的。但针对死亡率和发病率进行研究讨论仍然是有用的,因为它们可以确定"系统性问题",如与患者和家属沟通(参见第12章)或解释中的潜在失误,以及不及时的干预。

神经重症监护只是刚刚起步,神经重症医师所面对的是护理重点或决策的转变,不太完善的预后(认知与身体)评估及不断变化的社会支持结构。一个关键的(但大多数情况下是没有答案的)问题是,短期的悲观主义者是否可以转变为长期乐观主义者(悲观主义者无法看到患者在身患某种疾病后,可能在多年后得到恢复。而乐观主义者则会认为医学干预是徒劳的)。许多病情危重的患者最终可以康复到获得一个可接受的功能预后(由患者或近亲评定),但"可接受"是一个非常主观的判断。家属对不良预后先入为主的观念可能会影响预后,但它们很难客观化(而且可能并不像我们想象的那样先入为主)。总的来说,病前状态、临床表现和支持系统(财务和社会结构)将尤为重要。谁来照顾那些患者,而这又将给照顾者带来什么影响(即辞去或更换工作)?一个关键的问题是,在西半球的国家,患者和家属认为独立是最重要的,不想去养老院或专业护理机构。因此神经病学预后学家应该去预测患者在未来是否会获得独立能力(或缺乏独立性);这远比预测患者是否会从昏迷中醒来或存在神经病学障碍更重要。东半球的人们价值观不同,在那里,独立被作为一个预后标准,但是很少作为主要的决定因素。值得肯定的是,Goldilocks效应——一切都必须在数月内进行得恰到好处,这样患者才能最终获得一个良好的功能预后。

最后一件事:至少一个世纪以来,在患者、家属和负责任的医师之间,对预后的评判明显有偏差。医师绝大多数情况下都不愿意承认自己可以改变患者的预后,因此很少有医师做出权威性的判断。而现在我们也分担了这一责任,对患者和家属的需求更加了解。偶尔,一些家属会试图颠覆医师的道德义务,认为他们向患者提供坏消息。然而,在大多数情况下,医师与家属沟通时是友善且富有同情心的。毫无疑问——神经科医师是真心希望患者能够康复。

提示和要点

- 大部分神经危重症可仅仅基于临床检查而得出其病程轨迹。
- 患者预后是由患者的意愿、干预的程度和预先存在的情况间接决定的。
- 预后一般在发病时就能确定,但并发症造成的二次伤害可能会降低完全康复的概率。患者在接下来一周内的临床表现如何是决定预后的主要因素。
- 长期来看,年轻患者的预后可能是令人满意的,但在老年人中得到令人满意的预后的可能性要小得多。

- 预后(好或坏)仍然难以准确预测。预后好可能会被随后发生的重大并发症所抵消；预后差也可能会被积极、周到的护理和意想不到的(无法定义的)自身恢复能力所抵消。
- 苏醒较晚(几个月后)的患者，其预后一般较差。
- 急性脑损伤的预后往往更多的是由非物理(肢体力量和步行状态)因素决定的，如情感状况、决策、压力是否缓解、情绪变化和个人社交状况。

参考文献

[1] Bates D, Caronna JJ, Cartlidge NE, et al. A prospective study of nontraumatic coma: methods and results in 310 patients. Ann Neurol. 1977;2:211-20.

[2] Levy DE, Bates D, Caronna JJ, et al. Prognosis in nontraumatic coma. Ann Intern Med. 1981;94:293-301.

[3] Hocker S, Wijdicks EF. Recovery from locked-in syndrome. JAMA Neurol. 2015;72:832-3.

[4] Twomey F, O'Leary N, O'Brien T. Prediction of patient survival by healthcare professionals in a specialist palliative care inpatient unit: a prospective study. Am J Hosp Palliat Care. 2008;25:139-45.

[5] Finley Caulfeld A, Gabler L, Lansberg MG, et al. Outcome prediction in mechanically ventilated neurologic patients by junior neurointensivists. Neurology. 2010;74:1096-101.

[6] Pratt AK, Chang JJ, Sederstrom NO. A fate worse than death: prognostication of devastating brain injury. Crit Care Med. 2019;47:591-8.

[7] Wijdicks EFM. Predicting the outcome of a comatose patient at the bedside. Pract Neurol. 2020;20:26-33.

[8] Edlow JA, Rabinstein A, Traub SJ, Wijdicks EF. Diagnosis of reversible causes of coma. Lancet. 2014;384:2064-76.

[9] Collaborators MCT, Perel P, Arango M, et al. Predicting outcome after traumatic brain injury: practical prognostic models based on large cohort of international patients. BMJ. 2008;336:425-9.

[10] Lingsma HF, Roozenbeek B, Steyerberg EW, Murray GD, Maas AI. Early prognosis in traumatic brain injury: from prophecies to predictions. Lancet Neurol. 2010;9:543-54.

[11] Maas AI, Marmarou A, Murray GD, Teasdale SG, Steyerberg EW. Prognosis and clinical trial design in traumatic brain injury: the IMPACT study. J Neurotrauma. 2007;24:232-8.

[12] Broderick JP, Adeoye O, Elm J. Evolution of the modified Rankin scale and its use in future stroke trials. Stroke. 2017;48:2007-12.

[13] Quinn TJ, Dawson J, Walters MR, Lees KR. Reliability of the modified Rankin scale: a systematic review. Stroke. 2009;40:3393-5.

[14] Wilson JR, Grossman RG, Frankowski RF, et al. A clinical prediction model for long-term functional outcome after traumatic spinal cord injury based on acute clinical and imaging factors. J Neurotrauma. 2012;29:2263-71.

[15] Osa Garcia A, Brambati SM, Brisebois A, et al. Predicting early post-stroke aphasia outcome from initial aphasia severity. Front Neurol. 2020;11:120.

[16] Watila MM, Balarabe SA. Factors predicting post-stroke aphasia recovery. J Neurol Sci. 2015;352:12-8.

[17] Kertesz A, McCabe P. Recovery patterns and prognosis in aphasia. Brain. 1977;100(Pt 1):1-18.

[18] Forkel SJ, Thiebaut de Schotten M, Dell'Acqua F, et al. Anatomical predictors of aphasia recovery: a tractography study of bilateral perisylvian language networks. Brain. 2014;137:2027-39.

[19] Nijland RH, van Wegen EE, Harmeling-van der Wel BC, Kwakkel G, Investigators E. Presence of finger extension and shoulder abduction within 72 hours after stroke predicts functional recovery: early prediction of functional outcome after stroke: the EPOS cohort study. Stroke. 2010;41:745-50.

[20] Jenkinson PM, Moro V, Fotopoulou A. Definition: asomatognosia. Cortex. 2018;101:300-1.

[21] Akkersdijk WL, Roukema JA, van der Werken C. Percutaneous endoscopic gastrostomy for patients with severe cerebral injury. Injury. 1998;29:11-4.

[22] Young B, Ott L, Yingling B, McClain C. Nutrition and brain injury. J Neurotrauma. 1992;9 Suppl 1:S375-83.

[23] Zarbock SD, Steinke D, Hatton J, Magnuson B, Smith KM, Cook AM. Successful enteral nutritional support in the neurocritical care unit. Neurocrit Care. 2008;9:210-6.

[24] Crary MA, Mann GD, Groher ME. Initial psychometric assessment of a functional oral intake scale for dysphagia in stroke patients. Arch Phys Med Rehabil. 2005;86:1516-20.

[25] Galovic M, Stauber AJ, Leisi N, et al. Development and validation of a prognostic model of swallowing recovery and enteral tube feeding after ischemic stroke. JAMA Neurol. 2019;76:561-70.

[26] Weeden M, Bailey M, Gabbe B, Pilcher D, Bellomo R, Udy A. Functional outcomes in patients admitted to the intensive care unit with traumatic brain injury and exposed to hyperoxia: a retrospective multicentre cohort study. Neurocrit Care. 2021;34:441-8.

[27] Williamson T, Ryser MD, Abdelgadir J, et al. Surgical decision making in the setting of severe traumatic brain injury: a survey of neurosurgeons. PLoS One. 2020;15:e0228947.

[28] Delcourt C, Sato S, Zhang S, et al. Intracerebral hemorrhage location and outcome among INTERACT2 participants. Neurology. 2017;88:1408-14.

[29] Eslami V, Tahsili-Fahadan P, Rivera-Lara L, et al. Influence of intracerebral hemorrhage location on outcomes in patients with severe intraventricular hemorrhage. Stroke. 2019;50:1688-95.

[30] Arima H, Tzourio C, Butcher K, et al. Prior events predict cerebrovascular and coronary outcomes in the PROGRESS trial. Stroke. 2006;37:1497-502.

[31] Biffi A, Anderson CD, Battey TW, et al. Association between blood pressure control and risk of recurrent intracerebral hemorrhage. JAMA. 2015;314:904-12.

[32] Wermer MJH, Greenberg SM. The growing clinical spectrum of cerebral amyloid angiopathy. Curr Opin Neurol. 2018;31:28-35.

[33] Arboix A, Vall-Llosera A, Garcia-Eroles L, Massons J, Oliveres M, Targa C. Clinical features and functional outcome of intracerebral hemorrhage in patients aged 85 and older. J Am Geriatr Soc. 2002;50:449-54.

[34] Carbajo-Garcia AM, Cortes J, Arboix A, et al. Predictive clinical features of cardioembolic infarction in patients aged 85 years and older. J Geriatr Cardiol. 2019;16:793-9.

[35] Ariyada K, Ohida T, Shibahashi K, Hoda H, Hanakawa K, Murao M. Long-term functional outcomes for world federation of neurosurgical societies grade V aneurysmal subarachnoid hemorrhage after active treatment. Neurol Med Chir (Tokyo). 2020;60:390-6.

[36] Risselada R, Lingsma HF, Bauer-Mehren A, et al. Prediction of 60 day case-fatality after aneurysmal subarachnoid haemorrhage: results from the International Subarachnoid Aneurysm Trial (ISAT). Eur J Epidemiol. 2010;25:261-6.

[37] Steinbusch CVM, van Heugten CM, Rasquin SMC, Verbunt JA, Moulaert VRM. Cognitive impairments and subjective cognitive complaints after survival of cardiac arrest: a prospective longitudinal cohort study. Resuscitation. 2017;120:132-7.

[38] Wijdicks EF, Hijdra A, Young GB, Bassetti CL, Wiebe S, Quality Standards Subcommittee of the American Academy of N. Practice parameter: prediction of outcome in comatose survivors after cardiopulmonary resuscitation (an evidence-based review): report of the Quality Standards Subcommittee of the American Academy of Neurology. Neurology. 2006;67:203-10.

[39] Sandroni C, D'Arrigo S, Cacciola S, et al. Prediction of poor neurological outcome in comatose survivors of cardiac arrest: a systematic review. Intensive Care Med. 2020;46:1803-51.

[40] Moseby-Knappe M, Westhall E, Backman S, et al. Performance of a guideline-recommended algorithm for prognostication of poor neurological outcome after cardiac arrest. Intensive Care Med. 2020;46:1852-62.

[41] Steinberg A, Callaway C, Dezfulian C, Elmer J. Are providers overconfident in predicting outcome after cardiac arrest? Resuscitation. 2020;153:97-104.

[42] Whitehead L, Tierney S, Biggerstaff D, Perkins GD, Haywood KL. Trapped in a disrupted normality: survivors' and partners' experiences of life after a sudden cardiac arrest. Resuscitation. 2020;147:81-7.

[43] Blennow Nordstrom E, Lilja G. Assessment of neurocognitive function after cardiac arrest. Curr Opin Crit Care. 2019;25:234-9.

[44] Koller AC, Rittenberger JC, Repine MJ, et al. Comparison of three cognitive exams in cardiac arrest survivors. Resuscitation. 2017;116:98-104.

[45] Juan E, De Lucia M, Beaud V, et al. How do you feel? Subjective perception of recovery as a reliable surrogate of cognitive and functional outcome in cardiac arrest survivors. Crit Care Med. 2018;46:e286-93.

[46] Orbo M, Aslaksen PM, Larsby K, Schafer C, Tande PM, Anke A. Alterations in cognitive outcome between 3 and 12 months in survivors of out-of-hospital cardiac arrest. Resuscitation. 2016;105:92-9.

[47] Desai R, Singh S, Patel K, Fong HK, Kumar G, Sachdeva R. The prevalence of psychiatric disorders in sudden cardiac arrest survivors: a 5-year nationwide inpatient analysis. Resuscitation. 2019;136:131-5.

[48] Stahl JP, Mailles A. Herpes simplex virus encephalitis update. Curr Opin Infect Dis. 2019;32:239-43.

[49] Widdrington JD, Bond H, Schwab U, et al. Pyogenic brain abscess and subdural empyema: presentation, management, and factors predicting outcome. Infection. 2018;46:785-92.

[50] Roos KL, Tunkel AR. Bacterial infections of the central nervous system. Preface. Handb Clin Neurol. 2010;96:ix.

[51] Lee BA, Leiby BE, Marino RJ. Neurological and functional recovery after thoracic spinal cord injury. J Spinal Cord Med. 2016;39:67-76.

[52] Robertson CE, Brown RD Jr, Wijdicks EF, Rabinstein AA. Recovery after spinal cord infarcts: long-term outcome in 115 patients. Neurology. 2012;78:114-21.

第12章 临床信息沟通

Communicating Clinical Findings

亚生江 译，叶相如 审校

神经重症监护的本质是在临床干预前观察、查体和分类。涉及临床诊断和病程信息，一部分信息可从病史中获得（参见第1章），另一部分信息可以通过了解患者目前的状态来预测（参见第6章）。监护过程中必须审查新出现的临床信息，以确定哪些需要留意，哪些可以忽略。电子病历中记录着所有的治疗和数据，通常包含的信息还要多于医师的需要，这被贴切地称为认知超载。

患者庞大的临床信息（24小时内数以千计的数据）耗费了医师大量时间，并且越来越需要开发新的工具来将这些数据记录定制为更加直观的内容。电子病历也拉开了年轻与高年资医护人员之间的沟通距离，年轻一代将医护之间的互动协作仅限于电子病历界面上的交流。这就使得这些有用的信息变得有迹可循。然而，高年资医师往往觉得自己还不足以追赶变化中的新技术。

所有这些精简对于临床信息的沟通都是一种改良，但实际操作可能更加混乱且紧急。我们需要做出正确的决定，设定目标，甚至需要牵线搭桥来推动进一步的沟通。而且，只有当其他人理解并被告知内容时，所提供的信息才有价值。我们之间会有很多的交流。在繁杂重症监护信息中，我们时常撰写和阅读关于患者笔记、谈话、通话、文字短信、聊天和电子邮件[1-4]的内容。尽管我们能立即联系上彼此（如果可以的话），但实际情况是我们往往需要同时处理多个任务。而现在我们已经接受了在这样一种期待能够联系到彼此的医疗环境中工作。

那么，该怎么交接班呢？即如何在患者院内转运或转院时进行临床信息的沟通交流。我们知道，夜班实习医师交班内容是夜班患者出现的问题[5]。至少有一项研究表明，"良好"的交班记录可减少不良事件的发生[6]。这是个复杂的问题。例如，另一项调查要求临床医师根据临床病史和事件经过来预测每位患者是否会在夜间出现异常，以及他们最担心的是哪类事件。在300多例患者的交班过程中，这些刚刚交接班的重症医师们在开始管理患者之前立即接受了调查。遗憾的是，这些夜班医师只能掌握日班医师53%的诊疗数据[7]，这些数据集中在5个方面（血流动力学、呼吸系统、代谢系统、神经系统和血液系统）。不出所料，临床医师不太能正确判别意识状态改变的患者。这是一种难以定义和沟通的病情（详见第3章和第7章）。如果有什么值得说的，那就是这项研究揭示了医护人员对患者病程的根本误解。更严重的是，交接班中的沟通错误可能低估误吸风险和心律失常的发生[7]。

患者交接中若多为与主题无关的信息、冗余的细节以及繁杂的总结，显然会增加错过关键信息和引发误解的风险[8]。交接班如果不能标准化，那么可能会错过一些风险信息，将使接受方医护人员陷入应对医疗紧急情况时无所适从的困境[9-12]。然

© Mayo Foundation for Medical Education and Research, under exclusive license to Springer Nature Switzerland AG 2021

E.F.M. Wijdicks, *Examining Neurocritical Patients*, https://doi.org/10.1007/978-3-030-69452-4_12

而,提升医护人员对转运工作流程效率和患者安全性的认识是不够的;沟通还必须包括对现有医疗问题的解决方案,以及在病情发生急性变化时(即"还有什么-如果发生什么-然后将会发生什么"的情景)的前瞻性指导方案。

核查清单有助于改善沟通[13,14]。将核查清单纳入电子病例可以自动填充数据,不用依赖医护人员记忆,如药物剂量或给药时间。剩下的问题是核查清单的可持续性,以及核查清单最终是否会消失或未被填写归档。核查清单可能无法减少再次转入 ICU 或呼叫快速反应小组(rapid-response team,RRT)[13]的概率。快速再入院或病情反复仍然难以预测,而沟通失败只是其中的一个因素[15-17]。

通常情况下,医患交接不充分会导致责任不明,医护和患者都为此付出代价。医师往往会高估他们交接沟通的有效性,尤其是很少就哪一部分传达的信息最为重要达成共识。

医疗环境就像一个紧密关联的生活圈,而我们时刻不断在塑造这些联系。信息在这些关联网络中得以传递。沟通网络可能涉及层级(低年资住院医师→其他低年资住院医师→高年资住院医师→专科培训医师→护理人员)或直接(低年资住院医师→护理人员,以及护理人员→护理人员)交流。有效的信息传递要求通信链必须完整,其中的成员必须密切合作以确保不会遗漏信息(图 12.1)。

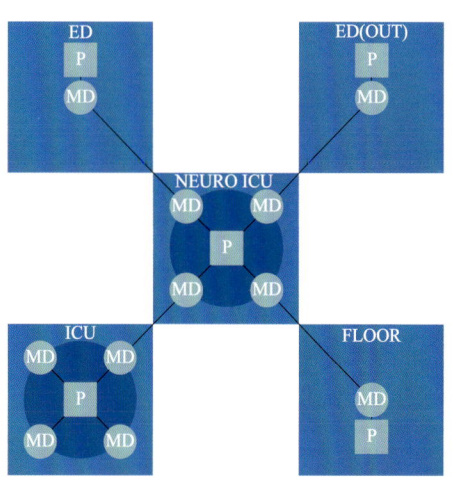 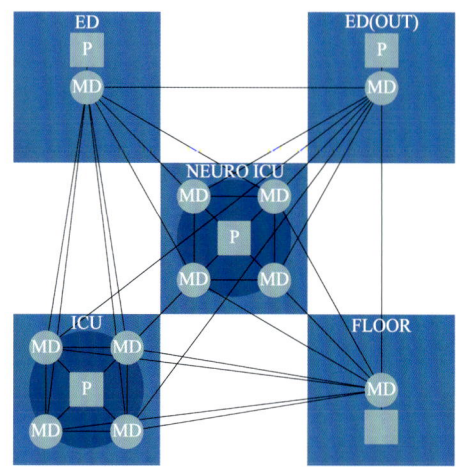

图 12.1 沟通网络图。左:请注意,通常一名来自神经重症监护室外的主治医师会与一组照顾患者的医师沟通。理想情况下,这些医师互相沟通(文字、电子邮件、查房)。这可能包括一定的层级(住院医师→专科培训医师→护理人员)。先告知谁可能会有所不同。ED:急诊;MD:医学博士/主治医师;P:患者;Neuro ICU:神经重症监护室;Floor:楼层。右:沟通网络可能会变得相当拥挤,我们可能无法重建谁与谁沟通,这就像巴比伦混乱——尽管大家使用相同的语言依然无法有效沟通。关键是互动

目前没有仪器、设施或制度提供标准化的沟通系统。院内沟通协议使用了"情景背景评估建议"(situation-background-assessment-recommendation,SBAR)模型,但其缺乏特异性[18]。此工具通常涵盖以下问题:①患者发生了哪些需要立即关注的问题?发生了什么情况?②患者的背景信息是什么?③对临床(神经)状态最合理的评估是什么?④应该如何纠正问题,建议采取什么措施?SBAR 协议于 2003 年首次引入,旨在为医师和护士之间关于需要立即关注的情况的对话提供一些标准化框架。在 ICU 和儿童急诊环境中已有一些使用经验的报道[19-21]。护理人员使用情况不一致,而 ICU 医师几乎不使用。然而,在重症监护领域,交接和转移(handoffs and transitions in critical care,HATRICC)的前瞻性研究已经取得了重大进展。该研究确定,对于(心脏和非心脏)手术人群,标准化交接有效改善了信息交流、团队合作和专业水平。但令人失望的是,交接时间增加了 100%,未影响患者预后或需要住 ICU 的概率[22,23]。

在本书最后一章,我们探讨了常见的沟通中断或持续监护中断的情况、提高沟通技巧的方法,以及如何获得解决沟通分歧的必要技能。我想提出

的观点是,如果没有双方面对面的交流,我们的临床神经学检查可能会变得毫无意义。它通常涉及医师与神经重症监护师的交流,但这里概述的原则必须适用于所有医护人员。神经重症监护室的重症患者因其病情较急且高度复杂,因此面临着更大的错误沟通风险。病情复杂的患者在交接过程中出现了新的问题,即倾向于关注患者监护的最新细节(如呼吸机设置、输注药物),而忽视了对患者病情的全面概述。

有效沟通的障碍

沟通意味着获取和传达必要信息。那么,我们为什么不能有效地沟通呢?存在哪些障碍?

高效沟通存在多方面的挑战。首先,存在责任不明。简单来说,谁需要知道什么,以及为何需要知道这些信息?常见的错误之一是向不太知情的人员(如实习生、代班医师或者那些声称"临时负责"的人)提供至关重要且可执行的信息,这可能导致急性期监护不足。其次,沟通缺乏系统性。正如患者的分诊体系和响应模型,信息分享也需要在我们能够确保完整性之前经过一些"必须核查的方面"。甚至基本的时间轴有时也可能会缺失。如果接收信息的人多次提出后续问题以获取更为关键的信息,我们应该立即怀疑沟通可能存在严重缺陷。第三个挑战是当信息被打断时往往会被忽略,尤其是在面对大量患者并感到巨大压力的情况下。我们都知道一边拨打急诊电话、查看神经影像和回复短信,一边做存在巨大挑战性的笔记。如果这些干扰打乱了日常工作,而竞争性活动扰乱了注意力,那么这对重症监护是不利的。只会增加时间,但我们必须做出调整。重要的问题是,我们是否有能力应对这一挑战?

沟通不畅的剖析

信息误导如今泛滥成风,使得我们的医师同胞们感到困惑不已。坦率地说,为何一些信息屡次被置若罔闻呢?或许我们自以为能够及时获取所需的一切信息,但事实未必如此。这些年来,我听到了一些引人发笑的迷惑沟通(表 12.1)。为了正视我们做的不当之处,有必要揭示这些沟通的困惑。事实上,我们会使用一些非神经危重症专业人士难以理解的专业术语,反之亦然。在这里,我并没有任何贬低同僚们的意图(并且我谦虚地意识到,我们没有人是绝对正确的)。我将提供一些能够使我们得到启发的实际案例,来具体阐述这一观点。通常来说,最容易出错的情形是神经重症监护室的分诊和直接入院,以及管理或转出重症监护室方面的临床信息沟通过程。有些沟通方式明晰易懂,而有些则令人费解。我时常发现,持续提问(友好地)鼓励会最终带来更多重要的相关信息("情节愈加复杂"现象)。有时,沟通是不合时宜的("已经预约了头部 CT 扫描;我会随后告诉你结果"),或者至少在第一次听到时不合情理("患者不说话,无左侧上肢或下肢活动")。正如开篇所述,从进入急诊室的患者或家属那里获取病史信息,然后将其传递至重症监护病房,一直都是一项巨大的挑战。因此,这一过程成为成功沟通的一个重要决定因素。

表 12.1　令人迷惑的沟通

"病情异常"
"不言语,只有左侧能活动"
"时有意识不清的状况"
"瞳孔现在反应迟钝"
"巴宾斯基反应消失"
"呆滞不动,无反应"
"哪里都无反应"
"情况很糟糕,我是真的很担心"
"浑身发抖"
"血压偏低"
"心率有所增加"
"实验室检查结果稳定"
"实验室检查数值正在上升"
"CT 扫描显示未出血"
"患者接近需要住院的状态"

范例 1:与院外的医师沟通

医师 A:我这里有一个患者摔倒后几乎没有反应,CT 扫描显示出血。我想送他过去。

神经重症医师：你还能告诉我什么？
医师 A：我们准备给他插管。
神经重症医师：他的检查结果如何？
医师 A：GCS 3 分。
神经重症医师：你能告诉我更多吗？
医师 A：基本上就是这些了。
沟通要点：CT 扫描显示急性硬膜下血肿伴中线移位。脑干反射正常，但出血一侧瞳孔变大。INR 明显上升。最好的建议是开始使用渗透性利尿剂，并用人凝血酶原复合物和静脉注射维生素 K 充分逆转抗凝作用，而且应该在神经外科医师到达之前联系他。

任何神经重症医师都会本能地问"这个患者怎么了？"并且会在我们的同事未能明确且详细地解释事物时就开始寻找规律。我们很难理解那些似乎不理解的人。毫无疑问，患者信息的传达不足可能会导致在转移前提供不足或不合适的监护，就像上面的例子一样。在协同沟通中实现完美的协调可能过于苛求，但我们应该考虑以下三个与医师要求转院相关的问题：①患者病情是否在恶化？原因是什么？②是否迫切需要神经外科（开颅）或神经重症监护（渗透剂）干预？③是否需要进行血管内介入操作？

范例 2：与院内医师沟通（入住 ICU）

医师 A：我病房里有个刚癫痫发作接受快速反应小组处理（RRTd）的患者，需要入住神经重症监护室。
神经重症医师：为什么？
医师 A：护士们很不舒服。
神经重症医师：你呢？
医师 A：嗯，癫痫发作后她似乎没有醒过来。
沟通要点：该患者罹患胶质瘤，全天候持续局灶性癫痫，并接受多次劳拉西泮治疗。气道分泌物积聚与气道保护是个问题，因此我们需要行血气分析以排除二氧化碳潴留的可能。此外，患者到达之前还需进行一次新的 CT 扫描。

快速反应小组（rapid-response team，RRT）的呼叫是重症监护入住的常见原因，而与之相关的快速应对者具有较高的掌控能力。这个时候信息是分散的，快速转移患者优先于详细规划。一些转入的患者看起来很好；其他人则非常不稳定。无论如何，他们的到来往往会带来某种程度的意外状况。

范例 3：与院内医师沟通（从 ICU 转出）

神经重症医师：我们将一名脑外伤者转移给你，因为他已不再需要持续的重症监护病房级别的护理，而且我们的床位紧张。
住院总：还有什么我需要知道的吗？
神经重症医师：他状态一直很好，由于一些便秘和血压问题我们留了他更长的时间在 ICU。
住院总：你认为护理人员能照护好他吗？
神经重症医师：我想是的。
沟通要点：这个患者不久前从呼吸机相关肺炎中恢复过来。此外，降血压药物剂量增加了，且分泌物负担显著减轻仅持续了 24 小时。在转运后 6 小时，患者因分泌物难以清除，以及血压飙升而返回了 ICU。

当医师和护理人员认为患者"不需要 ICU 级别的护理"时，没有明确的转移标准。有些人使用 6~12 小时的血压、心率和呼吸频率的稳定作为标准，但这显然是个随意的分界线。通常，转移时伴有轻度心动过缓或心动过速的患者在换班时，以及新接班者（正确或错误地）"感觉不舒服"时触发 RRT。

助记口诀

医护人员如何在患者紧急入住神经重症监护室时进行有效沟通？理想情况下，一开始就向接收方提供患者正确的临床信息，不会出现进一步的问题。我注意到，已经有许多助记口诀正在被使用。最近一篇关于助记口诀的综述回顾了 46 篇文章，描述了 24 种不同的交接记忆口诀[24]。没有严格的结果研究证实交接助记口诀的有效性或回忆的准确性。许多都是公式化的方法，非常不寻常（NUTS，GRRR），或者过于复杂（I PASS the BATON）。整个过程缺乏特异性，而且许多记忆法是模仿性的。此外,尽管为医师和其他医护人员制定的标准化交接助记法可以简化数据传输,但并不一定能够促使更加专注、关于患者管理的关键性讨论。有效的助记法应当是易于记忆、引人注目、具有象征性、简单易用,并能唤起视觉图像的。大多数助记法之所以未经严格研究并广泛接受,是因为它们在实际应用中被证明是有效的。

我发明了另一个记忆工具,名为"TELL ME"(图12.2),旨在帮助医师(或其他参与转诊和交流的医疗保健专业人员)标准化他们的沟通。这些要素包括:了解病程(是新的和意外的,还是持续一段时间)、从次要信息中提取关键信息、传达待完成的测试(如CT和实验室检查)、传达需要多少关键支持(如分泌物情况、插管)、了解已经使用了哪些紧急药物(如甘露醇、抗癫痫药、氨甲环酸),以及做好最坏情况的预案。我相信,有了这些信息,接收人员会更清楚发生什么,并已做好迅速干预的准备。该记忆工具不是一成不变的,它鼓励双向讨论,探讨为何需要关键支持以及如何进行管理。该记忆工具已经得到了很好的应用反响。(在撰写本文时,我们正在准备一项验证研究。)

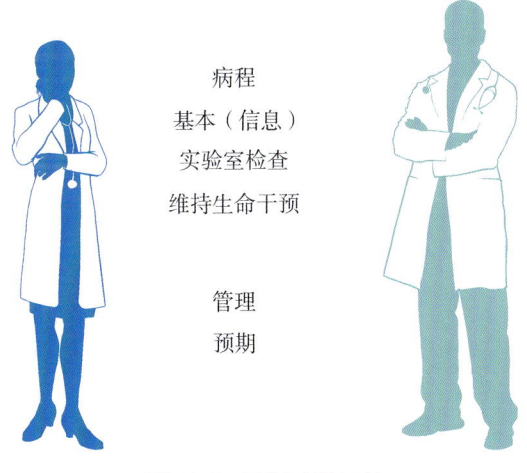

图12.2　TELL ME 口诀

查房和信息交流

查房和介绍患者的方法已经发生了变化。在当前多数神经重症ICU中,不再进行座谈式讨论,而是通过黑板系统详细记录检查结果,或者使用决策树。ICU的高入院人数导致不太可能对单个病例及其病理生理学进行全面讨论,现今每个病例可能只附带一些解释性备注,而非逐步分析。床边教学或简单展示临床发现仍在进行,但影像学结果已凌驾于临床解释之上。目前我们在ICU采用的方法未必更为优越;事实上,可能不如以往[25,26]。资深顾问可能会表示担心,让每个人都站在患者房间外面,盯着屏幕看,会影响查房时的教学效果。诚然,站在患者的房间外,为每一位医护人员(及其家属)提供了听取合理监护的机会,但这种方法可能不一定涵盖查体时的差异,也不一定能解释结果。我们是否对临床检查的变化提供解释?如果不特别安排时间,团队更有可能在查房期间对教学方面产生负面评价[27]。一项研究提倡使用检查清单来增加教学时间,但多数员工满意度研究都集中在沟通某项计划,而不是解释检查结果上[28]。

研究结果(和当晚的事件)的呈现通常按照器官系统进行分类,将身体划分为器官系统的模板是一种有效的思维组织方法。多数急性神经损伤患者都伴有其他医疗问题,通常在夜间或入院后不久突然发作。神经科医师都见过充血性心力衰竭恶化、新发心律失常、糖尿病血糖控制不佳、新的胃肠道出血,以及不时出现的血压不稳定情况。因此,获取有关既往病史、用药情况、过敏反应,以及药物和酒精滥用历史的信息至关重要。此外,还需重视获取既往痴呆的证据(通常家属不主动提供),因为这会增加住院期间谵妄风险。更为重要的是,必须收集关于可能因跌倒(由于偏瘫)而导致的潜在伤害的信息。

接下来的全面查体应包括通过听呼吸音评估肺部、通过听心的杂音和确认外周血管系统通畅性评估心血管状态,以及对可能存在的腹部压痛和肿胀进行评估。神经系统检查可能会发现许多问题,也可能确实缺乏新的发现。首要任务是形成一种初步的工作程序,即使这个流程完全超出我们的理解。应尽可能解决护理人员提出的患者关切问题。评估继续进行密切监护管理的必要性;如果考虑将患者转至病房,护理人员将发挥决定性作用。

沟通中比较常见的困难之一是识别有诊断意义的意识水平的变化。"无应答"这个词在谈话和交流中被随意使用,但当然,这并不代表一种客观的生理发现。"无反应"可能涵盖了多种情况,包括对刺激不敏感、缺乏口头表达,或者仅仅是不愿意做出回应。事实上,大多数昏迷患者对某些刺激(痛觉刺激)反应相当灵敏。

闭锁综合征和缄默症通常被医师忽视。需要澄清的是,必须在适当的临床情况下考虑闭锁综合征(无反应但有知觉),因为它通常与昏迷相混淆。急性闭锁综合征可见于基底动脉栓塞导致的脑桥背侧缺血,不幸的是,如果患者没有得到充分镇静,使用神经肌肉阻滞剂也可能发生(患者此时完全无法发出任何信号)。闭锁综合征是指因腹侧脑桥病变,使患者无法完成任何动作(无眼球水平运动、无鬼脸动作、无吞咽、无头部或肢体运动)。昏迷患者闭着眼睛,但闭锁综合征患者的眼睛是睁开的,能够完成眨眼和自发的垂直眼球运动。闭锁综合征对患者来说是可怕的;因此,及时识别至关重要[如果严格应用 FOUR 评分(详见第 2 章)将有助于诊断]。患者对其周围环境具有完全的认知,但仅能通过垂直眼球运动或眨眼的方式来表达不适,希望医务人员能够敏锐察觉这些表征。

一些没有反应的患者是失语症或缄默症。失语症患者通常很容易诊断,尽管说出的单词很少。失语症可能被非专业人士或旁观者错误地认为突发的无反应状态。急性缄默症可能发生在急性额叶综合征、急性小脑病变,也可能是非惊厥性癫痫持续状态或复杂部分癫痫发作的结果。

癫痫发作可能呈现为发作后的情感激动,同时也可能导致患者出现无反应状态;甚至有时可能被误解为患者不愿合作。非惊厥性癫痫状态可能呈现出不寻常的临床表现。通常情况下,患者会出现眼球滚动,有些患者会出现轻微的眼球震颤。此外,常伴有眼睑的微小颤动以及四肢的间歇性抽搐。患者对威胁性刺激不会做出眨眼反应,也无法进行目光追随或追踪。通过脑电图可以迅速确诊非惊厥性癫痫状态。

心因性无反应是非常罕见的,因此常被忽略,请相信我,我确实见过少数病例。导致无应答的另一个重要原因是紧张症。其典型表现为特定体态、肌肉僵硬、失语及对指令无反应。常见特征包括蜡样柔软度和违拗。部分患者可能会突然开口说话,连续重复一个短语,或做出重复的动作和行为。患者常伴随有空洞而呆滞的凝视;有些患者可能表现为回音性动作(模仿检查者的动作)、回音性言语(模仿检查者的讲话)、对抗性运动(gegenhalten)或顺从动作(mitgehen)(定义为轻微的压力导致患者向自己的方向移动)。

患有帕金森病或具有帕金森综合征特征的神经退行性疾病(如进行性核上性麻痹)的患者可能会出现运动无能危象,导致完全的无反应状态。这种情况可能发生在抗多巴胺药物的使用没有任何调整情况下。

在神经学领域,有效传达"意识状态改变"的患者情况可能是最为复杂的任务之一,甚至可以说是整个医学领域的挑战之一。使用不明确的术语,如"患者极度失去意识,无法提供更多信息"并不会有所助益。这种模糊不清的表述无助于准确沟通,且我们已经多次遇到过这种情况。多年来,神经学领域已经为那些未能正常反应的患者制定了一系列术语标签,如嗜睡、脑病、昏昏欲睡、定向混乱,而在激动状态下则称之为谵妄。我在第 7 章中谈到了这些问题,但再次强调"意识改变"或"谵妄"描述的困难是必要的,因为这类情况屡见不鲜。显然,相关术语的定义尚不明确(而试图纠正可能会进一步混淆[29])。许多肾性或肝性脑病患者白天可能感到昏昏欲睡,晚上则可能出现激动不安的情况,这种现象也被称为"日落综合征"。通常,谵妄包括多个方面的干扰(唤醒、语言、感知、方向、情绪、睡眠)。生动的视觉和听觉幻觉属于常见症状,但通常并不复杂,通常表现为简单的感观体验(如尖叫声或钟声),并可能持续数周。在酒精戒断谵妄中,神经学检查通常显示明显瞳孔扩张和反射亢进。

当患者出现意识混乱并伴有自主神经症状时(如大量出汗、肌肉抽动、不自主动作,包括一些更有针对性的动作,如拔管、拔尿管)常被诊断为谵妄。低活动性谵妄症被认为是注意力降低和缺乏运动的患者的特征,而高活动性谵妄症的特征是注意力增高、敏捷和对简单刺激的过度反应。混合型被定义为低活动性和高活动性谵妄症的结合。研究发现,高活动性谵妄远不如低活动性谵妄或混合型谵妄常见。所谓的"低活动性"形式也被称为"安静的谵妄",对任何神经科医师来说,这仍然是最具争议的命名之一。我们还可以轻易地设想，所谓的"低活动性谵妄"的患者患有中枢神经系统感染、非惊厥性癫痫状态、新的代谢紊乱（如高氨血症），或者是一种药物的主要副作用。问题还包括在表现出安静型谵妄症的患者中，是否出现面部抽动、眼球偏斜，或者在较少见的情况下，出现皮质失明［脑后部可逆性脑病综合征（posterior reversible encephalopathy syndrome，PRES）患者的常见表现］。而在急性前额叶梗死患者中，谁愿意忽略无言症的出现呢？

系统地呈现临床神经学发现可能是理想的，但不太切实际。诊断基于多个关键发现，而疾病的复杂性会阻碍临床推理的进行。因此，我们应该采用简明的表述，不仅涉及神经功能缺陷的具体描述，还要强调其对患者的临床意义。因此，对于有脑出血的患者，可以采用以下方式进行描述：

9床的先生患有位于左侧丘脑并延伸至颞叶的出血病变，无法进行完整的句子表达，失去了句法结构的理解，无法命名物体（如婚戒），也无法执行简单的任务，比如指向天花板。他保持警觉，但感到沮丧。他出现了锥体束性麻痹，上肢和下肢的伸肌受累较多，无法支撑体重。我们无法可靠地了解他的感觉缺失情况。

若夜间出现新的甚至是短暂的神经临床表现，建议尽力在通常的临床背景下详细描述并解释其特征。

10床的女士是蛛网膜下腔出血患者，其在例行神经评估中经历了短暂的意识不清，但通过静脉补液后迅速改善。住院医师未观察到新的偏瘫或言语障碍的征象，然而，该患者表现出异常安静和失语，表明这是由大脑前动脉的痉挛引起的意识丧失。

表12.2显示了急性神经系统疾病患者查房时的一种沟通方式。最后，不少实习生难免会对当前问题产生认识上的疏漏，这是完全可以理解的。对于一个实习生来说，敢于提出详细澄清的要求通常是不寻常的（并且可能需要勇气），但这是必要的，以了解诊断和治疗背后的推理。防御机制（表12.3）是一种常见的人类行为，但应该被正确认知并避免。

表12.2 通过查房沟通发现问题

将你的发现与疾病的性质，以及大脑或脊椎的受累位置联系起来

问问自己这是否合理

描述某一发现并识别其中的模式

对传闻持怀疑态度（甚至对已确立的事实也要持怀疑态度）

对于任何难题，查明其是否在文献中已知

坦然承认自己的无知（更有经验的同事很可能也不知道）

设想为何对患者而言不利的结果将成为一个重大问题

概括临床进程中的预期情况

总结为何某项检查可能有益，以及为何某项检查无益

好奇心是一位卓越医师所必备的最佳品质

表12.3 沟通防御机制

"我就是这么想的"

"有道理"

"我不确定是否还有其他事情要做"

"我认为已经完成了"

"我没听说"

与家属沟通

每个ICU都需要为患者家属提供必要的支持，这一任务至关重要。家属通常陪伴在患者床边，有时甚至过夜。不能忽视他们的存在。因此，我们在处理大多数突发疾病，应该理解神经危重症患者家属可能会感到震惊，并且其在急症病情理解方面的困惑。很难想象早上还在与爱人共进早餐，但在夜晚就需要就其护理级别、机械通气或开颅手术等问题做出决策。这种情况确实容易让人不知所措，许多人会因此退缩，大多数人都没有准备好详细了解爱人的病情。家属可能会很快变得精疲力竭。当我们第一次见到他们的时候，很少会看到一群沉着冷静、情绪稳定的家属；医护人员应该感同身受，并提供一个平静的环境，最好是一个单独的、宽敞且光线充足的房间，以便在抵达时介绍和初步讨论患者的病情。沟通需要同理心。这里的

同理心包括负有责任、诚恳及真实。表达同理心是一种人格特征。展现同理心是一种个性特质，我们都希望拥有它，如果没有，也应该尽力培养。成熟可能会增强同情心，但我们中的一些人总是以高人一等的态度对待他人。诸如"我正在为患者竭尽全力""我们正在尽力而为"或"我们刚刚将他从悬崖边救了回来"等措辞不仅不准确，而且不合适，还显得自吹自擂。家属会察觉并反感这些医疗术语和医护人员的自以为是。不要误导性地认为情况会有所不同。此外，患者并不是战士，他们需要面对无情的疾病或巨大的伤害，我们通过适应新的现实并优化康复来帮助他们克服困难。如果我们赞同使用这类战斗性的术语，那么在出现不良结果时，难道是因为患者不够努力吗？

充分的同理心包括在患者家属经历极为困难阶段提供指导、协助和支持。同样重要的是时间因素。如您无法腾出时间，应找其他人来履行此任务，或者延期。临终关怀服务专门致力于执行这项任务，并已从支持慢性晚期疾病逐渐扩展至更为紧急的情况，该领域已经取得显著进展。但是，在与家属进行了数周的前期接触以后，"召集一个新的团队"可能会完全适得其反，也不太合适。神经临终关怀（专门针对本书中讨论的疾病）是一个新兴领域，正在逐渐发展，并受许多人欢迎。

激发鼓励合适的希望感（不仅仅是谚语中的一线希望）也是同理心的一部分。然而，我们不能让家属对奇迹的坚定信念主导我们的思维并限制我们的行动；事实上，所谓的"奇迹"发生实际上可能表明评估过程存在严重错误。

在我们首次接触患者时，我们必须提供客观事实信息[30,31]。与其着重于单一的医学诊断，神经科医师应当立即解释整体情况。在这些对话中，需要制订一份治疗计划，并仔细解释各种选择。患者通常表现出明显的合并症，其家属往往知道这一点。许多家属在此之前已经做出决策，认为再次发生一次事件对他们所爱的人来说将难以承受。家属可能会迅速提出高级别医疗指示，这对于决定复苏状态和任何类型的护理升级至关重要。继续所有复苏措施并偏向于采取积极治疗立场（"请尽一切可能做一切"）时，可能会导致患者功能状态进一步下降、个体外貌出现显著变化和持续性虚弱。通常情况下，大脑重大损伤前的患者与损伤后的患者并不相同。完全治愈的机会寥寥无几。

我们必须始终致力于以亲切的态度对待患者和家属；清晰的语言表达和对家属关切的全神贯注是必要的要素[32,33]。医师与患者家属之间的相互尊重需要认识到多样性和文化敏感性。在这方面出现的失误很快能将友好的关系转变为尴尬。在不断多元化的世界中，不同的文化可能对沟通的方式有完全不同的看法。许多族裔群体对他们的家庭成员有着强烈的责任感，并寻求尽一切可能来帮助家庭成员。

在亚洲文化中，通常存在对患者隐瞒不良预后的情况。详细讨论严重疾病的细节可能被视为具有对抗性、不尊重、剥夺患者希望或导致患者过度焦虑。坦诚往往被视为对患者的残忍，并被认为会造成更多的伤害（当然，事实并非如此）。老年人备受尊敬，大家都希望听到关于他们的积极话语。医师往往更倾向于向患者的家人提供信息，而非直接告知患者，这样可以让家人自行决定如何沟通。然而在西方医学社会中，包括故意模糊事实的隐瞒真相被视为不道德。

宗教信仰强调，即使面对痛苦，生命仍然具有价值。以天主教为例，其一贯主张在严重疾病中为每个生命提供支持，同时也支持遭受痛苦的家庭。总的来说，医师应当尊重所有信仰，其唯一任务是表达安慰之辞[34]。不同教派的宗教领袖通常有助于澄清家属可能存在的关于其传统信仰的错误认知。牧师在帮助家属减轻与其宗教信仰相关的内疚感方面扮演着不可或缺的角色，我们经常邀请他们出席来协助家属度过这一艰难过程。

应在早期就识别出沟通中存在的一些障碍，包括复杂的患者家庭关系。解决冲突的关键在于与家属充分交流，解释治疗计划和期望。当患者的病情显然无法挽救，但家属坚持采取积极治疗措施时，可以采取若干措施来化解局势。第一，医师应当缓和他们对最终能康复的热情，以避免家属产生虚假希望。第二，在进行重大干预后应明确设定限制，当患者无法获益时，就不应继续进行积极治疗。第三，医师应清晰地解释为什么当前没有有效的解决方案，为何无法采取进一步措施。在我看来，向家属提供模糊、陈词滥调的病情描述可能会导致更高的期望，并在后续无法应对家属的失望。尽管如此，我们应该：①承认存在不确定性；②承认早期预测并非绝对准确；③愿意承认情况可能会改变。

对于一些脑部受到严重损伤的患者，他们可能陷入昏迷状态，持续数周甚至数月，没有任何改善或觉醒的迹象。当出现睡眠-清醒周期、眼睛持续睁开的情况时，我们可能会初步确定患者处于持续植物状态。正如我们在第 7 章中所提到的，这种状态非常罕见，极少是永久性的。我们可以不断探讨是否正当使用形容词来描述这种状态。

关于患者是否会持续保持沉默无意识的状态常常成为家庭会议讨论的议题。术语"植物人状态"（"vegetative state"）通常与"植物"（"vegetable"）一词联系在一起，但这种关联通常来自家属和其他非专业人士。医师或其他医护人员不应该在专业对话中使用"植物人"一词，因为这是一种错误的推测。许多欧洲国家会使用"植物"（"plate"）一词，然而这种用词同样是轻视和不尊重的。

家属理解植物人状态的概念，尽管他们的理解通常要广泛得多，包括任何需要全面、广泛和长期疗养院护理的无法进行交流的患者。然而，确诊这一疾病需要长时间的临床关注，而在急性重症监护环境中很难确定。在急性期，由于过多干扰因素和波动的检查结果，确定患者状态变得十分困难。神经重症监护医师一定有很多被认为处于植物状态患者的病例，但随后他们会收到康复机构发来的电子邮件或电话，告知患者现在面带微笑并点头。神经康复专家创造了"极轻度意识状态"这一术语，但这仍然是一个模糊的范畴，没有明确定义的界限，当然也没有神经学特征。

对于我们这些诊断医师来说，这就更加强调了我们需要持谨慎态度并进行自我批评的必要性。脑功能研究（fMRI）可能揭示这些患者行为的临床缺陷。正如第 7 章所讨论的，研究表明，一些临床上处于植物状态的患者可能对熟悉的声音有反应，或在被要求做某项任务时表现出大脑皮质活动。这些针对数量非常有限患者的研究（因其发病率非常低）受到了批评（他们可能不是植物状态），也没有被广泛应用。即使拥有这项技术，也需要精心设计和经过测试的研究方案才能进行。这些研究不但不会帮助临床实践，而且其结果可能会进一步令患者家属感到困惑。因此，应当谨慎使用这些测试，神经学医师和神经重症医学专家应明确这些测试可能如何被错误地解释为认知证据。

更多思考

在教学中心，医疗顾问在介绍病例和制定治疗方案时，往往更多或更少地依赖于住院医师和研究生的协助，我们该如何改善这种情况下的沟通？

住院医师和专科培训生（fellow）通常向我寻求帮助，希望改善他们的沟通技巧。此外，他们也经常问："您对这位患者还希望了解哪些信息？"或者我可能会问："关于患者，还有哪些信息是我需要知道的？"我有以下几个建议。

1. 调整顺序。尝试以最终诊断作为起点，然后讨论如何得出这一结论。听众更容易接受首先听到关键发现，然后是简要的时间轴。虽然可以提及一些选项，但完整的鉴别诊断需要太长时间，应该稍后考虑。

2. 提炼要点。含糊的描述（如患者无反应、癫痫发作、乱动）是没有帮助的。避免离题以及不必要的复杂、重复和冗长的描述。切入正题！大多数医师的注意力很短暂。有些信息虽然重要，但也可能不是立即必要的；如对称性或无反射（除非患有吉兰-巴雷综合征），以及肌张力［除非患有 5-羟色胺综合征（serotonin syndrome）或表现为自主神经失调风暴（dysautonomic storming）］等不是必要的信息。传达最重要的发现是一项需要掌握的技能，仍是关键问题。医师应该倾向于简单的诊断和解决方案，但仍要能够识别一些真正不寻常的状况。但即使如此，也要避免过度"断章取义"。接受信息者都是沟通"弧线球"（"curve balls"）的受害者；也就是说，关键信息不是最初主动提供的，而是后来在回答问题时引出的（表 12.4）。

表 12.4 沟通曲线球

未提到抗凝或血小板减少症
未提及 CT 扫描时间
未提及低血压
未提及发热
未提及气道损伤

3. 避免使用缺乏细节的数字。"这名患者被发现时，GCS 评分 5 分，NIHSS 评分 10 分。"不出所料，量表过于简单，无法提供信息或几乎没有临床适用性（详见第 2 章）。此外，一些分数可能会隐藏重要信息，而数字只对临床试验统计有用。使用量表和总分的方式对我们传达神经系统检查和神经影像结果产生了不利影响。"CT 扫描显示无出血"并不是一个恰当的描述。相反，我们期望你描述在检查中所关注的方面；例如，"CT 扫描显示没有高密度的大脑中动脉或基底动脉征，基底池正常开放，脑室大小正常，无骨折。"

4. 避免使用我们无法理解的术语。某些含糊不清的表达可能会不经意地融入我们的语言。精确的表达需要时间和经验积累。我们不能期望那些缺乏经验的医师具备对神经系统检查的高级知识以及对临床病例模式含义的深入理解。反之，缺乏经验的医师不应使用不确切的猜测来替代认知不足。

5. 今晚我需要关注什么？神经危重症监护领域的一个主要悖论在于，实际上，一个脑动脉瘤破裂并接受脑室造瘘手术后坐在椅子上与人交谈的患者也可能属于危重病例。危重病例的定义并非基于系统性标准，而是基于患者可能会因初次损伤的后果而迅速恶化的高概率，这可以视为神经损伤的二次伤害。因此，需要概括检查结果，并描述发生恶化时的可能表现。

6. 哪些检查应该重复，何时重复？还需要审查哪些待定的检查，以及预计何时进行？尽管一些机构的电子设备可以在电子医疗记录中设置提醒，但我们仍需了解何时可以预期进行这些检查。我们需要关注可能的预期结果，潜在的预期是什么？注意新出现的挫伤、硬膜下血肿扩大、脑积水恶化，以及颅后窝狭小区域内小脑肿胀等。

7. 呼叫上级的指征是什么？上级很少在 ICU 过夜；夜间由住院医师和专科培训生负责。在标准人员配置的情况下，该科室的模式是白天有一名重症监护医师，晚上在家等电话，必要时返回 ICU。轮班工作可能不是最佳解决方案。事实上，避免轮班工作是高年资急诊医师退休的常见原因[35]。随着远程访问患者数据的普及，减少了现场出诊的需求。当我的同行询问我，应该在何时向我求助时，我分享了我的标准，毫不滑稽，即在他们感到紧张之前提前 5 分钟通知我，并确保我不会错过任何重要状况。接受呼叫的专科顾问应被看作是一种即时应答的 911 接线员，无论白天还是夜晚。在值班期间，我不能作出任何降低服务的承诺。我值班有明确目的：尽我所能提供协助，建立双向沟通。这些原则一直以来都被理解，并且一直运行良好。

8. 短信还是电子邮件？如果能发短信，我们就不应发电子邮件。电子邮件不具有时间敏感性，也未能在几个小时内得到回复。此外，短信应该被视为紧急沟通方式；因此，轻松的主题行，如"注意"，并不适宜，因其在紧急性方面存在误导。

9. 你的"听众"真的在听吗？我们并未期望对方始终保持高度专注，但某些行为明显表明您的"听众"事实上并未真正倾听。这些行为包括看手机、目光漫无目标或提及另一个即将发生的承诺（如"抱歉，我得去参加另一个会议""我必须接听这个电话"）。请学会识别那些表现出敷衍的注意力而非专注于当前交流的人，因为我们自己也都会不时陷入这种情况。

10. 你是否容易感到烦躁？您是否能够避免表现出不耐烦或情绪失控的情况？您是否察觉到自身抗压能力出现下降的迹象？可能未及时察觉许多问题，但职业倦怠首先表现在沟通方面，以恶劣、尖刻的言辞为特征。紧接而来的是腹黑的讽刺和同理心缺失。这种状况最终会产生破坏性影响，对监护工作和职业道德产生不利影响。而伴随着职业倦怠的重要推动因素包括道德困扰、不文明行为以及同事之间的冲突。一项具有里程碑意义的欧洲跨国 ICU 研究发现，个人敌意、不信任和沟通障碍是最常见导致跨职业冲突的行为[36]。

医学记录中的完美记录或许可以详尽呈现一切，但面对面交流是无法替代的[37]。一旦我们完成了详细的神经和体格检查，就应该明确我们所面对的情况以及可能发生的后续情况。Ropper 在"如何确定你是否成功完成神经科住院医师培训"中提出了两个关键问题："你能在 2 分钟内向一个聪明的同事介绍一个病例吗？"及"你能辨别出谁病得重吗？"[38]。我们都应该继续磨炼我们的人际沟通技巧，上述基本原则有助于改变碎片化的沟通文化。这意味着要明确知道什么是重要的（以及什么不重要),并学会避免浪费时间。我们必须努力以一种能够引发正确问题的方式进行陈述。然而,总体而言,更好的沟通伴随着更深厚的知识和对听众想要或需要听到什么的掌握。理想情况下,沟通者应当言简意赅,而听众则提出可回答的问题。通过适当的培训,每个复杂问题都能够轻松用几句话进行概括。尽管多年来我们已经在识别(和谴责)轻微侮辱(microaggressions)、种族歧视暗示和男性说教(mansplaining)等方面取得了显著进展(表12.5),但令人悲哀的是,我们的专业领域仍然在容忍错误信息、延迟信息甚至根本没有信息(甚至包括患者身份)。有些医师制造了矛盾,导致信息不连贯。许多人言辞冗余,有些人冷淡对待,还有一些人没有认识到沟通是一种相互行为,容易责怪他人未通知他们或对错误信息反应过度。在商业领域,沟通是一个拥有众多自助书籍的行业。它涉及说服的技巧,以及如何交流思想和树立形象。在医学上,我们必须以最有效的方式与患者沟通,并提供指导。我们总是需要将过程置于个性之上(即使我们非常清楚这两者是相互关联的)。此外,沟通可能会在住院医师层面出现问题,其他员工除非涉及分诊事宜很少受扰。可以说,有必要研究沟通如何影响管理。只有具备这些数据,沟通才能够被教授、学习和实践。我们最大的谬误可能是认为我们总是知道发生了什么。我的记忆法并非出自挫败感,而是为激发出更好的灵感。我们必须认识到,在某些情况下(以及在有大量顾问及其团队参与的情况下),我们可能"只见树木不见森林"。我们这些在ICU工作的同仁始终在努力通过流程和质量控制来找寻更好的沟通方式。尽管存在这些担忧,医院的实践在合作伙伴关系方面表现得相当出色,问题很少发生。它并不是"一团糟",而是有很多

表 12.5 关于沟通的好消息

更完善的医疗记录(事实上,在任何有互联网连接的地方都可以实现)
通过医嘱集提供的标准和规则
通过线上服务提升言语支持
认识到非语言沟通的重要性
认识到无意识偏见的重要性
辨识轻微侮辱和男性说教

值得骄傲的地方。当沟通有效时,负责的团队效率高,患者状况良好,这是非常令人欣慰的。

提示和要点

- 如果我们不能进行充分的信息沟通,神经学检查就毫无意义。
- 神经学检查应包含生命体征的不稳定性,尤其是与患者病情相关的情况。
- 想当然地认为我们已经了解了足够多的信息并且不需要过分担忧的想法是错误的。
- 沟通神经系统的情况必须涉及临床过程,以及在这段时间的管理情况(或者未进行管理的情况)。
- 助记口诀"TELL ME"可以帮助医师关注患者核心病情要点,同时也能预测未来几小时和几天可能发生的情况。
- 与家属的沟通对于建立信任至关重要。
- 需要双向互动的沟通。
- 良好的临床体征沟通应能够改善患者监护质量(如果患者及家属确信医疗团队掌握了充分的信息,还可能提高患者及其家属的普遍满意度)。

参考文献

[1] Firdouse M, Devon K, Kayssi A, Goldfarb J, Rossos P, Cil TD. Using texting for clinical communication in surgery: a survey of academic staff surgeons. Surg Innov. 2018;25:274-9.

[2] Gellert GA, Conklin GS, Gibson LA. Secure clinical texting: patient risk in high-acuity care. Perspect Health Inf Manag. 2017;14:1d.

[3] Goyder C, Atherton H, Car M, Heneghan CJ, Car J. Email for clinical communication between healthcare professionals. Cochrane Database Syst Rev. 2015;(2):CD007979.

[4] Rokadiya S, McCaul JA, Mitchell DA, Brennan PA. Leading article: use of smartphones to pass on information about patients-what are the current issues? Br J Oral Maxillofac Surg. 2016;54:596-9.

[5] Fogerty RL, Rizzo TM, Horwitz LI. Assessment of internal medicine trainee sign-out quality and utilization habits. Intern Emerg Med. 2014;9:529-35.

[6] Sorokin R, Riggio JM, Hwang C. Attitudes about patient safety: a survey of physicians-in-training. Am J Med Qual. 2005;20:70-7.

[7] Dutra M, Monteiro MV, Ribeiro KB, Schettino GP, Kajdacsy-Balla Amaral AC. Handovers among staff intensivists: a study of information loss and clinical accuracy to anticipate events. Crit Care Med. 2018;46:1717-21.

[8] Cohen MD, Hilligoss PB. The published literature on handoffs in hospitals: deficiencies identified in an extensive review. Qual Saf Health Care. 2010;19:493-7.

[9] Gandhi TK. Fumbled handoffs: one dropped ball after another. Ann Intern Med. 2005;142:352-8.

[10] Riesenberg LA, Leitzsch J, Massucci JL, et al. Residents' and attending physicians' handoffs: a systematic review of the literature. Acad Med. 2009;84:1775-87.

[11] Salerno SM, Arnett MV, Domanski JP. Standardized sign-out reduces intern perception of medical errors on the general internal medicine ward. Teach Learn Med. 2009;21:121-6.

[12] Wayne JD, Tyagi R, Reinhardt G, et al. Simple standardized patient handoff system that increases accuracy and completeness. J Surg Educ. 2008;65:476-85.

[13] Coon EA, Kramer NM, Fabris RR, et al. Structured handoff checklists improve clinical measures in patients discharged from the neurointensive care unit. Neurol Clin Pract. 2015;5:42-9.

[14] Moseley BD, Smith JH, Diaz-Medina GE, et al. Standardized sign-out improves completeness and perceived accuracy of inpatient neurology handoffs. Neurology. 2012;79:1060-4.

[15] Coughlin DG, Kumar MA, Patel NN, Hoffman RL, Kasner SE. Preventing early bouncebacks to the neurointensive care unit: a retrospective analysis and quality improvement pilot. Neurocrit Care. 2018;28:175-83.

[16] Murray NM, Joshi AN, Kronfeld K, et al. A standardized checklist improves the transfer of stroke patients from the neurocritical care unit to hospital ward. Neurohospitalist. 2020;10:100-8.

[17] Rojas JC, Lyons PG, Jiang T, et al. Accuracy of clinicians' ability to predict the need for intensive care unit readmission. Ann Am Thorac Soc. 2020;17:847-53.

[18] Haig KM, Sutton S, Whittington J. SBAR: a shared mental model for improving communication between clinicians. Jt Comm J Qual Patient Saf. 2006;32:167-75.

[19] Kotsakis A, Mercer K, Mohseni-Bod H, Gaiteiro R, Agbeko R. The development and implementation of an inter-professional simulation based pediatric acute care curriculum for ward health care providers. J Interprof Care. 2015;29:392-4.

[20] Ozekcin LR, Tuite P, Willner K, Hravnak M. Simulation education: early identification of patient physiologic deterioration by acute care nurses. Clin Nurse Spec. 2015;29:166-73.

[21] Panesar RS, Albert B, Messina C, Parker M. The effect of an electronic SBAR communication tool on documentation of acute events in the pediatric intensive care unit. Am J Med Qual. 2016;31:64-8.

[22] Lane-Fall MB, Pascual JL, Massa S, et al. Developing a standard handoff process for operating room-to-ICU transitions: multidisciplinary clinician perspectives from the handoffs and transitions in critical care (HATRICC) study. Jt Comm J Qual Patient Saf. 2018;44:514-25.

[23] Lane-Fall MB, Pascual JL, Peifer HG, et al. A partially structured postoperative handoff protocol improves communication in 2 mixed surgical intensive care units: findings from the handoffs and transitions in critical care (HATRICC) prospective cohort study. Ann Surg. 2020;271:484-93.

[24] Riesenberg LA, Leitzsch J, Little BW. Systematic review of handoff mnemonics literature. Am J Med Qual. 2009;24:196-204.

[25] Artis KA, Dyer E, Mohan V, Gold JA. Accuracy of laboratory data communication on ICU daily rounds using an electronic health record. Crit Care Med. 2017;45:179-86.

[26] Segall N, Bennett-Guerrero E. ICU rounds: "what we've got here is failure to communicate". Crit Care Med. 2017;45:366-7.

[27] Cao V, Tan LD, Horn F, et al. Patient-centered structured interdisciplinary bedside rounds in the medical ICU. Crit Care Med. 2018;46:85-92.

[28] Ingram TC, Kamat P, Coopersmith CM, Vats A. Intensivist perceptions of family-centered rounds and its impact on physician comfort, staff involvement, teaching, and efficiency. J Crit Care. 2014;29:915-8.

[29] Oldham MA, Flaherty JH, Maldonado JR. Refining delirium: a transtheoretical model of delirium disorder with preliminary neurophysiologic subtypes. Am J Geriatr Psychiatry. 2018;26:913-24.

[30] Azoulay E, Sprung CL. Family-physician interactions in the intensive care unit. Crit Care Med. 2004;32:2323-8.

[31] Fassier T, Azoulay E. Conflicts and communication gaps in the intensive care unit. Curr Opin Crit Care. 2010;16:654-65.

[32] Truog RD. Patients and doctors-evolution of a relationship. N Engl J Med. 2012;366:581-5.

[33] Wijdicks EFM, Rabinstein AA. The family conference: end-of-life guidelines at work for comatose patients. Neurology. 2007;68:1092-4.

[34] Bulow HH, Sprung CL, Baras M, et al. Are religion and religiosity important to end-of-life decisions and patient autonomy in the ICU? The Ethicatt study. Intensive Care Med. 2012;38:1126-33.

[35] Hall KN, Wakeman MA, Levy RC, Khoury J. Factors associated with career longevity in residency-trained emergency physicians. Ann Emerg Med. 1992;21:291-7.

[36] Azoulay E, Timsit JF, Sprung CL, et al. Prevalence and factors of intensive care unit conflicts: the conflicus study. Am J Respir Crit Care Med. 2009;180:853-60.

[37] Coleman C, Gotz D, Eaker S, et al. Analysing EHR navigation patterns and digital workflows among physicians during ICU pre-rounds. Health Inf Manag. 2020:1833358320920589.

[38] Ropper AH. How to determine if you have succeeded at neurology residency. Ann Neurol. 2016;79:339-41.